医林集验——不孕症治验精粹

主　编　黄海波　黄震洲　荣宝山
副主编　李　骁　赵劲草
编　者（按姓氏笔画排序）
　　　　牛利文（呼和浩特市蒙医中医医院）
　　　　石志强（内蒙古医科大学）
　　　　刘晓辉（内蒙古医科大学）
　　　　闫志诚（呼和浩特市蒙医中医医院）
　　　　李　骁（内蒙古医科大学）
　　　　赵劲草（常熟市第一人民医院）
　　　　荣宝山（内蒙古医科大学）
　　　　黄海波（呼和浩特市蒙医中医医院）
　　　　黄震洲（呼和浩特市蒙医中医医院）

科学出版社

北　京

内 容 简 介

本书共分两章。第一章为名家效验精方，主要收集部分国医大师、全国前几批老中医药专家学术经验继承工作指导老师在治疗不孕症方面的有效经验方剂，并分别在处方组成、应用方法、功能主治（从中西医角度）、处方总结等方面予以介绍。第二章为名家验案实录，同样选取部分国医大师、全国老中医药专家学术经验继承工作指导老师治疗不孕症的临床验案。每一案例均分为病案介绍和按语两部分。病案介绍详细阐述疾病的发生发展、演变及现代名中医对该病证的辨证治疗经过等，按语则着重阐明现代名中医对该病证的四诊资料取舍、辨证思路、病机把握、治疗原则和方法、组方用药、调护等，体现其临证经验和独特心法。本书可供广大临床工作者，特别是从事生殖医学工作的临床医师参考。

图书在版编目（CIP）数据

医林集验：不孕症治验精粹 / 黄海波，黄震洲，荣宝山主编. —北京：科学出版社，2020.7

ISBN 978-7-03-065540-0

Ⅰ．①医… Ⅱ．①黄… ②黄… ③荣… Ⅲ．①不孕症–中医临床–经验–中国–现代 Ⅳ．①R271.14

中国版本图书馆 CIP 数据核字（2020）第 104350 号

责任编辑：王灵芳 / 责任校对：张　娟
责任印制：赵　博 / 封面设计：蓝正广告

科 学 出 版 社 出版

北京东黄城根北街 16 号
邮政编码：100717
http://www.sciencep.com

天津市新科印刷有限公司 印刷
科学出版社发行　各地新华书店经销
*

2020 年 7 月第　一　版　开本：720×1000　1/16
2020 年 7 月第　一　次印刷　印张：11
字数：222 000

定价：58.00 元

（如有印装质量问题，我社负责调换）

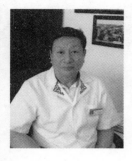

黄海波 主任医师，教授。1972年毕业于内蒙古呼和浩特市医学院中医系，师承于内蒙古名中医黄惠卿老先生。内蒙古自治区首批"名中医"，第四批全国老中医药专家学术经验传承工作指导老师，内蒙古自治区第三批老蒙医药中医药专家学术经验继承工作指导老师。国内最早研究治疗不孕（育）症的著名专家之一，系当代中医男科学及男科学会创始人之一。现任中华中医药学会男科专业委员会顾问、世界中医药学会联合会男科专业委员会副会长、中国民族医药学会男科分会副会长等。从事中医男科临床、科研工作40余年。主编或参编专著20余部：《男性不育症的诊断与治疗》《女性不孕症药膳疗法》《诸病医悟要言》《不孕经方集验录》《不孕症治验精粹》《黄海波诊疗男科病经验与特色》等。获内蒙古呼和浩特市科技进步奖二项，获专利一项（CN105853664A）。

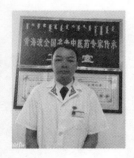

黄震洲 满族，副主任医师，毕业于南京中医药大学，黄惠卿长孙，黄海波之子。现为黄海波全国名老中医工作室负责人，男科主任，第四批全国老中医药专家学术经验继承人，第三批内蒙古自治区名老中医药专家学术经验继承人，中华中医药学会生殖医学分会委员，中华中医药学会中医男科分会青年委员，中国民族医药学会常务理事，内蒙古中医药学会仲景学说分会委员。1998年始在呼和浩特市蒙医中医医院从事生殖科临床工作，对于不孕不育、妇科、男科、辅助生殖（试管婴儿）的中药调护经验丰富，疗效显著。研究方向：中医男科、妇科。主编、参编学术著作6部，发表学术论文30余篇，主持、参与多项科研项目。

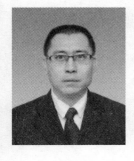

荣宝山 蒙古族，副教授，农工党党员。内蒙古自治区中医药学会仲景分会委员、风湿病分会委员，第三批内蒙古自治区老中医药专家学术经验继承人。现任内蒙古医科大学中医学院副教授，主要承担中医、针灸推拿专业中医本科《金匮要略》《温病学》《伤寒学》等多门课程的教学工作，主要研究方向为中（蒙）医经方理论教学、临床与实验研究。主编、参编学术著作8部，发表学术论文近40篇，主持或参加国家级、省级、校级课题多项。2017年获内蒙古自治区中医临床技能比赛中医诊疗组二等奖，2018年获内蒙古医科大学优秀教师称号。长期从事中医药防治消化系统疾病、内科杂病的研究。

　　不孕是指夫妇双方有正常的性生活，同居一年以上，没有采取避孕措施而未能怀孕。按世界卫生组织的规定，男女双方若并无不愿生育的愿望，同居一年以上有正常的性生活且均未采取避孕措施，仍未能受孕，称为不孕症。成功怀孕有许多过程，所有过程都得正常运作才能怀孕。如精子必须于排卵时集中存在于子宫颈内（男性因素），子宫颈口必须扩张且含有适量的生理性白带，以利于精子上游进入输卵管内，使卵子获得受精的能力；必须规律性、可预测性和周期性地将成熟的卵泡排出（女性因素）；子宫颈必须能够储存、滤过和营养精子，不断输送精子进入子宫和输卵管（宫颈因素）；输卵管必须能够捕获排出的卵子和有效地输送精子和胚胎（输卵管因素）；子宫必须能够容纳胚胎的植入和维持其正常发育（子宫因素）。可见，怀孕的条件必须具备正常的卵子和精子，结合成受精卵且能顺利地着床。

　　近年来，人们的生存环境不断变化，生活节奏不断加快，饮食结构逐渐改变，社会压力时有增加，人们的生育观念也有所转变。这些因素直接或间接地对人体的生殖系统和内分泌系统造成了影响，导致人类的生育能力逐渐下降，不孕症的发生率呈显著上升趋势。据报道：不孕症影响着世界范围内 8%～12% 的育龄人口，且不孕症涉及婚姻和家庭的诸多方面，不仅可能引起夫妻感情不和、婚姻危机，甚至影响家庭和睦、社会安定、人类的繁衍。因此，不孕症现已成为影响人类发展与健康的一个全球性的医学和社会学问题，成为全世界都非常关注的医学焦点问题之一。因此，世界卫生组织宣布，将不孕症与心血管病、肿瘤病列为当今影响人类生活和健康的三大主要疾病。

　　基于上述情况，在黄海波、黄震洲、荣宝山等同志的共同参与下，我们编写了本书。全书分为两章：名家效验精方和名家验案实录。我们主要参考部分国医大师、全国前几批老中医药专家学术经验继承工作指导老师公开出版的著作及期刊上发表的文章，总结阐释其治疗不孕症的经验，用药选方习惯，选用效验方剂治疗不孕症及其相关病的典型案例，汇集成册。在此向原作者表示衷心的感谢。

　　老中医学术思想和临证经验的传承与创新是中医学发展的重要内容，其经验总结是一项非常艰巨的工作，收集整理名老中医经验，是培养新一代中医、提高中医临证水平的需要，是推动中医学术进步和创新的需要。本书在编写过程中得到多家医院专家及医学院校老师的支持与指导，在此表示感谢！成稿后，主编、副主编多次审定、修改，并由相关工作人员认真校对后出版印刷。在打印、修改、校对的过程中，曾得到出版社工作人员的热情帮助，在此也一并表示感谢！

　　由于本书篇幅有限，时间紧迫，加之编者水平所限，本书如有不足之处，敬请各位读者、广大临床医师，特别是擅长不孕病治疗的同道提出宝贵意见，以便日后修订补充完善。

编　者

2020 年 5 月

目 录

第一章 名家效验精方···1

1. 陈慧侬效验精方（清抗汤）·······································1

2. 蔡小荪效验精方（化瘀定痛方）·································2

3. 柴松岩效验精方（温肾养血除湿汤）·························3

4. 褚玉霞效验精方（二紫方）·······································4

5. 褚玉霞效验精方（橘黄汤）·······································5

6. 高才达效验精方（调肝汤）·······································5

7. 韩冰效验精方（补肾调冲方）···································6

8. 黄海波效验精方（小柴胡变通饮）···························7

9. 黄海波效验精方（洁炎通管汤）·······························7

10. 黄海波效验精方（三紫汤）·····································8

11. 李丽芸效验精方（输卵管阻塞性不孕内服方）···········9

12. 刘瑞芬效验精方（调经Ⅰ号方）·····························10

13. 刘润侠效验精方（调经助孕方）·····························11

14. 刘云鹏效验精方（促排卵汤）·································12

15. 门成福效验精方（四二五合方）·····························13

16. 盛玉凤效验精方（自拟内服方加灌肠方）···············14

17. 田淑霄效验精方（益肾疏肝方）·····························15

18. 王成荣效验精方（泻火达衡汤）·····························15

19. 吴熙效验精方（通管汤）·······································16

20. 夏桂成效验精方（助孕汤）·····································17

21. 夏桂成效验精方（妇孕Ⅰ号新方）·························18

22. 夏桂成效验精方（清心滋肾汤）·····························18

23. 徐志华效验精方（联珠饮）·····································19

24. 徐志华效验精方（通经散）·····································20

25. 徐志华效验精方（痛经散）·····································20

26. 杨进效验精方（双补汤）·······································21

27. 尤昭玲效验精方（自拟破瘀通经方） ·· 22

28. 张良英效验精方[补肾调经促卵方（助孕Ⅰ号方）] ························· 23

29. 张良英效验精方[通管助孕方（助孕Ⅱ号）] ······························ 24

30. 张良英效验精方[扶正固本助孕方（助孕Ⅲ号）] ························ 24

31. 钟秀美效验精方（黄芪消症丸） ·· 25

第二章 名家验案实录 ··· 26

1. 班秀文验案实录 ··· 26

2. 陈慧侬验案实录 ··· 29

3. 蔡连香验案实录 ··· 32

4. 曹玲仙验案实录 ··· 35

5. 陈瑞春验案实录 ··· 39

6. 柴松岩验案实录 ··· 41

7. 蔡小荪验案实录 ··· 44

8. 褚玉霞验案实录 ··· 48

9. 段富津验案实录 ··· 51

10. 郭志强验案实录 ··· 54

11. 黄海波验案实录 ··· 58

12. 姜建国验案实录 ··· 61

13. 金季玲验案实录 ··· 63

14. 韩冰验案实录 ·· 68

15. 连方验案实录 ·· 71

16. 李光荣验案实录 ··· 75

17. 连建伟验案实录 ··· 78

18. 刘琨验案实录 ·· 80

19. 刘云鹏验案实录 ··· 83

20. 罗颂平验案实录 ··· 86

21. 李丽芸验案实录 ··· 92

22. 刘瑞芬验案实录 ··· 95

23. 吕绍光验案实录 ··· 99

24. 门成福验案实录 ·· 102

25. 欧阳惠卿验案实录 ··· 104

26. 沈坚华验案实录 ··· 107

27. 魏绍斌验案实录 ··· 110

28. 吴熙验案实录 ·· 114

29. 王小云验案实录 ·· 116

30. 肖承悰验案实录 ·· 120

31. 许润三验案实录 ·· 124

32. 徐志华验案实录 ·· 126

33. 尤昭玲验案实录 ·· 129

34. 张吉金验案实录 ·· 132

35. 张良英验案实录 ·· 137

36. 朱南孙验案实录 ·· 140

37. 章勤验案实录 ··· 144

38. 赵荣胜验案实录 ·· 148

39. 钟秀美验案实录 ·· 150

40. 宗修英验案实录 ·· 151

41. 张迎春验案实录 ·· 154

42. 张玉珍验案实录 ·· 157

43. 张志远验案实录 ·· 162

第一章　名家效验精方

1. 陈慧侬效验精方（清抗汤）[1]

陈慧侬　主任医师，教授，博士生导师。其师从首届国医大师、妇科专家班秀文教授，为第三、六批老中医药专家学术经验继承工作指导老师，桂派中医大师。陈教授临证强调辨证与辨病相结合，主张湿瘀同治。其著有《女性奇病自疗妙方三百首》《妇科盆腔疼痛症的中医诊治》等，发表论文 30 余篇。

【处方组成】　穿心莲 15g，黄柏 10g，两面针 10g，三七粉（冲服）1g，山药 15g，赤芍 10g，丹参 10g，桃仁 10g，茯苓 12g，甘草 5g。

加减：湿热为主者，证见抗精子抗体（AsAb）滴度（比值）较高，罹病时间较短，月经量多，且颜色较暗，或有血块，白带发黄，或伴外阴瘙痒、盆腔炎症，或有精液过敏史，身重肢倦，面红目赤，口干而渴，喜冷食，小便发黄，大便臭秽，舌苔厚腻或黄腻，脉滑或数，治疗重在清利湿热，方用清抗汤去桃仁，加苍术、薏苡仁。临床上以血瘀为主者，证见抗精子抗体滴度较高，罹病时间较长，月经色暗有块，经期腹痛拒按，或月经延期而潮，胸闷不舒，经期乳房胀痛，精神抑郁，小腹作胀，舌质暗，或见瘀斑，脉弦紧或涩，治疗重在活血化瘀，方用清抗汤去茯苓加鸡血藤、三棱。若肝郁化热者，方用清抗汤加栀子、牡丹皮。肝肾不足，湿热之邪乘虚而入，湿热瘀阻，日久化热，灼伤阴津，肾阴亏虚，阴虚火旺，导致肾虚胞脉失养，致不能摄精受孕，临床证见婚久不孕，抗精子抗体阳性，病程较长，月经提前，量偏少，色鲜红，头晕耳鸣，心情烦躁，睡眠不安，腰膝酸软，或见手足心热，心悸不安，口干欲饮，舌质红，苔少，脉细数，治疗重在滋阴降火，予以清抗汤合大补阴丸加减。

【应用方法】　每日 1 剂，水煎服，15 天为 1 个疗程。治疗期间采取隔绝疗法，必须采用避孕套避孕。在治疗女方的同时，要求男方进行检查，如果男方抗体阳性，需同时治疗。

【功能主治】　清热利湿、活血化瘀。免疫性不孕（湿热瘀阻型）。

【处方总结】　方中穿心莲、黄柏、两面针清热利湿，泻火解毒；茯苓、山药健脾渗湿；三七、丹参、桃仁、赤芍活血化瘀；甘草调和诸药。现代药理研究表明，活血化瘀药有抗免疫的作用；清热解毒药有抗炎作用，能降低毛细血管的通透性，减少炎性渗出和促进吸收，改善血液流变学指标。通过以上药物的共同作用，能抑菌抗炎，发挥类激素样免疫抑制作用，抑制抗体生成从而提高受孕率。

参 考 文 献

[1] 李卫红，余丽梅. 陈慧侬教授从湿瘀辨治免疫性不孕的经验[J]. 广西中医药，2018，41（04）：33-34.

2. 蔡小荪效验精方（化瘀定痛方）[1]

蔡小荪 教授，主任医师，博士生导师，第一、二、三、四批全国老中医药专家学术经验继承工作指导老师，上海市名中医，蔡氏妇科第七世嫡系传人，获首届国家中医药管理局"中医药传承特别贡献奖"，享受国务院颁发的特殊贡献津贴。蔡教授从事中医妇科临床及科研教学工作 60 余年，学术上宗古而不泥古，强调审证求因、审因论治，创立和完善了妇科审时论治学说和蔡氏妇科周期疗法，擅长治疗不孕不育及各类妇科疑难顽症。其著有《经病手册》《中国中医秘方大全·妇产科分卷》《中医妇科验方选》等 10 余部著作。

【处方组成】 炒当归 10g，川芎 6g，赤芍 10g，丹参 12g，牛膝 10g，制香附 10g，制没药 6g，延胡索 12g，生蒲黄 12g，五灵脂 10g，血竭 3g。

加减：经量过少、排出困难者可加红花、三棱；经量过多可加花蕊石，必要时吞服三七粉；腹痛胀甚者加乳香、乌药；痛甚呕吐者加吴茱萸；痛甚畏冷者加桂枝；每次经行伴有发热者可加牡丹皮，与赤芍配合同用；口干者加天花粉；便秘者加全瓜蒌。

【应用方法】 用 1000ml 水煎服，每剂取汁 200ml，每天 1 剂，分早、晚温服。经前 3 天即服至经净，每日 1 剂，早、晚温服；经净后至经前 3 天，服用化瘀散结方，每日 1 剂，早、晚温服。

【功能主治】 活血化瘀消癥。子宫内膜异位症（血瘀型）。

【处方总结】 方中炒当归、川芎辛香走散，养血调经止痛；赤芍清瘀活血止痛；丹参祛瘀生新；牛膝引血下行，逐瘀破结；制香附理气调经止痛；延胡索、没药活血散瘀，理气止痛；生蒲黄、五灵脂通利血脉，行瘀止痛；血竭散瘀生新，活血止痛。全方活血化瘀、调经止痛当属治标。

经净后至经前 3 天，服用化瘀散结方。化瘀散结方药物组成：茯苓 12g，桂枝 3g，赤芍 10g，牡丹皮 10g，桃仁 10g，皂角刺 30g，石见穿 20g，炙穿山甲珠（代）9g，莪术 10g，水蛭 6g。本方为桂枝茯苓丸加味：桂枝茯苓丸治瘀阻，下癥块；皂角刺辛温锐利，直达病所，溃肿散结；石见穿活血消肿；穿山甲珠散血通络，消肿排脓；莪术行气破血，消积散结；水蛭逐恶血，破瘀散结。全方化瘀散结，搜剔通络，当属治本。如需增强活血化瘀，可加三棱；平素兼有小腹疼痛者加没药；如痛而兼胀者增乳香；便秘者加全瓜蒌，便秘严重者加生大黄；平素脾虚者可配用白术，以为制约；如有后重感并肛门胀坠者可加牛膝、鸡血藤。

参 考 文 献

[1] 金毓莉，白秀庆，周翠珍. 蔡小荪治疗子宫内膜异位症痛经经验[J]. 河北中医，2013，35（11）：1606-1607.

3. 柴松岩效验精方（温肾养血除湿汤）[1]

柴松岩 主任医师，教授，北京市名老中医，1997年4月荣任全国名老中医称号，师于陈慎吾、吴阶平、王光超、李家忠、严仁英等。从医60余载，勤求古训，学验俱丰。其创建以"柴松岩月经生理理论""肾之四最""二阳致病""补肺启肾""妇科三论"为核心论述的"柴松岩中医妇科学术思想及技术经验知识体系"，从月经生殖生理理论、中医病因病机理论、中医辨证思辨方法、舌诊脉诊认证技巧等方面充实、完善了现代中医妇科学理论。

【处方组成】 菟丝子15g，当归10g，杜仲10g，蛇床子3g，川芎5g，益母草10g，月季花6g，夏枯草10g，车前子10g，薏苡仁12g，白术10g，香附10g。

加减：①湿浊重时先除湿，以舌象为依据，尤其是初诊用药，舌苔厚腻者，方中重用薏苡仁30g或加土茯苓20g，枳壳10g。②除湿后补虚，以脉象为依据，脉细弱无力者，温肾养血，不急于活血，尤其不可破血，加阿胶12g，丹参12g。③待肾脉旺盛血海充盈即可活血调经促孕，方中加苏木10g，三棱10g。

【应用方法】 水煎后分早、晚两次温服，每日1剂。闭经者忌酸；肥胖者忌甜；痤疮者忌辣；不孕者忌苦。

【功能主治】 温肾养血，除湿调经。多囊卵巢综合征（PCOS）排卵障碍性不孕（肾虚血虚痰湿型）。

【处方总结】 君药为菟丝子、当归。菟丝子，性平，味辛、甘，入肝、肾经，补肾，偏于温补肾阳；当归，性温，味辛、甘，入肝、心、脾经，养血、活血。柴老用二药共同作为君药，说明在治疗PCOS时，温肾与养血同等重要，要温肾养血并举。臣药为杜仲、蛇床子、川芎、益母草、月季花。杜仲，性温味甘，归肝、肾经，具有温补肝肾之效，《本草汇言》曰："凡下焦之虚，非杜仲不补。"柴老认为杜仲有走下之性，入下焦冲任，在此助菟丝子温肾调经。蛇床子，性温，味辛、苦，具有温肾壮阳燥湿之功效，对于PCOS湿浊重者效佳。川芎、益母草、月季花为妇科养血活血调经之要药，助当归养血活血调经。佐药为夏枯草、车前子、薏苡仁、白术。夏枯草清肝热散郁结；车前子走下清热通利；薏苡仁最善利水；白术健脾燥湿。柴老用夏枯草、车前子作为佐药，二药性微寒与温肾养血之君药相佐，可缓其燥性，夏枯草有散性，车前子有通利走下之性兼可调经。柴老认为PCOS为本虚（肾虚血虚）而标实（痰湿）之证，薏苡仁、白术除湿浊之实邪，与温肾养血补虚之法相佐。使药为香附。香附性平，味辛、微苦、微甘，归肝、脾、三焦经，辛能通行、苦能疏泄、微甘缓急，为妇科要药。《本草纲目》云："乃气病之总司，女科之主帅也。"

参 考 文 献

[1] 濮凌云，许昕. 柴松岩以自拟温肾养血除湿汤治疗多囊卵巢综合征的经验[J]. 北京中医药，2011，30（11）：813-814.

4. 褚玉霞效验精方（二紫方）[1-3]

褚玉霞 主任医师，教授，河南省首届名中医，全国首批中医传承博士后导师，第五批全国老中医药专家学术经验继承工作指导老师，从事中医妇科临床及教学工作 50 余载，治学严谨，尤其擅长不孕不育症的治疗。

【处方组成】 紫河车 2g，紫石英 30g，菟丝子 30g，淫羊藿 15g，熟地黄 18g，枸杞子 15g，丹参 30g，香附 15g，砂仁 6g，川牛膝 15g。

加减：偏肾阴虚者，可选加女贞子、墨旱莲、山茱萸、黄精等；若偏肾阳虚者，选加巴戟天、肉苁蓉、鹿角霜等；若偏虚热者，去淫羊藿，选加黄柏、知母、地骨皮、鳖甲等；若偏脾虚者，去熟地黄，选加炒白术、山药、茯苓、党参等；若偏肝郁之证，选加柴胡、郁金、枳壳等；若偏血瘀者，选加当归、川芎、鸡血藤、泽兰等；若兼心烦易怒、口苦、便干等郁而化热者，去淫羊藿，选加牡丹皮、栀子、莲子心、大黄等。兼气虚者，加黄芪、党参；兼血虚者，加当归、川芎、白芍、阿胶；脘腹胀满者，加枳壳、木香；肢冷便溏者，加附子、山药；小便频数者，加覆盆子、益智；眩晕耳鸣者，加蝉蜕、菊花。

【应用方法】 水煎后分早、晚两次温服，每日 1 剂。

【功能主治】 滋肾补肾，理气活血，调经助孕。多囊卵巢综合征（肾虚型）。

【处方总结】 方中紫河车为血肉有情之品，既可补肝肾、益精血，又可补阳益气；紫石英能暖宫散寒，和紫河车一同补督脉、温肾阳、填精益髓，二者共为君药。菟丝子具有补肾阳而不燥、补阴而不腻的特点，为平补肝肾之良药；枸杞子能补肾养肝益精；熟地黄有补血滋阴、生精补髓之效；淫羊藿体轻气雄，可壮阳益精。以上 4 味药协同君药补肾滋肾、调理冲任，共为臣药。丹参善于活血调经，为妇科要药；香附为疏肝调经之要药，二药相伍能活血理气调经，旨在取其"气行血行""静中有动"之意；砂仁善于调理脾胃气滞，芳香健脾可防补药滋腻，且能养后天以补先天，有健胃调经助孕之功。以上 3 味药共为佐药。川牛膝性善下行，投之以活血通经，引血下行为使。纵观全方，诸药共奏滋肾补肾、理气活血、调经助孕之功，常用于非经期的治疗。

参 考 文 献

[1] 付澎丽，冯光荣，付晓君，等. 褚玉霞教授治疗卵巢储备功能减退经验[J]. 世界最新医学信息文摘，2016，16（84）：189-190.
[2] 胡静，冯光荣. 褚玉霞教授中西结合治疗多囊性不孕验案举隅[J]. 中国中医药现代远程教育，2017，15（08）：84-85.
[3] 褚玉霞. 多囊卵巢综合征诊治经验[J]. 中医研究，2014，27（06）：48-50.

5. 褚玉霞效验精方（橘黄汤）[1, 2]

【处方组成】　化橘红 15g，天竺黄 12g，姜半夏 10g，胆南星 10g，南苍术 10g，云茯苓 15g，醋香附 15g，炒枳实 10g，紫丹参 30g，炙甘草 6g。

加减：肾虚腰酸者，加淫羊藿、巴戟天、川续断；形寒畏冷者，加附片、肉桂、鹿角胶；形体肥胖、小便短少者，加大腹皮、冬瓜皮、玉米须、车前子；双侧卵巢增大者加鳖甲、生牡蛎、浙贝母、白芥子、土鳖虫、水蛭；嗜睡乏力者加党参、石菖蒲；夹瘀者加川芎、三棱、莪术；烦躁易怒、乳房胀痛者，加柴胡、郁金、栀子、牡丹皮；大便秘结者加大黄、炒决明子。

【应用方法】　水煎后分早、晚两次温服，每日 1 剂。

【功能主治】　燥湿健脾，化痰调经。多囊卵巢综合征（痰湿型）。

【处方总结】　方中化橘红、天竺黄行气调中，燥湿化痰，为君药；胆南星、苍术、姜半夏均归脾经，和中健脾助痰浊消散，为臣药；茯苓健脾渗湿，香附、丹参理气行滞，活血调经，共为佐药；炙甘草调和诸药，为使药。全方具燥湿健脾、化痰调经之效。

参 考 文 献

[1] 褚玉霞. 多囊卵巢综合征诊治经验[J]. 中医研究，2014，27（06）：48-50.
[2] 赵洁，褚玉霞. 褚玉霞治疗多囊卵巢综合征致不孕症经验[J]. 中国中医药现代远程教育，2015，13（24）：25-26.

6. 高才达效验精方（调肝汤）[1]

　　高才达　主任医师，国家名老中医，第五批全国老中医药专家学术经验继承工作指导老师，北京市中医药"薪火传承 3+3 工程"基层老中医传承工作室指导老师。从医 50 余载，理论透彻，辨证灵活，用药精当，治疗不孕症疗效显著。其发表学术论文近 50 篇，著有《医务阐微》一书。

【处方组成】　白芍 25g，牛膝 20g，王不留行 20g，当归 15g，通草 15g，全瓜蒌 15g，川楝子 15g，枳壳 15g，青皮 10g，皂角刺 5g，生甘草 5g。

加减：兼肾虚加杜仲、续断、桑寄生、熟地黄、山茱萸；兼血瘀加桃仁、红花、姜黄；肝郁化热加牡丹皮、知母。

【应用方法】 经期服用，每日 1 剂，水煎两次，取汁 300ml，分早、晚两次温服。

【功能主治】 疏肝理气，调经助孕。肝郁气滞型不孕。

【处方总结】 方中白芍、当归调肝养血和血；川楝子、青皮、枳壳、全瓜蒌疏肝理气解郁；牛膝、王不留行、通草、皂角刺活血通络，畅达冲任；生甘草调和诸药。全方共奏疏肝理气、调经助孕之功。

参 考 文 献

[1] 毛燕，高才达老师治疗不孕症经验[J]. 河北中医，2015，37（11）：1610-1612.

7. 韩冰效验精方（补肾调冲方）[1]

> **韩冰** 教授，主任医师，博士生导师，享受国务院政府特殊津贴，第二批全国老中医药专家学术经验继承工作指导老师。韩教授从医 60 余年，治疗不孕症、闭经、崩漏等妇科疾病，常以补肾调冲为基本大法，疗效显著。其主编著作有《中医病症诊疗全书》《中国现代百名中医临床家——韩冰》等。

【处方组成】 菟丝子 30g，巴戟天 10g，覆盆子 15g，补骨脂 15g，黄精 30g，制何首乌 15g，石斛 20g，丹参 30g，鸡血藤 30g，紫河车 10g，鹿角霜 15g，紫石英 30g。

加减：兼血瘀者加川芎、月季花等活血化瘀之品；兼湿热者加黄柏、黄连等清热利湿之品；兼痰湿者加土茯苓、薏苡仁、浙贝母等化痰利湿之品；肝郁者加入香附、柴胡等疏肝理气之品。排卵期加月季花、橘叶等以促进卵泡排出；月经期加益母草、桃红等以利月经顺利排出。

【应用方法】 水煎后分早、晚两次温服，每日 1 剂，1 个月经周期为 1 个疗程。

【功能主治】 补肾填精，调理冲任。内分泌失调性不孕（肾虚、冲任气血亏虚）。

【处方总结】 菟丝子、补骨脂、紫河车、巴戟天补肾益精；鹿角霜为血肉有情之品，既能补肾阳，又能益精血，更兼温通之功；紫石英为阳中有阴之品，功能补肾而益精血，其质重而润，能引诸药直达冲中而暖之，又能深入血分。覆盆子、石斛滋补肝肾；丹参、鸡血藤活血调经；黄精、制何首乌补益精血。

参 考 文 献

[1] 赵志梅，成艳君，夏天，等. 韩冰教授治疗不孕症经验[J]. 天津中医药，2015，32（08）：449-451.

8. 黄海波效验精方（小柴胡变通饮）[1]

黄海波　教授，主任医师，内蒙古名中医，全国老中医药专家传承工作室专家，全国老中医药专家学术经验继承工作指导老师。黄教授长于妇科，且精于男科，曾任中国中医药学会男科专业委员会副主任委员，临证喜用经方，如以小柴胡汤、温经汤、桂枝茯苓丸、薏苡附子败酱散等加减治疗不孕症，处方精练，量小药专，轻清灵动。

【处方组成】　醋柴胡 9g，云茯苓 12g，桂枝 6g，党参 15g，姜半夏 7g，炒黄芩 5g，山药 10g，陈皮 9g，炙甘草 6g，香附 10g，益母草 15g，紫河车 10g，姜枣适量。

加减：肾气虚者，加蛤蚧（去头足）1 对，紫石英 15～30g，沉香（后下）3～6g；肾阳虚者，加仙茅 9g，淫羊藿 9g，黄精 10g；肾阴虚者，加女贞子 10g，墨旱莲 10g，菟丝子 10g；血虚者，加黄芪 30g，当归 6g，鸡血藤 15～30g；血瘀者，加当归 10g，川芎 9g，红花 9g；痰湿者，加瓜蒌皮 10g，佛手 10g，石菖蒲 9g；高催乳素血症者，酌加炒麦芽、钩藤或联合溴隐亭；多囊卵巢综合征者，加龙骨、牡蛎或配合氯米芬及来曲唑；排卵受限者，加土鳖虫 9g，沉香 6g，配合人绒毛膜促性腺激素（简称绒促性素，HCG）肌内注射治疗等。

【应用方法】　水煎后分早、晚两次温服，每日 1 剂。

【功能主治】　疏肝解郁，益肾健脾。排卵障碍所致的不孕症（肝郁气滞、脾肾两虚型）。

【处方总结】　柴胡疏少阳之郁；黄芩清泻胆热，二者相合，一疏一清，气郁通达，火郁得发。生姜、姜半夏即止呕圣药小半夏汤，和胃降逆。参、枣、草寓"见肝之病，知肝传脾，当先实脾"之意，补中益气，防患于未然。从药物配伍及性味特点来看，柴、芩合用，苦降寒泻；姜、夏相配辛开泻热；参、枣、草甘调补中。茯苓、桂枝、陈皮温阳利水，加被誉为行气止痛之要药、妇科调经之要药的香附，治疗妇科病的要药益母草，滋补上品的紫河车，平补肺、脾、肾三脏的山药等以加强其疏肝解郁、祛邪扶正之功。全方共奏疏肝解郁、益肾健脾之功。

参 考 文 献

[1] 黄震洲，荣宝山. 黄海波运用小柴胡变通饮经验浅谈[J]. 中国中医药现代远程教育，2018，16（18）：62-63.

9. 黄海波效验精方（洁炎通管汤）[1]

【处方组成】　鸡蛋花 15～30g，蒲公英 30～60g，败酱草 30～60g，连翘 10～20g，金钱白花蛇 1.5g，蜈蚣 1 条，海藻 15～30g，昆布 15～30g，三棱 15g，莪术

15g，丹参 30g，穿山甲珠 15g，路路通 30g，乌药 10g，桂枝 10g。

加减：热重于湿加紫花地丁、红藤、大黄；湿重于热加苍术、黄柏、土茯苓；气虚加生黄芪、白扁豆、肉桂；寒湿加炮附子、砂仁、桂枝；气滞者加炒枳壳、大腹皮、姜厚朴；血瘀者加鳖甲、水蛭、土鳖虫。

【应用方法】　水煎后分早、晚两次温服，每日 1 剂；同时以内服方保留灌肠，过敏体质慎用，经期或患有不适宜中药保留灌肠法治疗的内科疾病患者禁用。使用方法：洁炎通管汤煎取约 200ml，冷却至 38℃左右，嘱患者每晚睡前，排空大便后静卧，用肛管插入肛门内 15～18cm 行保留灌肠，尽可能延长药液的保留时间，以利于药物的充分吸收，每日 1 次。

以洁炎通管汤热药渣拌入适量樟脑，以纱布包裹，于月经来潮第 3 天至排卵期，温热外敷于下腹部两侧输卵管的体表位置，温度以患者能耐受为度，时间为 1 小时左右。以理疗灯照射，以保持温热状态。月经期用少腹逐瘀汤加穿山甲 15～30g，路路通 10g 内服。

【功能主治】　清热利湿，活血化瘀。输卵管阻塞性不孕（胞脉闭阻型）。

【处方总结】　方中以清热利湿、活血化瘀药为主。如鸡蛋花作为药食两用之品，具有清热利湿、润肺止咳、清肠止泻等功效。穿山甲味淡性平，"气腥而窜，其走窜之性，无微不至，故能宣通脏腑，贯彻经络，透达关窍，凡血凝血聚为病，皆能开之"。现代研究表明：活血化瘀药能改善血液的浓、黏、凝、滞状态，促进盆腔微循环，加强卵巢和子宫的供血，促进炎症的吸收，松解粘连，加速组织修复与再生；同时活血化瘀药对体液免疫及细胞免疫都有一定的调节作用，对免疫功能呈双向影响，既有免疫抑制作用，又有免疫增强作用；活血化瘀中药可使盆腔的血流加速，增加局部组织的血液灌注量，促进组织的代谢，从而利于炎变组织的吸收、消散。诸药合用，达到了"湿、热、瘀"等邪去，经脉通之目的。

参 考 文 献

[1] 黄震洲，荣宝山. 黄海波诊治输卵管阻塞性不孕症经验浅谈[J]. 中国中医药现代远程教育，2018，16（19）：69-70.

10. 黄海波效验精方（三紫汤）[1]

【处方组成】　紫河车 15g，紫石英 30g，紫苏梗 9g。

加减：气血亏虚者，合当归补血汤（黄芪，党参，当归，陈皮，鸡血藤，香附）加减以益气养血；实寒者，合少腹逐瘀汤加减以温经散寒、活血祛瘀；虚寒者，合温经汤加减以扶阳散寒、化瘀通络；气滞者，加玫瑰花、合欢花、柴胡以疏肝理气；兼阳虚者，常加鹿角霜、淫羊藿；寒甚者，加干姜、肉桂、桂枝等以温经散寒。

【应用方法】　水煎后分早、晚两次温服，每日 1 剂。

【功能主治】　温肾暖宫，益气养血，填精助孕。子宫性不孕（冲任失养）。

【处方总结】　紫河车味甘、咸，性温，入肺、心、肾经，为滋补上品，有补肾益精、益气养血之功；紫石英味甘、辛，性温，入心、肝、肺、肾经，有镇心、安神、降逆气、暖子宫之功；紫苏梗味辛，性温，入肺、脾经，有理气宽中、止痛、安胎之功。诸药合用，共奏温肾暖宫、益气养血、填精助孕之功。

参 考 文 献

[1] 黄震洲，张龙梅，荣宝山. 黄海波教授三紫汤诊治子宫性不孕经验浅谈[J]. 医学信息，2018，31（10）：143-144.

 ## 11. 李丽芸效验精方（输卵管阻塞性不孕内服方）[1]

李丽芸　教授，主任医师，广东省名中医，第二、三、五批全国老中医药专家学术经验继承工作指导老师。其著作有《不孕症中西医结合治疗》《妇科病效验秘方》《中医妇科临证证治》《现代疑难病中医治疗精粹》《妇科专病》等。李教授临证注重实践，不忘经典；立足中医，携手西医。其擅长应用中西医结合方法治疗女性不孕、多囊卵巢综合征等妇科各种疑难病症的诊治。

【处方组成】　路路通 15g，当归 10g，牛膝 15g，威灵仙 10g，忍冬藤 20g，络石藤 15g，丹参 15g，茯苓 15g，泽泻 15g，郁金 15g，毛冬青 15g。

加减：偏湿者，加藿香、佩兰、苍术、猪苓、薏苡仁等。偏热者，加白花蛇舌草、蒲公英、败酱草、黄柏等。偏瘀者，加赤芍、桃仁、红花、川芎、牡丹皮等。

药包外敷方：桂枝 20g，栀子 30g，当归 30g，吴茱萸 30g，丹参 30g。瘀证明显者，加红花、赤芍、川芎等。

【应用方法】　内服方：水煎后分早、晚两次温服，每日 1 剂。药包外敷方：先用纱布或棉布裁剪成约 12cm×15cm 大小的方形小布包，把中药放入小布包内，用冷水泡湿后放入锅内蒸热透（约 30 分钟），以皮肤耐受的温度敷在下腹两侧，每天 1 次，每次敷 20 分钟。敷药时间：月经干净至排卵前，7 天为 1 个疗程。

月经干净至排卵前，每天踢毽子运动两次，每次 15 分钟。

【功能主治】　清热解毒，健脾利湿，活血化瘀。输卵管炎性不孕症（湿热瘀阻型）。

【处方总结】　方中路路通，味辛苦，性平善走，主入肝经，除能祛风通络及利水外，还能通经下乳。络石藤，苦泄走窜、微寒清热，入心肝血分，能祛风通络，凉血消肿。忍冬藤，味甘性寒，归肺胃经，功能清热解毒，疏风通络。威灵仙，辛散咸软温通，性温善走，主入膀胱经，能祛风通络，消痰水。此四药合用，妙不可言。何解？盖络石藤及路路通皆入肝经，走经络，前者入气分，后者入血分，再加当归、郁金、丹参者，入肝经血分而疏通之，使肝血得养，肝气得疏。而输卵管所在之少腹又是肝经所过，调理肝经即调理输卵管也。引起输卵管阻塞最主要的原因是炎症，故此类患者一般又多见带下增多，色黄，口干口苦，舌苔黄腻等湿热下注之象。李氏用忍冬藤，一方面以清热，另一方面与上述之药合用以通络。威灵仙性温能走，既能通经络又主入膀胱经，与茯苓、泽泻合用以加强利湿之功。以上通络之品与毛冬青、忍冬藤等清热解毒药合用，势有"引热同归小便中"之妙。最后，牛膝引诸药下行。另外，毛冬青是李丽芸教授于盆腔炎性疾病中较为常用的岭南中草药。其性寒，味苦，功能清热解毒，活血通络。故在此方用毛冬青者，也是取其一石二鸟之功。纵观此方，有攻有退，有寒有热，但大抵以寒为主，以攻为要，故一般适合于正气不衰者。全方共奏补虚清热、活血祛瘀之功。

参 考 文 献

[1] 庞秋华，徐珉. 李丽芸教授治疗输卵管炎性不孕症的经验[J]. 广西中医药，2012，35（05）：51-52.

12. 刘瑞芬效验精方（调经1号方）[1]

刘瑞芬　主任医师，教授，山东省名中医，第五批全国老中医药专家学术经验继承指导老师，从事妇科临床40余年，擅长治疗各种妇科疾病，发表学术论文70余篇，撰写著作10余部。

【处方组成】　当归12g，熟地黄18g，山药12g，枸杞子12g，川续断30g，菟丝子18g，淫羊藿18g，紫石英30g，川牛膝15g，香附12g，红花12g，牡丹皮9g，茯苓15g，砂仁6g，甘草6g。

加减：兼有肝郁气滞者，加柴胡、延胡索；若兼有高催乳素血症者，加生麦芽、炒麦芽、柴胡；若湿邪较重者，加薏苡仁、苍术，同时加重茯苓用量；若兼肾阳虚者，加肉桂、肉苁蓉；若精血虚甚者，加女贞子、黄精、龟甲胶等。月经后期开始紫石英少剂量应用（30～45g），在经间期及经前期紫石英加大用量（60g）。

【应用方法】　水煎服，每日1剂，分早、晚2次分服。

【功能主治】　双补肾阴肾阳，养血活血，调经助孕。月经后期导致不孕（型）。

【处方总结】　方中当归、熟地黄、山药、枸杞子补肾滋阴养血；淫羊藿、紫石英温补肾阳；菟丝子、川续断平补肾阴肾阳；川牛膝、香附、红花、牡丹皮疏肝理气，活血通络，引血下行，其中牡丹皮还可凉血活血消瘀，使全方温而不燥；砂仁、茯苓理气和胃，健脾除湿，顾护脾胃，正如《景岳全书·妇人归》所云"故调经之要，贵在补脾胃以资血之源……"；甘草调和诸药。全方双补肾阴肾阳，养血活血，调经助孕。

参 考 文 献

[1] 徐勤都，刘瑞芬. 刘瑞芬教授辨治月经后期导致不孕的经验[J]. 甘肃中医学院学报，2010，27（03）：30-31.

13. 刘润侠效验精方（调经助孕方）[1, 2]

　　刘润侠　主任医师，教授，硕士研究生导师，陕西省名中医，第四批全国老中医学术经验继承工作临床医学（中医师承）博士研究生指导老师。刘教授从事中西医结合临床、教学、科研工作，擅长治疗不孕不育症，制定了治疗多囊卵巢综合征不孕的调经助孕方，研制成院内制剂"助孕胶囊"，临床疗效显著。

　　【处方组成】　紫河车 10g，鹿角胶 10g，淫羊藿 15g，菟丝子 15g，女贞子 15g，墨旱莲 15g，清半夏 10g，胆南星 10g，熟地黄 12g，当归 12g，白芍 15g，桃仁 10g，红花 10g，香附 10g，郁金 10g，合欢皮 15g。

　　加减：经后期加石斛 30g，黄精 12g，何首乌 15g，黄芪 30g 等补阴药；经前期加巴戟天 15g，川续断 15g，焦杜仲 15g，川芎 10g 等补阳药。

　　【应用方法】　水煎后分早、晚两次温服，每日 1 剂，空腹服用。自月经周期（MC）第 5 天开始服药（闭经者使用黄体酮撤退性出血），先服经后方 10 剂，后换为经前方连用 10 天，服完后停药 7～10 天等待月经来潮。若月经来潮，自下一周期续用原治疗方；若月经未潮，则继续下一周期治疗；若超过两个自然月月经未潮，给予黄体酮撤退性出血后，再行上述治疗。

　　【功能主治】　补肾益精，调肝健脾，化痰活血。多囊卵巢综合征不孕（肾虚肝郁）。

　　【处方总结】　本方以紫河车、鹿角胶、淫羊藿、菟丝子补肾助阳；女贞子、墨旱莲滋补肝肾；清半夏、胆南星燥湿化痰、消痞散结；当归、白芍、熟地黄养血柔肝；桃仁、红花活血祛瘀通经；香附疏肝解郁、行气散结。全方配伍，具有滋补肝肾、养血柔肝、化瘀祛痰之功效。用本方配合西药来曲唑治疗肾虚肝郁型多囊卵巢综合征不孕患者 20 例，6 个月内妊娠率为 65%，疗效高于单用本方组（6 个月内妊娠率为 40%）及单用西药来曲唑组（6 个月内妊娠率为 45%）。

参 考 文 献

[1] 刘聪，吉楠，党慧敏，等. 调经助孕方治疗肾虚肝郁型多囊卵巢综合征的临床研究[J]. 中国中西医结合杂志，2018，38（03）：316-320.

[2] 刘艳巧. 刘润侠教授治疗多囊卵巢综合征不孕的学术思想和临床经验研究[D]. 北京：中国中医科学院，2012.

14. 刘云鹏效验精方（促排卵汤）[1-3]

刘云鹏　主任医师，国家中医药管理局确定的第一批、第四批全国老中医药专家学术经验继承工作指导老师，为享受国务院政府特殊津贴专家，于2007年被中华中医药学会授予"中医妇科知名专家"称号，2010年被湖北省人事厅、湖北省卫生厅授予"湖北中医大师"称号。刘主任从医70余年，擅治妇科疾病。其编有《妇科治验》《中国百年百名中医临床家丛书——刘云鹏》《常用调肝十一法》等著作。

【处方组成】　柴胡9g，赤芍15g，白芍15g，泽兰12g，鸡血藤15g，益母草15g，怀牛膝10g，刘寄奴10g，苏木9g，蒲黄9g，菟丝子20g，覆盆子10g，枸杞子20g，女贞子15g。

加减：阴虚内热者，选加青蒿9g，地骨皮15g，知母9g，玄参12g以养阴清热；烦躁、胸闷、乳胀痛者，选加青皮9g，木香9g，制香附12g，王不留行10g，陈皮9g以理气消胀；痛经腹胀者，选加延胡索12g，制香附10g，木香9g，川楝子15g以行气活血止痛；闭经者，选加三棱9g，莪术9g，茜草9g，当归12g，桃仁9g，红花9g以活血化瘀；性欲减退者，选加仙茅9g，淫羊藿15g，鹿角霜10g，肉苁蓉12g，山茱萸12g以温精补肾；肾阳虚者，选加补骨脂10g，鹿角片15g，肉桂6g，熟附片9g，葫芦巴9g以温肾壮阳；血虚者，加当归10g，熟地黄15g，阿胶12g以生血补血。

【应用方法】　于月经周期第5天开始服用。水煎服，每日1剂。早、晚分服，连服15天，若卵泡直径增大至30mm仍未破裂者停服。3个月经周期为1个疗程。

【功能主治】　疏肝补肾，活血通络。排卵障碍性不孕症（肾虚血瘀证型）。

【处方总结】　方中柴胡、白芍疏肝解郁，敛阴调经；赤芍、鸡血藤、益母草活血调经，刘寄奴除新旧之瘀血；泽兰入厥阴经，能行血利水；怀牛膝为肝、肾引经药，"以泻恶血"，引药下行，使瘀结消散，气血得以畅行；女贞子、覆盆子滋补肝肾，疗肾水亏虚；枸杞子滋肝补肾，填精补血；菟丝子温补三阴经以益精髓，其性柔润，故温而不燥，补而不峻，既益阴精，又助肾阳，使阳生阴长，有促进性腺功能的作用。全方能够温煦、蕴育卵泡，促进卵巢排卵，对卵巢功能不足者起着激活诱导作用。用本方加氯米芬治疗排卵障碍性不孕症患者46例，2~4个疗程妊娠率达60.87%，疗效远高于单用氯米芬组（妊娠率为35.00%）

参 考 文 献

[1] 李红瑜. 运用刘云鹏促排卵汤治疗排卵障碍性不孕症临床观察[J]. 中医临床研究，2013，5（16）：31-33.

[2] 黄缨. 刘云鹏治疗多囊卵巢综合征的经验[J]. 湖北中医杂志，2014，36（11）：22-23.

[3] 程群，刘云鹏. 刘云鹏促排卵方介绍[J]. 中国中医药信息杂志，2006（06）：85-86.

15. 门成福效验精方（四二五合方）[1]

门成福　教授，主任医师，河南省中医事业终身成就奖获得者，中原门氏妇科第三代继承人，第三批全国老中医药专家学术经验工作继承指导老师。门教授从医从教及科研 60 余载，学验俱丰。其擅长妇科常见病及疑难杂症的治疗，出版多部医学著作。

【处方组成】　熟地黄 25g，当归 15～25g，川芎 15g，赤芍或白芍 15g，仙茅 25g，淫羊藿 25g，五味子 15g，覆盆子 15g，枸杞子 15g，菟丝子 25g，车前子 25g。

加减：根据不同证型辨证用药。

（1）肾虚血瘀型：月经延后 1～6 个月，量较少，色暗红，夹有血块，伴腰膝酸软。舌暗红苔薄白，脉沉细。治宜补肾调冲任，活血通经，方用四二五合方加杜仲、桑葚、紫河车、三棱、莪术、丹参、水蛭等。

若子宫及卵巢发育不良者，重用紫河车以促进生殖系统发育；肥胖者，加半夏、陈皮、牵牛子以化痰除湿；便秘者，加酒大黄，既可活血通便，又可疏肝泻热，或加麻子仁、制何首乌以润肠通便；月经延长或淋漓不断者加海螵蛸、茜草炭、荆芥炭、阿胶珠、地榆炭以调补冲任，化瘀止血。此型以肾虚为主，血瘀突出，故治疗时间较长，尤其是子宫及卵巢发育不良者需要服用药剂 3～6 个月。

（2）痰湿阻滞型：月经延后 40～50 天，量少，色多暗红，痰多，形体肥胖，四肢多毛，面部痤疮较多，头晕胸闷，便秘。舌体胖，色淡红，苔厚腻，脉滑。治宜补肾活血，化痰解毒，方用四二五合方加苍术、香附、半夏、白芥子、杜仲、桑葚、野菊花、酒大黄等。

若月经延期未至者，加三棱、莪术、丹参、水蛭、川牛膝以活血通经；痰多黏稠者，加陈皮、茯苓、胆南星、浙贝母以健脾化痰；面部痤疮严重者，加蒲公英、枇杷叶以清热解毒。此型以痰湿为主，痤疮较多见，故需加强清热解毒、燥湿祛痰之品，需服用药剂 2 个月。

（3）肝郁气滞型：月经延后大多在 30 天之内，少数 35 岁以上患者可延后达 1～3 个月，量或多或少，色多紫红，经前乳房胀痛，胸闷太息，伴有面部痤疮，便秘。舌暗红，苔薄黄，脉弦细。治宜补肾疏肝、活血调经，方用四二五合方加柴胡、桑葚、炒麦芽、川楝子、牡丹皮等。

若月经延期未至者，加三棱、莪术、丹参、水蛭、川牛膝以活血通经、引药下行；乳房胀痛明显者，加鹿角霜、郁金等以疏肝理气止痛；气虚者，加黄芪、党参以健脾益气；饮食不化者，加焦山楂、焦麦芽、焦神曲以助消化。此型肝郁肾虚症状明显，补肾开郁是其治疗大法，通常需要服药 2～4 个月。

【应用方法】　水煎后分早、晚两次温服，每日 1 剂。

【功能主治】　补肾养血，活血化瘀。多囊卵巢综合征不孕（肾虚血瘀型）。

【处方总结】　方中熟地黄滋阴补肾养血；当归补血养肝，活血调经；白芍和营养血，柔肝疏肝，赤芍活血化瘀更佳；川芎为血中气药，活血化瘀、通络行滞；仙茅、淫羊藿温肾助阳；菟丝子温肾阳促排卵；枸杞子填精补血；五味子味酸浓，补中寓涩、敛肺补肾；覆盆子甘酸微温，固精益肾；车前子补而不滞，泻而通之。诸药合用，共奏补肾养血、活血化瘀之功。

参 考 文 献

[1] 李成文，杨艳芳. 门成福教授治疗多囊卵巢综合征不孕经验[J]. 中华中医药杂志，2015，30（07）：2411-2413.

 16. 盛玉凤效验精方（自拟内服方加灌肠方）[1]

> 　　**盛玉凤**　主任医师，教授，硕士生导师，裘氏妇科传人，第三批全国老中医药专家学术经验继承工作指导老师。盛教授从事中医妇科临床、教学和科研工作近 40 余载，擅长治疗妇科疑难杂症，在不孕症方面有独特的治疗经验。其著作有《实用中医妇科手册》《裘笑梅妇科临床经验选》等。

【处方组成】　内服：当归 12g，川芎 12g，丹参 12g，赤芍 15g，牡丹皮 15g，香附 10g，延胡索 15g，生山楂 15g，穿山甲（先煎，代）10g，路路通 20g。

加减：如兼有肝郁气滞甚者，可加用柴胡、枳壳、郁金、橘络等疏肝理气之品；如兼寒邪者，加茴香、干姜、肉桂等温经散寒之品；如兼肾虚者加用仙茅、淫羊藿、巴戟天等补肾之品。

外用灌肠方：忍冬藤 30g，牡丹皮 30g，赤芍 30g，白花蛇舌草 15g，虎杖 15g。

【应用方法】　月经净后内服中药，同时配合外用中药灌肠，每月用药 14～21 天。3 个月为 1 个疗程。

【功能主治】　疏肝理气，化瘀通络。非完全输卵管阻塞性不孕（瘀血阻络型）。

【处方总结】　方中以牡丹皮、赤芍、丹参凉血活血，延胡索、生山楂、路路通、穿山甲理气通络。当归入心、肝、脾经，补血活血调经，香附入肝、三焦经，善走能守，畅行三焦，为疏肝调经要药。全方合用，共奏疏肝理气、化瘀通络之效。

参 考 文 献

[1] 陈军. 盛玉凤治疗输卵管阻塞性不孕经验[J]. 浙江中医药大学学报，2009，33（04）：502-503.

17. 田淑霄效验精方（益肾疏肝方）[1, 2]

　　田淑霄　教授，主任医师，河北十二大名中医，第三、四、五批全国老中医药专家学术经验继承工作指导老师。田教授临证 50 余年，对内、妇、儿科各种疾病均有独特的经验，尤擅治疗妇科各种疑难杂症。其出版了《田淑霄中医妇科五十六年求索录》《脉学心悟》等十余部专著，论文多篇。

　　【处方组成】　女贞子 20g，覆盆子 12g，五味子 10g，山茱萸 20g，巴戟天 10g，紫河车 10g，鹿角片（先煎）30g，香附 12g，郁金 12g，当归身 15g，白芍 10g，柴胡 8g，茯苓 10g，白术 10g，薄荷 4g。

　　【应用方法】　水煎服，每日 1 剂，分两次服，经期停服。3 个月为 1 个疗程。性生活时均严格使用避孕套，杜绝精液接触女性生殖道，抗体转阴后于排卵期解除避孕套行性生活。

　　【功能主治】　补肾疏肝。抗精子抗体阳性不孕（肾虚肝郁型）。

　　【处方总结】　方中女贞子、覆盆子、五味子、山茱萸、巴戟天、紫河车、鹿角片等补肾助孕。现代药理研究表明，补肾中药可调节机体免疫功能，抑制异常免疫反应，促进免疫复合物的吸收，阻止免疫复合物沉积于组织，具有抑制抗体和消除抗体的作用。运用逍遥散以疏肝理气，从而达到益肾疏肝的目的，肾气足，肝气疏，则成孕。用本方治疗肾虚肝郁型抗精子抗体阳性不孕患者 30 例，痊愈 6 例，有效 21 例，无效 3 例，总有效率为 90%，AsAb 阳性转阴率为 86.7%，疗效高于对照组（口服泼尼松，痊愈 2 例，有效 7 例，无效 21 例，总有效率为 30%。AsAb 阳性转阴率为 16.7%）。

参 考 文 献

[1] 封艳琴，孙红燕. 田淑霄益肾疏肝方治疗抗精子抗体阳性不孕 30 例疗效观察[J]. 四川中医，2015，33（11）：137-138.

[2] 封艳琴，杨慧. 田淑霄益肾疏肝方对血清 AsAb 及妊娠率的影响[J]. 四川中医，2016，34（06）：184-185.

18. 王成荣效验精方（泻火达衡汤）[1, 2]

　　王成荣　主任医师，享受国务院政府特殊津贴专家，四川省名中医，第五批全国老中医药专家学术经验继承工作指导老师，成都中医药大学中医妇科博士研究生指导小组教师。王主任采用中西医结合治疗妇科疾病，尤其擅长治疗月经病、不孕症。其发表过论文 20 余篇，撰有《中医妇科学》《实用中西医结合妇产科学》《实用中医妇科学》《中医疾病诊疗纂要》等著作。

【处方组成】　黄柏 15g，栀子 15g，茵陈 15g，桃仁 10g，甘草 10g。

加减：月经前期加重活血化瘀之皂角刺、川牛膝等用量给瘀血以出路。服药过程受孕而相关抗体尚未转阴者，可去方中桃仁续服。

【应用方法】　每剂药先用温水泡 20 分钟，涨开后小火煮 15～20 分钟，每日 1 剂，煎熬 2 次，每次煎沸 30 分钟，共约 400ml，分 3 次服。经期不停药，3 个月为 1 个疗程。连续服药 3 个月后复查阳性抗体，若复查阳性抗体未转阴，可再服 3 个月。有心血管、肝、肾和造血系统等严重原发性疾病及精神疾病患者，过敏体质或对本药物过敏者，患有其他免疫性疾病（如风湿病、系统性红斑狼疮等）者不适宜本方。

【功能主治】　清热利湿化瘀。多囊卵巢综合征排卵障碍性不孕（湿热瘀阻型）。

【处方总结】　方以黄柏、栀子清热泻火，为君；茵陈清热利湿，甘草清热解毒，并桃仁活血祛瘀，为臣。全方体现泻火消瘀而致气血和顺、阴平阳秘之功。用本方治疗免疫性不孕症 96 例，结果显示：治愈 24 例，有效 69 例，无效 3 例，总有效率为 94.8%。

参 考 文 献

[1] 曹亚芳，刘普勇，严春玲，等. 王成荣从血分郁热论治免疫性不孕[J]. 四川中医，2016，34（04）：5-6.

[2] 陈淑涛，王辉砾，严春玲，等.王成荣清血分郁热治疗免疫性不孕[J]. 四川中医，2010，28（11）：8-9.

19. 吴熙效验精方（通管汤）[1]

吴熙　教授，主任医师，福建省名中医，第二、三、四批全国老中医药专家学术经验继承工作指导老师。其先后师承父亲吴永康、游书元、俞慎初、俞长荣、姜春华、哈荔田等名医，从事中医妇产科临床 50 余年，在妇科诊疗方面经验丰富。吴主任擅长不孕症、月经不调、妇科杂症等病的中医药治疗，且疗效显著。吴主任还提倡"经古方不可不用，贵在中病；百家之言，不可不信，贵以验证；药性配伍应熟记，贵在出新。"其编著《吴熙诊疗不孕症心法》《吴熙中医妇科学》等 60 余部医学著作及科普医书，发表论文数百篇。

【处方组成】　白花蛇舌草 30g，白鲜皮 15g，三棱 10g，莪术 10g，丹参 10g，桃仁 10g，红花 10g，泽泻 15g，大黄 10g，水蛭 5g，当归 10g，细辛 2g，甘草 5g。

加减：炎症较重，附件区有包块、压痛者，加水牛角丝、鹿衔草、川牛膝、皂角刺以清热凉血，消肿排脓；白带多，色浓味臭者，加鸡冠花、白果、金银花、紫花地丁；宫寒不孕者，加附子、肉桂、紫石英；腰骶酸痛者，加独活、续断、杜仲；气虚者，加党参、黄芪。

【应用方法】　于月经第 5 天开始用药，每日 1 剂，水煎服，每日 2 次，1 个月经周期中连用 10 天为 1 个疗程。

【功能主治】　清热利湿，活血祛瘀。输卵管阻塞性不孕（湿热瘀结型）。

【处方总结】　方中白花蛇舌草味苦、甘、淡，性寒，功能清热解毒，消肿散结，利尿除湿。《泉州本草》曰其"清热散瘀，消痈解毒。"《闽南民间草药》曰："清热解毒，消炎止痛。"白鲜皮味苦，性寒，善于清热燥湿，祛风解毒。《本草正义》曰："白鲜皮乃苦寒胜湿之药，又能通行经隧脉络。"与白花蛇舌草相须为用，清热利湿作用加强，且有活血功效，共为君药；桃仁、红花、三棱、莪术、丹参活血祛瘀止痛，为臣药；泽泻、大黄、水蛭、当归、细辛加强清热解毒、活血祛瘀之功，为佐药；甘草调和诸药，为使药。用本方口服加药渣外敷治疗输卵管阻塞性不孕（湿热瘀结型）30 例，治愈 12 例，有效 12 例，总有效率为 67.0%，远高于单用中药组（总有效率为 40.0%）及西药组（总有效率 24%）。

参 考 文 献

[1] 严炜. 吴熙通管汤合药渣热敷治疗湿热瘀结型输卵管阻塞性不孕症 30 例[J]. 福建中医药，2015，46（05）：6-7.

20. 夏桂成效验精方（助孕汤）[1,2]

> 　　夏桂成　教授，主任医师，博士生导师，江苏省名中医，首批全国老中医药专家学术经验继承工作指导老师，为享受国务院特殊津贴专家。夏桂成是我国中医妇科学科的著名学术带头人之一，创造性地运用奇偶数律、五行生克、五运六气及现代医学、现代科学的成果，揭示女性的周期节律、生殖节律，强调"未病"的调治，为中医药学的发展做出了突出的贡献；创立了当代完整的中医妇科调周理论体系。2011 年以"中医女性生殖节律理论创新及临床运用"获得江苏省政府科技进步一等奖。

【处方组成】　当归 10g，赤芍 10g，白芍 10g，山茱萸 10g，炒白术 10g，紫石英（先煎）10g，鹿角片（先煎）10g，醋柴胡 6g。

加减：肾虚兼脾弱者，加党参、砂仁、煨木香；肾虚兼肝脾不调者，加党参、陈皮、娑罗子。

【应用方法】　水煎后分早、晚两次温服，每日 1 剂，在基础体温（BBT）开始上升时服，至月经来潮时停服，3 个月为 1 个疗程。

【功能主治】　滋肾助阳，疏肝解郁。黄体功能不全性不孕症（肾虚肝郁）。

【处方总结】　方中山茱萸、紫石英、鹿角片调肾中阴阳，尤以温肾阳为主，有人观察助阳药（如鹿角片）可改善下丘脑-垂体-卵巢轴的调节功能，提高黄体功能，使孕酮增加；炒白术健中焦脾胃，以培后天气血生化之源；醋柴胡、白芍疏肝柔肝；再加当归、赤芍调理气血。全方以益肾为主，结合健脾疏肝，临床辨证加减运用，对黄体功能不全性不孕症（肾虚、肝郁）疗效较好。用本方治疗 202 例黄体功能不全性不孕症，痊愈 78 例，好转 113 例，有效 12 例，无效 11 例，总有效率 94.55%。

参 考 文 献

[1] 钱菁，夏桂成. 助孕汤治疗黄体功能不全性不孕、流产的临床观察[J]. 湖北中医杂志，2004（04）：42-43.

[2] 于红娟，夏桂成，傅友丰. 从肾论治黄体功能不全性不孕症 82 例[J]. 江苏中医，1999（09）：18.

21. 夏桂成效验精方（妇孕Ⅰ号新方）[1, 2]

【处方组成】 紫石英（先煎）25g，川续断 10g，怀山药 10g，当归 10g，白芍 10g，柴胡 6g，钩藤（后下）15g，甘草 6g。

加减：偏肾阳虚者，加淫羊藿 10g，补骨脂 10g，蛇床子 10g；偏肾阴虚者，加女贞子 15g，紫河车 10g，炙龟甲 10g，炙鳖甲 10g；肝郁甚加者，加川楝子 10g，娑罗子 10g，逍遥丸 9g，越鞠丸 9g；郁火甚者，加牡丹皮 10g，炒焦栀子 10g；兼脾虚者，加陈皮 6g，白术 10g，谷芽 10g。

【应用方法】 水煎服，每日 1 剂，分两次服，于基础体温（BBT）上升之日或上升前一日开始口服，直至月经来潮停药，3 个月经周期为 1 个疗程。平时可口服归芍地黄丸、二至丸和六味地黄丸等。对治疗过程中怀孕有先兆流产症状者进行保胎至妊娠 3 个月。

【功能主治】 补肾调肝。高催乳素血症引起的黄体功能不全性不孕（肾虚肝郁）。

【处方总结】 当归、白芍养血，怀山药滋阴，川续断、紫石英补阳，柴胡疏肝，钩藤可清心肝而安神魄；甘草调和诸药为使药。临床观察发现妇孕Ⅰ号方可以调节下丘脑-垂体-卵巢轴的功能，从而达到补肾助阳、暖宫种子的目的。用本方治疗高催乳素血症引起的黄体功能不全性不孕（肾虚肝郁）34 例，1 年内治愈率为 35.3%，好转率为 55.9%，总有效率达 91.2%。

参 考 文 献

[1] 吕春英，夏桂成. 妇孕Ⅰ号新方治疗不孕症的临床研究[J]. 中国中西医结合杂志，1994（S1）：180-181.

[2] 吕春英，方泰惠，夏桂成，等. 妇孕Ⅰ号新方改善黄体功能的实验研究[J]. 南京中医学院学报，1992（02）：96-97.

22. 夏桂成效验精方（清心滋肾汤）[1, 2]

【处方组成】 钩藤 15g，怀山药 10g，山茱萸 10g，茯苓 10g，紫贝齿 10g，牡丹皮 10g，合欢皮 10g，黄连 5g，莲子心 5g。

加减：肝郁火旺甚者加夏枯草 10g，脾胃不和者加炒白术 10g，阴虚阳亢甚者加天麻 10g。

【应用方法】　1 剂加水 500ml 留汁 150ml，每天分 3 次口服，1 周为 1 个疗程。

【功能主治】　清心滋肾，宁心安神。卵巢储备功能低下性不孕（肾虚型）。

【处方总结】　方中钩藤清心平肝，怀山药滋阴补肾，山茱萸益肾固脱，茯苓健脾宁心，紫贝齿平肝安神，牡丹皮清热退虚，合欢皮解郁宁心，而黄连和莲子心则可清心解热；肝郁火旺甚者加夏枯草清肝泻火，脾胃不和者加炒白术健脾和胃，阴虚阳亢甚者加天麻平肝息风；诸药合用以共行清心滋肾、宁心安神之功。

参 考 文 献

[1] 方晓红，夏桂成. 清心滋肾汤辅助西药治疗卵巢早衰疗效探讨[J]. 中国实验方剂学杂志，2016，22（09）：158-161.

[2] 李健美，夏桂成. 夏桂成教授治疗卵巢储备功能低下病案举隅[J]. 辽宁中医药大学学报，2016，18（05）：16-19.

23. 徐志华效验精方（联珠饮）[1]

徐志华　主任医师，教授，安徽省中医妇科三大学术流派之一，徐氏妇科第三代传人。安徽省名中医，首批国务院政府特殊津贴获得者，全国老中医药专家学术经验继承工作指导老师。由中国中医药出版社 2001 年出版的《中国百年百名中医临床家丛书——徐志华》，潜心医疗、教学 70 余载，学验俱丰，誉满江淮，对于治疗各种妇科疑难杂症有丰富的临床经验。编有《中医临床手册》《中医妇科学讲义》等多部医著。

【处方组成】　当归三钱，白芍三钱，川芎钱半，熟地黄四钱，白术三钱，泽泻三钱，桂枝钱半，甘草二钱，茯苓三钱。

加减：月经量过少者，加泽兰叶二钱、广郁金二钱，以理气活血；肿甚者，加猪苓三钱，以淡渗利湿。

【应用方法】　水煎后分早、晚两次温服，每日 1 剂，经期服。适当限制钠盐的摄入量。

【功能主治】　调经健脾利湿。卵巢功能紊乱性水肿（脾虚湿盛）。

【处方总结】　白芍、当归、川芎、熟地黄调经养血，茯苓、桂枝、白术、甘草健脾温阳，化饮利湿，宣膀胱以布气化。泽泻味甘淡，利水渗湿，消除肿胀。诸药合用，共奏调经健脾利湿之功。

参 考 文 献

[1] 徐志华. 妇科验方选按[J]. 安医学报，1974（04）：28-31.

24. 徐志华效验精方（通经散）[1-2]

【处方组成】 丹参、炮穿山甲（代）、刘寄奴、乌药、川牛膝、当归、赤芍、莪术、三棱、红花、桃仁各 10g，川芎 5g，肉桂 3g。

加减：患者附件区有包块、压痛阳性者，酌加皂角刺；白带量多、味臭者，酌加金银花、紫花地丁；腰骶酸痛甚者，加续断、杜仲；由虚致瘀者，酌加党参、黄芪；宫寒不孕者，酌加附子；久瘀者，加土鳖虫以攻逐瘀血；有热象者，去肉桂加牡丹皮，以凉血祛瘀；经行不畅者，加益母草；腹痛剧者，加延胡索、没药。

【应用方法】 水煎后分早、晚两次温服，非经期每日 1 剂，连服 10 剂，3 个月为 1 个疗程。

经期用经验方二丹四物汤。药物组成：牡丹皮、丹参、当归、白芍、生地黄、香附、茺蔚子、延胡索、怀牛膝、郁金各 10g，川芎、月季花、玫瑰花各 5g，月经量少加红花 10g。连服 5 剂，3 个月为 1 个疗程。

【功能主治】 理气行滞，化瘀通络。输卵管阻塞性不孕症（气滞血瘀型）。

【处方总结】 方中肉桂、乌药温经理气；桃仁、红花、三棱、莪术活血通经，逐瘀消癥；刘寄奴辛苦微温，破血行瘀；川芎、赤芍、当归活血调经；丹参祛瘀生新，穿山甲、川牛膝通经祛瘀达下。全方共奏理气行滞、化瘀通络之效。

参 考 文 献

[1] 徐志华. 妇科淤血证治[J]. 安徽中医学院学报，1985（02）：29-32.
[2] 杨璇，李元琪，李伟莉，等. 徐志华治疗输卵管阻塞性不孕症 60 例总结[J]. 安徽中医药大学学报，2014，33（03）：25-27.

25. 徐志华效验精方（痛经散）[1]

【处方组成】 当归、白芍、牡丹皮、红花、香附、郁金、川楝子、莪术、乌药、延胡索各 10g，川芎 5g。

加减：痛甚加乳香、没药各 5g，生蒲黄 10g；经量多加棕榈炭、重楼各 10g；有热者加黄芩、栀子各 10g；有寒者加白芥子 10g，炮姜 3g；盆腔包块加三棱、橘核各 10g。

【应用方法】 水煎后分早、晚 2 次温服，每日 1 剂，水煎内服，于经前 3～5 天开始服药，7～10 剂。

【功能主治】 理气活血，逐瘀止痛。子宫内膜异位症（血瘀型）。

【处方总结】 当归、白芍、川芎、牡丹皮养血和血凉血；红花、莪术活血消癥；香附、郁金、川楝子、乌药、延胡索疏肝解郁行气止痛。诸药合用，共奏理气活血、逐瘀止痛之功。用本方治疗子宫内膜异位症（血瘀型）患者34例，服药 6 个月经周期后，受孕 4 例，显效 9 例，好转 18 例，无效 3 例。

参 考 文 献

[1] 徐志华，罗显民. 痛经散治疗子宫内膜异位症30例[J]. 安徽中医学院学报，1988（04）：20.

26. 杨进效验精方（双补汤）[1]

杨进　教授，博士生导师，江苏省名老中医，首批国家级教学名师，师从温病大家孟澍江教授。杨教授从事中医温病学及中医内科学研究工作50余载，治病用药轻盈灵活，组方配伍平和而不杂，病机辨治准确，多得到患者口碑相传。其临证运用温病方双补汤治疗因女性月经失调、滑胎、胎萎不长等导致的不孕，证属脾肾阳虚型患者的临床调治效果显著。

【处方组成】　人参15g，山药15g，茯苓12g，莲子10g，芡实10g，补骨脂10g，肉苁蓉10g，山茱萸10g，五味子10g，巴戟天10g，菟丝子12g，覆盆子12g。

加减：脾肾阳虚重者，可加淫羊藿、鹿角霜；命门虚衰者，酌用附子、肉桂等；肾精不足者，可选用熟地黄、枸杞子、女贞子；腰酸痛明显者，加沙苑子、杜仲、川续断、锁阳；兼气血不足者加炒白术、炙黄芪、当归，必要时选用阿胶、鹿角胶、紫河车等血肉有情之品；兼气滞者，加紫苏梗、砂仁、木香、白豆蔻以理气行滞；若肝气不疏，情志郁结者，加炒柴胡、炒白芍以理气解郁；兼血热者，加黄芩、生地黄合二至丸；兼瘀血者，加牡丹皮、红花等；小便频数者，加乌药、益智、升麻以培补下元、益气升提、温肾固摄；大便稀溏者，可用石榴皮、大腹皮等。

经前期用双补汤佐牡丹皮、生栀子、黄芩等。行经期根据月经量的多少，方药剂量加减轻重不同，加丹参、益母草；若伴宫寒者，加艾叶、炮姜等。经后期原方加炒白芍、熟地黄、当归、杜仲、川续断。经间期，对于平素气血亏虚严重患者，血肉有情之品即随症加入。

【应用方法】　水煎后分早、晚2次温服，每日1剂。

【功能主治】　脾肾两补。因女性月经失调、滑胎、胎萎不长等导致的不孕（脾肾阳虚型）。

【处方总结】　山药、茯苓、山茱萸补脾而不腻，滋肾精以阴中求阳；补骨脂、肉苁蓉、巴戟天、菟丝子、覆盆子补肾阳而不耗阴，且能阳中求阴；五味子、莲子、芡实酸甘收涩、护阴固精、宁心安神。

参 考 文 献

[1] 郭士杰. 杨进运用双补汤治疗不孕不育经验撷萃[J]. 环球中医药，2016，9（07）：831-833.

27. 尤昭玲效验精方（自拟破瘀通经方）[1]

尤昭玲　主任医师，教授，博士研究生导师，第四批全国老中医药专家学术经验继承工作指导老师，为享受国务院政府特殊津贴专家，国家中医药管理局重点学科中医妇科学学术带头人。尤教授从事妇产科临床、教学、科研工作40余载，擅长卵巢早衰、多囊卵巢综合征、宫腔粘连等妇科疑难病症。其发表学术论文500余篇。

【处方组成】　络石藤15g，鬼箭羽15g，土贝母10g，白芷10g，皂角刺10g，路路通10g，猪苓10g，大腹皮10g，苍术10g，土茯苓10g，黄芪10g，党参10g，忍冬藤12g，桂枝5g，吴茱萸5g，玫瑰花5g，三七花5g，甘草5g。

加减：两胁及少腹胀痛不适者，可加入香附、枳壳以疏肝止痛，理气调中；口干口苦、喜饮者，可改党参为太子参，加石斛、玉竹以养阴润燥，生津止渴；腰痛者，加续断、狗脊、杜仲以调补肝肾，强腰膝；失眠多梦者，加远志、珍珠母以安神益智。

【应用方法】　自月经来潮开始，服用14剂为1个疗程，水煎，每天1剂，分两次温服。煎药后药渣可温敷下腹或煎水泡脚30分钟左右，以增强疗效。

【功能主治】　活血散结，利水排毒。输卵管积水引起的不孕症（湿热瘀毒阻滞胞络型）。

【处方总结】　方中络石藤苦泄破瘀，清热解毒，善于通络；鬼箭羽破血通经，解毒消肿。二者共为君药。土贝母、白芷散结消肿，活血排脓；皂角刺、路路通通络走窜，化瘀消癥，利水；猪苓、大腹皮、苍术燥湿利水；土茯苓利湿祛热，能入络搜剔湿热蕴毒；黄芪、党参补气健脾利水，扶正培元抗邪；忍冬藤散热解毒，通经脉、调气血。以上几味为臣药，共达活血散结、利水通络之效。桂枝温阳化气；吴茱萸温中止痛，理气燥湿。二者甘温，"血得温则行"，可促进气血通畅，改善组织血运，促进积水吸收。玫瑰花破气行痰，散积消痞，祛瘀，促进血液循环；三七花清热解毒，活血通脉；玫瑰花、三七清宣，药性缓和，通而不破，不伤气血。以上四药为佐药。甘草为使，甘温益气，调和诸药。全方配伍，活血散结，利水通络，兼顾扶正，病邪自去。

参 考 文 献

[1] 潘赛梅，谈珍瑜，刘文娥.尤昭玲治疗输卵管积水经验[J].湖南中医杂志，2014，30（03）：31-32.

28. 张良英效验精方[补肾调经促卵方（助孕Ⅰ号方）][1,2]

张良英　云南中医学院教授，云南省荣誉名中医，第二、四、五、六批全国老中医药专家学术经验继承工作指导老师，首批全国中医药传承博士后合作导师。其主编著作有《云南名中医张良英妇科经验集粹》《云南名医经验丛书——张良英分册》等。

【处方组成】　当归、熟地黄、菟丝子、续断、党参、制何首乌、紫石英、女贞子、沙参各 15g，白术 10g，甘草 6g，覆盆子、补骨脂各 12g。

加减：肾阳虚者，加仙茅、淫羊藿、巴戟天、肉苁蓉；肾阴虚者，加女贞子、枸杞子、金樱子、墨旱莲、紫河车；兼血虚者，加黄芪、当归；兼阴虚者，加炙龟甲；痰湿重者，加苍术、制半夏、胆南星、生薏苡仁；若子宫发育不良者，可加巴戟天、淫羊藿以温补肾阳；若基础体温不升者，加丹参以活血促排卵；排卵障碍者，可加黄精、杜仲、肉苁蓉、淫羊藿以补肾促排卵；高催乳素血症者，加浮小麦、小茴香；多囊卵巢综合征加健脾祛痰药，如法半夏、浙贝母、胆南星等。

【应用方法】　药物先用温水浸泡 20 分钟，涨开后小火煮 15～20 分钟，每剂药分 2 天服，每天服 2 次，每次约 200ml。服中药前后半小时忌吃酸、冷、辛辣等刺激性食物。排卵期服药，每剂药分 2 天服用，连服 6 剂。

【功能主治】　温肾扶阳，益冲任。排卵障碍性不孕（肾虚、冲任失调型）。

【处方总结】　方中菟丝子、紫石英、续断、覆盆子、补骨脂为君药，补肾暖宫促排卵；制何首乌、女贞子、当归、熟地黄养血和血，为臣药；党参、白术、沙参健脾养血，资生化之源，为佐药；女贞子强阴益精以抑制诸阳药之偏温，以使阴阳平衡而相得益彰；甘草调和诸药，为使药。全方共奏温肾扶阳、益冲任之功效。用本方治疗肾虚型的排卵障碍性不孕患者 41 例，治疗 3 个月经周期，观察妊娠率、患者子宫内膜厚度、主卵泡大小及排卵情况。结果：总有效率为 80.5%，高于单用氯米芬组（68.3%）。

参 考 文 献

[1] 姜丽娟，雷传丽，邬晓东，等. 云南名中医妇科张良英教授诊治不孕症特色[J]. 新中医，2014，46（11）：35-37.

[2] 王志梅，周晓娜，岳胜难，等. 张良英教授助孕Ⅰ号方治疗排卵障碍性不孕症疗效观察[J]. 云南中医学院学报，2014，37（05）：91-93.

29. 张良英效验精方[通管助孕方（助孕Ⅱ号）][1]

【处方组成】 丹参、当归、王不留行各 15g，路路通、赤芍、桂枝各 12g，川芎、丝瓜络、枳壳、穿山甲珠（另包）各 10g，台乌药 9g，甘草 6g。

加减：夹湿热者，去桂枝，加苍术、黄柏、连翘、薏苡仁以清热利湿；输卵管积水者，加泽泻、丹参、通草、薏苡仁以利湿通络；炎症明显者，加蒲公英、紫花地丁、虎杖以清热解毒；若因子宫内膜异位症而导致输卵管阻塞者，加三棱、莪术、橘核以活血化瘀通络；若因输卵管结核而导致输卵管阻塞者，加地骨皮、银柴胡以清虚热。

【应用方法】 药物先用温水浸泡 20 分钟，涨开后小火煮 15～20 分钟，每剂药分 2 天服，每天服 2 次，每次约 200ml。服中药前后 30 分钟忌吃酸、冷、辛辣等刺激性食物。月经干净后 3 天服用，连服 3 剂。

【功能主治】 调畅气机，活血化瘀，通络助孕。输卵管阻塞性不孕或盆腔炎性引起的不孕，经输卵管检查，一侧或双侧不通，或通而不畅（气滞血瘀型）。

【处方总结】 方中穿山甲珠咸凉，性善走窜，具有行气活血破瘀、疏通经络、直达病所之功效，为方中之君药；当归、川芎、丹参活血化瘀，促进瘀滞消散，助穿山甲珠疏通经络，枳壳、台乌药调畅气机，使气行则血行，共为臣药；丝瓜络、路路通宣通经络直达病所，桂枝通利血脉，共为佐药；甘草调和诸药，为使药。全方共奏调畅气机、活血化瘀、通络助孕之功效。

参 考 文 献

[1] 姜丽娟，雷传丽，邬晓东，等. 云南名中医妇科张良英教授诊治不孕症特色[J]. 新中医，2014，46（11）：35-37.

30. 张良英效验精方[扶正固本助孕方（助孕Ⅲ号）][1]

【处方组成】 炙黄芪 30g，熟地黄 20g，党参、菟丝子、女贞子、当归、制何首乌、制黄精各 15g，白芍 12g，甘草 6g。

加减：肾阳虚者，加仙茅、淫羊藿、巴戟天、肉苁蓉；肾阴虚者，加女贞子、枸杞子、金樱子、墨旱莲、紫河车；兼血虚者，加黄芪、当归；兼阴虚者，加炙龟甲；痰湿重者，加苍术、制半夏、胆南星、生薏苡仁。

【应用方法】 药物先用温水浸泡 20 分钟，涨开后小火煮 15～20 分钟，每剂药分 2 天服，每天服 2 次，每次约 200ml。服中药前后半小时忌吃酸、冷、辛辣等刺激性食物。非月经期服用，连服 6 剂。

【功能主治】 双补气血，固冲安胎。免疫性不孕，尤其是对抗精子抗体阳性效佳（气血亏虚、冲任不固型）。

【处方总结】 方中黄芪、党参健脾益气，为主药；菟丝子、女贞子补肾滋阴为辅，协同主药脾肾双补，扶正固本；佐以熟地黄、当归、白芍、制何首乌、制黄精养血填精；炙甘草调和诸药，益气和中为使药。全方合用，有双补气血、固冲安胎之效。

参 考 文 献

[1] 姜丽娟，雷传丽，邬晓东，等. 云南名中医妇科张良英教授诊治不孕症特色[J]. 新中医，2014，46（11）：35-37.

31. 钟秀美效验精方（黄芪消症丸）[1]

　　钟秀美　教授，主任医师，第二批全国老中医药专家学术经验继承工作指导老师。钟教授从事中医妇科临床、教学、科研工作 50 年，学验俱丰，对妇科的经、带、胎、产等各种疑难杂症的诊治，形成了自己独具特色的较成熟的诊疗经验。其发表论文 40 余篇，主编《中医妇科临证备要》。

　　【处方组成】　黄芪、丹参、半枝莲、益母草、夏枯草、黄药子、生牡蛎、三棱、莪术、赤芍、延胡索、炒蒲黄、香附、山楂各等份。

　　【应用方法】　共研成细末，炼蜜为丸，每日 2 次，每次 10g，25 天为 1 个疗程，经期停服。伴有月经先期、经量过多、经期延长或痛经者，在经期加服桃红四物汤加黄芩、栀子。

　　【功能主治】　益气清热，活血化瘀，软坚消癥。子宫肌瘤（热滞血瘀型）。

　　【处方总结】　取黄芪益气补虚，丹参活血调经，三棱、莪术、延胡索、赤芍等逐瘀消癥，香附理气活血，炒蒲黄化瘀止血，生牡蛎、黄药子、夏枯草等消痰软坚，山楂消食祛瘀，半枝莲清热凉血、消瘀止痛，且有抗癌作用，对防止肌瘤恶变有一定作用。全方具有益气清热、活血化瘀、软坚消癥之功用，用于治疗子宫肌瘤，尤其是热滞血瘀者效果较好。用本方治疗子宫肌瘤 50 例，痊愈 34 例，显效 4 例，有效 6 例，无效 6 例，总有效率为 88%。

参 考 文 献

[1] 钟秀美. 黄芪消症丸治疗子宫肌瘤 50 例[J]. 福建中医药，1994（01）：15-16.

第二章　名家验案实录

❀ 1. 班秀文验案实录 ❀

> **班秀文**　教授，全国名老中医药专家，广西首批硕士研究生导师，妇科专家，2009 年被评为首届国医大师。班教授从医 60 余年，治学严谨，医德高尚，学验俱丰，擅长治疗内、妇、儿科疑难杂病，对中医经典著作和历代名家学术思想颇有研究；用药常从脾胃入手，主张辨证审慎，用药精专；对中医妇科造诣尤深，崇尚肝肾之说，喜用花类之品。其著有《班秀文妇科医论医案选》《妇科奇难病论治》《班秀文临床经验辑要》等，在国内外发表有影响的学术论文 120 余篇。

验案一：四物汤加减、逍遥散加减治不孕[1]

韦某，女，25 岁。1991 年 4 月 5 日初诊。

主诉：月经紊乱并痛经 8 年，不孕 3 年。13 岁月经初潮，一向经行不甚规则，时有闭经。1984 年以来经乱加甚，经血量多，行经时间十余至二十余日不等，多次因经崩而昏厥。诊断性刮宫示"子宫内膜增殖"。西医诊断为"无排卵型功能失调性子宫出血（功血）"。曾因"功血"3 次住院治疗，效果不显。每于经前经行小腹剧烈绞痛，需服"去痛片"方舒。1988 年结婚，婚后经乱如故，夫妻同居，未避孕而不孕。因治疗效果不佳，当地医院建议行子宫切除手术，患者不从，求诊于班师。刻诊：为经行第 5 天，服药（药名不详）后腹痛已缓解，经量仍多，色鲜红，夹血块，头晕目眩，纳食、二便尚可。舌尖边红，苔薄白，脉细。证属肝肾亏损，固摄无能。治宜补益肝肾，养血调经。方药：当归 10g，川芎 6g，白芍 10g，熟地黄 15g，鸡血藤 20g，丹参 15g，续断 10g，益母草 10g，炙甘草 6g。4 剂，每日 1 剂，水煎内服。

二诊（4 月 9 日）：本次经行 8 天干净，现除头晕外，余无不适。仍宗前法，守方出入，予药 7 剂。

三诊（4 月 16 日）：头晕症瘥，时觉少腹、小腹胀痛，痛引腰部。舌淡红，苔薄白，脉略数。予以疏肝养血、健脾益气之法。冀气机疏利，化源充足，血行正常，经候如期。方药：柴胡 6g，当归 10g，白芍 10g，茯苓 10g，白术 10g，黄精 15g，首乌藤 20g，小茴香 5g，香附 6g，炙甘草 6g，薄荷（后下）5g。7 剂，每日 1 剂，水煎内服。

四诊（4月23日）：药后已无腹痛，但带下全无，交后精液溢出，基础体温呈单相。舌淡红，苔薄白，脉细。治拟补肾温阳、调经助孕之法。方药：菟丝子20g，枸杞子10g，覆盆子10g，茺蔚子10g，淫羊藿15g，仙茅10g，当归10g，党参15g，鸡血藤20g，兰麻根10g。7剂，每日1剂，水煎内服。

药后于5月5日经行，4天即净，经行腹痛减轻。再如法调理1个月，6月份月经逾期不至，查尿HCG阳性，B超诊断为早孕。

按语 班秀文教授对不孕症的治疗，首先着眼于调理经候。调经之法，常从肝、脾、肾着眼，提出调经要补益肾气，以固气血之根基。由于月经病和带下病往往同时并见，且带下异常也可以影响到妇女的孕育。故经带同病者，需予经带并治之方，班师常选用当归芍药散加减。

验案二：四君子汤加减、四物汤加减治不孕[2]

梁某，28岁。1992年12月30日初诊。

主诉：患者于1992年2月孕3个月时自然流产，产后清宫，并避孕1年，今年以来有生育要求，却未能受孕，并出现月经紊乱，周期前后不一，淋漓难净，曾服中药（调补肝肾气血之品）无效。自1992年12月16日经行，迄今流血未止，色暗红，无血块，伴腰腹酸痛，按之则舒。舌淡红，苔薄白，脉细。证属肝、脾、肾亏损，气不摄血。治法宜分两步：第一步益气摄血归经；第二步滋补肝肾，调经种子。方药：党参15g，茯苓10g，白术10g，炙黄芪20g，何首乌10g，炒山楂10g，山茱萸6g，仙鹤草10g，炙甘草5g。3剂，每日1剂，水煎内服。

二诊（1993年1月3日）：药后自觉良好，服药第1天阴道出血即净。现无不适。转以滋养肝肾之法，重在养血益阴。方药：鸡血藤20g，丹参15g，当归10g，白芍10g，熟地黄10g，墨旱莲20g，沙苑子10g，桑葚10g，怀山药15g，桑寄生15g，炙甘草5g。7剂，每日1剂，水煎内服。

守上方加减出入，共服药14剂，继而停经受孕。

按语 肾主生殖，孕后胎坠，显系肾虚不固，系胞无力；肝为肾之子，肾虚及肝，生发无能，则久不受孕，胎孕维艰；肝肾亏损，冲任不固，则月经紊乱。由于脾为后天之本、气血生化之源，脾统血，流血已久，气血已虚，故一诊以健脾益气摄血为先。在用党参、白术、炙黄芪补脾益气的同时，佐以何首乌、山茱萸养血敛阴，仙鹤草、炒山楂止血化瘀，使血止而不留瘀，此乃养后天以补先天之意。血止后二诊重在补益肝肾，固本培元，使气能摄血，血旺则能摄精，麒麟有望。

验案三：六味地黄丸加味治不孕[3]

患者某，女，26岁，已婚。1990年8月21日初诊。

主诉：月经紊乱12年，不孕3年。12岁月经初潮，经行素来不规则，或前或后，行经时间延长，经量多。1989年因阴道出血不止而行诊断性刮宫术（诊刮术），术后经乱如故，西医诊断为功能失调性子宫出血。结婚3年，双方同居，性生活正常，未避孕，迄今不孕。末次月经为1990年8月17日，经前乳房作胀、腰胀、月经量多，色暗红，有血块，现经量已减少。舌质淡红，苔薄白，脉沉细。中医诊断：崩漏，不孕症。证型：肝肾亏虚。治则：补肾养肝，调经促孕。处方：六味地黄丸加味。药物组成：熟地黄15g，怀山药15g，吴茱萸6g，茯苓6g，牡丹皮6g，泽泻6g，当归10g，白芍10g，墨旱莲20g，益母草10g，甘草5g。每日1剂，水煎服，连服3剂。

二诊（1990年8月31日）：一诊方证相应，服药已，月经干净。现无不适。舌质淡红，苔薄白，脉细缓。予补肾养肝健脾法。处方：养精种玉汤。药物组成：菟丝子20g，枸杞子10g，覆盆子10g，当归10g，赤芍10g，熟地黄15g，党参15g，白术10g，路路通10g，仙茅10g，红花1g。每日1剂，水煎服，连服4剂。

三诊（1990年9月28日）：9月16日经行。量中等，色暗红，无血块，3天干净，经行无腰腹疼痛。现舌淡红，苔薄白，脉细缓。治宜温肾养肝。处方：四物汤加味。药物组成：当归10g，川芎6g，白芍10g，熟地黄15g，菟丝子20g，枸杞子10g，蛇床子38，紫石英20g，大枣10g。每日1剂，水煎服，连服7剂。

四诊（1990年10月26日）：本月20日经行，色量正常，4天干净，现无不适。舌淡红，苔薄白，脉细缓。再用补肾养肝健脾法，予1990年8月31日方加核桃（连壳）30g，每日1剂，水煎服，连服7剂。

随访：药后即停经受孕，于1991年7月28日足月顺产一女婴，重2.9kg，发育正常。

按语　患者先天肝肾不足，封藏失司，冲任不固，不能制约经血，致经行紊乱，或先或后，经期延长，经量增多。肾虚精少，肝虚血亏，精血不足，冲任脉虚，胞脉失养，故不能摄精成孕。初诊以六味地黄汤滋补肝肾，加当归、白芍以养肝和血调经，墨旱莲滋养肝肾之阴。全方共奏滋补肝肾之功，使精充血足。二诊肝、脾、肾并治。班老师认为，脾胃为气血生化之源，通过健运脾胃可以充养先天的不足，使气血充足而经调，经调而能种子。用自拟养精种玉汤，以菟丝子、枸杞子、覆盆子平补肾之阴阳，当归、赤芍、熟地黄、红花养血柔肝，党参、白术健脾。其中红花用量仅1g，取其养血之功，如《本草衍义补遗》曰红花"多用破血，少用养血"。三诊经期已准，唯脉细缓，用四物汤补肝养血，加菟丝子、枸杞子滋补肝肾，蛇床子、紫石英温肾暖宫。四诊用养精种玉汤以补益肝、脾、肾。如是肝、脾、肾同治，阴阳并补使阴平阳秘，肾精充足，故能摄精成孕。

参 考 文 献

[1] 卢慧玲. 班秀文教授治疗不孕症经验撮要[J]. 广西中医药，1995，18（1）：18-20.

[2] 蓝丽霞. 国医大师班秀文教授妇科学术思想研究[D]. 长沙：湖南中医药大学，2012，5.

[3] 莫清莲，林怡，陈晓林，等. 国医大师班秀文从肾论治妇科疾病经验探析[J]. 中华中医药杂志，2015，30（3）：755-757.

2. 陈慧侬验案实录

陈慧侬简介见第一章陈慧侬相关内容。

验案一：清抗汤加减[1]

患者，女，31岁。于2013年11月13日初诊。

主诉： 因"未避孕未孕3年"就诊。患者于2010年孕50天自然流产行清宫术，术后至今未避孕未孕。月经14岁初潮，周期27～30天，经量适中，经期5天干净，经色鲜红，质地稠，时有血块，经行下腹胀痛，末次月经为2013年10月23日。平素带下量稍多，色黄，无臭气。舌红苔黄腻，脉细数。于2011年患盆腔炎经治疗已经痊愈。孕2产0，分别于2004年、2010年孕50天自然流产行清宫术。B超：子宫附件未见异常，监测见优势卵泡。子宫输卵管造影（HSG）提示双侧输卵管通畅。实验室检查提示血清AsAb及抗子宫内膜抗体（EMAb）均阳性。西医诊断：继发性不孕症（免疫性不孕）。中医诊断：不孕症（湿热瘀阻兼肾阴虚证）。治法：补肾滋阴，清热利湿。处方：清抗汤加减。方药：穿心莲15g，三七粉（冲服）1g，山药15g，黄柏10g，苍术10g，薏苡仁20g，龟甲10g，生地黄12g，赤芍10g，丹参10g，桃仁10g，茯苓12g，甘草5g。每日1剂，水煎服，连服半个月，经期不停药，采用避孕套避孕。

12月4日复诊：末次月经11月21日，经行5天，周期28天，复查AsAb、EMAb均为阴性。嘱其下个月排卵期停用避孕套同房。

2014年1月25日因停经35天，查尿HCG阳性。因患者有两次自然流产史，孕后及时予以保阴煎合寿胎丸加减治疗，两周后B超提示宫内见孕囊，继续守方出入安胎治疗至妊娠3个月，现患者已经足月顺产一女孩。

> **按语** 患者自然流产后未避孕未孕3年，属于中医学的不孕症。因先天肾气不足，肾虚封藏失职不能系胎，出现堕胎，更损伤肾气，胞脉胞络空虚，湿热之邪乘虚侵袭胞宫胞脉，冲任气血运行不畅，不能摄精成孕，故不孕。湿热下注，任脉不固，带脉失约，故带下色黄、量多；湿热瘀阻，冲任气血运行不畅，不通则痛，故经行下腹胀痛；舌红、苔黄腻、脉细，均为阴虚湿热下注冲任之象。治以滋阴补肾、清热利湿之法，方用清抗汤加减。方中三妙散（黄柏、苍术、薏苡仁）加穿心莲清热利湿，泻火解毒；龟甲、生地黄补肾养阴；茯苓、山药健脾渗湿；三七、丹参、桃仁、赤芍活血化瘀；甘草调和诸药。诸药共用，使湿热除，肾阴充，瘀血祛，冲任通畅，气血精液充盛，故有子。

验案二：育阴养卵方合三妙散加减[2]

患者，女，37岁。于2015年6月24日就诊。

主诉： 月经先期，经行腹痛2年，未避孕未孕1年。患者自诉2年前开始出现月经周期提前，周期24～25天，经色鲜红、质稠、量中等，有血块，经行下腹痛，以第1～2天痛甚，经期5～7天，末次月经为6月15日。症见腰酸，口干，心烦失眠，纳、寐欠佳。舌暗红、苔黄腻，脉细弱。孕0产0。卵泡刺激素（FSH）：19U/L，其余性激素水平正常。丈夫精液分析正常。于2015年3月在宫腔镜下行子宫内膜息肉摘除术。西医诊断：不孕症；卵巢储备功能下降（DOR）。中医诊断：不孕症；月经先期；痛经。辨证属肾阴虚夹湿热瘀结证。治法：养阴清热，活血化瘀。处方：育阴养卵方合三妙散加减。处方：龟甲、知母、黄柏、熟地黄、生地黄、苍术、薏苡仁、山药、白术、川楝子、九香虫、五灵脂各10g。共15剂，每天1剂，水煎取汁300ml，分两次服用。

二诊（2015年7月10日）：7月9日经行，现经行第2天，周期25天，经量中等，经色暗红，有血块，经行第1天下腹痛缓解，块出痛减，纳、寐可，二便调。舌红、苔黄腻，脉细弦。FSH：11.51U/L，黄体生成素（LH）：5.49U/L，催乳素（PRL）：11.92ng/ml，雌二醇（E_2）：20.18pg/ml，孕酮（P）：0.49ng/ml，睾酮（T）：0.19ng/ml。治疗后FSH降至正常，考虑经行期，经后补肾养阴，在上方的基础上去五灵脂，加山茱萸、枸杞子、地骨皮各10g。共10剂，煎服法同前。

三诊（2015年7月20日）：月经周期第12天，无不适。舌红、苔黄腻，脉细弦。考虑排卵期，在补肾养阴的基础上促卵泡发育。处方：龟甲、知母、黄柏、熟地黄、山茱萸、山药、菟丝子、枸杞子、生地黄、地骨皮、川楝子、墨旱莲各10g。共10剂，煎服法同前。

四诊（2015年8月5日）：月经周期第26天，原月经周期25天，觉下腹坠胀，偶有腰酸，纳、寐可，大便干，小便黄，舌红、苔黄腻，脉细滑。尿HCG检查阳性。考虑血热所致胎动不安，予补肾养阴、清热安胎的保阴煎加减。处方：川续断、桑寄生、菟丝子、白芍、阿胶（烊化）、川楝子、黄柏、当归、茯苓、生甘草、熟地黄、石斛各10g。7剂，煎服法同前。

按语 此例属中医学"月经先期""痛经""不孕"范畴。根据患者病史和临床表现，月经经期提前、经色鲜红、质稠，属热证；腰酸、口干、心烦失眠，夜寐欠佳，为肾精亏虚，阴虚内热所致；阴虚血热，虚热迫血妄行则月经周期提前；肾虚不能濡养外府则腰酸；肾精不足，虚热内生，上扰心神，则出现失眠多梦；舌红，苔黄腻为湿热表现；痛经，经行血块，舌暗红为湿热瘀结、瘀阻冲任之象，不通则痛。故辨证为肾阴虚夹湿热瘀结证，治宜补肾养阴、清热祛湿、活血化瘀，处方选育阴养卵方合三妙散加减。方中龟甲、熟地黄、生地黄滋肾养阴补血；知母清热泻火；山药、白术健脾益气以资气血生化之源，并助脾健运祛湿；黄柏、薏苡仁、苍术清热祛湿；川楝子、九香虫、五灵脂理气止痛，活血化瘀；生甘草调和诸药。二诊经行腹痛已缓解，复查FSH已接近正常，疗效显著，且正值经后期，去除活血化瘀的五灵脂，加山茱萸、枸杞子、地骨皮以补肾养阴清热。三诊时为患者排卵期，去除易阻碍卵子发育的清热利湿之品，如苍术、薏苡仁、茯苓等，加菟丝子、枸杞子、墨旱莲等补肾填精之品以助卵泡发育。肾阴充足，冲任气血充盛，故有子。四诊孕后考虑阴虚血热易损伤冲任，胎元不固导致胎动不安，根据中医治未病的原则，予以补肾养阴、清热安胎的保阴煎加减治疗，湿热祛，肾气盛以系胎，冲任阴血充足以养胎则胎安。

验案三：定经汤加减治不孕[3]

黄某，女，34岁。2015年10月9日初诊。

主诉： 月经后期2年，未避孕未孕2年余，停经4月余。患者自诉于2013年8月取环后未避孕至今未孕，近2年来月经周期推后，周期40～60天。末次月经日期为2015年5月25日，经行3天，每次需服黄体酮，经量少，经色暗，痛经。现已停经4月余，乳房胀痛10余天，小腹胀2天，难入睡，多梦，口干，纳可，二便调。孕6产1，顺产1胎。舌淡苔白，脉细沉。查性激素：FSH 5.17mU/ml，LH 5.77mU/ml，E_2 31.58pg/ml，P 50.46ng/ml，PRL 45.32ng/ml，T 0.54ng/ml。B超：子宫内膜厚度为10mm，无优势卵泡。西医诊断：①高催乳素血症；②不孕症。中医诊断：①月经后期；②不孕。辨证：肝郁肾虚证。治法：补养肝肾，养血调经。方药：定经汤加减。处方：柴胡10g，白芍10g，白术10g，川楝子10g，当归10g，益母草10g，川芎10g，延胡索10g，麦芽10g，何首乌20g，牛膝10g。7剂，每天1剂，水煎服。

二诊（10月29日）：10月10日经行，量多，有血块，痛经，现月经第19天。现症见口干，纳少，便溏，小便正常。10月12日性激素6项：FSH 4.34m U/ml，LH 1.26m U/ml，PRL 33.78ng/ml，E_2 52pg/ml，T 0.43ng/ml。处方：当归10g，白芍10g，白术10g，香附10g，牡丹皮10g，菟丝子10g，麦芽10g，谷芽10g，川楝子10g，延胡索10g，甘草10g，山茱萸10g。15剂，每天1剂，水煎服。

三诊（11月23日）：现停经第43天，末次月经日期为10月10日。现症见乳房胀痛，少腹两侧隐痛，入睡汗多，口干，大便2～3日一行。查尿HCG（＋）。11月20日血HCG 227.14U/L，考虑胎动不安，予以补肾益气安胎。处方：白术10g，太子参10g，麦冬10g，甘草10g，桑寄生10g，川续断10g，杜仲10g，菟丝子10g，阿胶（烊化）10g。14剂，每天1剂，水煎服。

按语 该患者为月经后期，未避孕未孕2年余，属于中医学"月经后期""不孕"范畴。乳房为肝经所过，冲任之气血下走血海则化生经血，上走冲脉则化生乳汁。薛立斋曰："血者，水谷之精气也，和调于五脏，洒陈于六腑，妇人则上为乳汁，下为月水。"故该患者经前乳房胀痛，为肝气郁结，冲任血海气血运行不畅，阴血随冲气上逆，导致高催乳素血症；不能按时满溢，故经行错后，量少；肾阴虚，肾水不能上济于心，心肾不交，故心烦失眠，多梦口干；肾虚肝郁，冲任不能相资，不能摄精成孕，故不孕；痛经因肝气郁结，气机不畅，不通则痛。故本病病机为肾虚肝郁，治宜补肾疏肝调经，方选定经汤加减。方中当归、白芍养血柔肝调经；菟丝子、山茱萸补肾气、益精血、养冲任；川楝子、延胡索、香附、牡丹皮疏肝解郁；白术健脾和中利肾水；麦芽、谷芽消食导滞、疏肝和胃；甘草调和诸药。全方疏肝肾之郁气，补肝肾之精血，肝气疏而肾精旺，气血调和，冲任相资，血海蓄溢正常，则经水自能定期而潮。经此治疗，肝肾气血调和，冲任气血通畅，故经调成孕。

参 考 文 献

[1] 李卫红，余丽梅. 陈慧侬教授从湿瘀辨治免疫性不孕的经验[J]. 广西中医药，2018，41（04）：33-34.

[2] 李卫红，李婧，余丽梅，等. 陈慧侬治疗卵巢储备功能下降所致不孕经验介绍[J]. 新中医，2019，51（10）：345-347.

[3] 李卫红，陈慧侬，李婧，等. 陈慧侬治疗高泌乳素血症不孕经验[J]. 湖南中医杂志，2019，35（06）：28-29.

3. 蔡连香验案实录

蔡连香　教授，主任医师，师从郑守谦名老中医，首都国医名师，第二、三、五批全国老中医药专家学术经验继承工作指导老师，中国中医科学院首届传承博士后及全国中医药传承博士后合作导师，享受国务院政府特殊津贴。蔡教授从事中医妇科临床 50 余载，对不孕症的治疗积累了丰富的临床经验。其著有《中医论母乳喂养》《胎儿健康成长 200 问》《中医妇科手册》等，发表论文 30 余篇。

验案一：自制内服方、外敷方治不孕[1]

患者某，27 岁。2009 年 5 月 12 日初诊。

主诉：闭经 1 年余，未避孕 1 年未孕。现病史：患者 2007 年 7 月妊娠 12 周胎停，行清宫术，后闭经 6 个月。在外院做人工周期 3 个月，月经量较前减少 1/3，月经不能自行来潮。近 1 年未避孕至今，希望生育。患者 2009 年 5 月 6 日曾有阴道点滴出血。就诊时症见：疲倦，烘热汗出，烦躁，便溏，纳、眠好。舌苔薄白，舌质嫩，边有齿痕，脉弦。妇科检查：阴道通畅，少量褐色分泌物，宫颈光。子宫前位偏左，常大，活动。附件左侧增厚，无压痛，右附件（-）。内分泌 6 项：FSH 44.82U/L，E_2 15pg/ml，LH 8.99U/L，催乳素 PRL 8.78ng/ml，P 0.79ng/ml，T 32.8ng/ml。中医诊断：月经不调。辨证：肾虚，冲任不足。西医诊断：卵巢早衰。治则：补肾填精，滋冲任。方药：炙龟甲（先煎）15g，菟丝子 20g，女贞子 12g，紫河车 10g，生黄芪 15g，何首乌 10g，知母 6g，当归 10g，丹参 15g，茺蔚子 10g，覆盆子 20g，山茱萸 10g。7 剂。

二诊：症状有所减轻。B 超：子宫内膜厚 6.5mm，右侧可见优势卵泡 11mm×9mm。原方加紫石英（先煎）15g，淫羊藿 10g。7 剂。

三诊：基础体温（BBT）上升 8 天，口干，五心烦热，便溏。治则：滋肾健脾。方药:生地黄 12g,麦冬 10g,女贞子 10g,淫羊藿 10g,党参 20g,白术 15g,山药 15g,莲子 10g,菟丝子 20g,紫河车 10g。7 剂。经期 5 天,量中,诸症均减轻,仍以补肾填精,滋冲任为法,配合腹部外敷药:千年健 15g,白芷 10g,当归尾 10g,桂枝 10g,红花 6g,鸡血藤 15g,生艾叶 100g,透骨草 100g。2 剂。

如法再治 1 个月,2009 年 7 月 14 日就诊时 BBT 仍在高温,查内分泌:HCG 107U/L,E_2 957.2pmol/L,P 40.94nmol/L。诊为早孕,予补肾健脾安胎法治疗。

按语 患者肾虚,冲、任二脉虚衰,血海不能充盈而闭经;肾虚胞脉失养则不能成孕。肾阴虚,阴不维阳,阳失潜藏则烘热汗出、五心烦热;阴损及阳,脾肾相资,肾虚及脾,可见疲倦乏力,便溏。方中炙龟甲、紫河车为血肉有情之品,补肾填精,补益作用尤为突出;蔡教授认为子类药物具有补肾、促进生殖的作用,菟丝子、女贞子、茺蔚子、覆盆子补肾之阴阳;山茱萸补肝肾;余药调气血、强冲任;知母滋阴清热,为蔡教授治疗烘热汗出的常用药。蔡教授临证时亦参考现代药理研究用药,如常用的菟丝子、女贞子、紫河车、丹参等都具有促进、改善内分泌生殖作用。紫河车可直接刺激卵巢组织使 E_2 水平上升,同时亦能补充适量的女性激素,为蔡教授治疗排卵功能障碍常用药。

验案二:活络效灵丹、金铃子散等加减治不孕[2]

刘某,32 岁,技术员。初诊日期:2003 年 9 月 27 日。

主诉:月经失调 10 年余,结婚 8 年未孕。曾在外院系统检查,基础体温(BBT)单相,子宫内膜病理无分泌期变化,子宫输卵管碘油造影提示双侧输卵管不全梗阻,4 个月前曾用过人绝经期促性腺激素(HMG)、HCG 促排卵治疗,经 B 超监测,卵泡长到 4cm 未破裂,月经紊乱,先后无定期,末次月经为 9 月 23 日。现正值经期,平时腰酸,乏力,经期下腹胀痛,有血块,块出痛减。舌暗红,边有瘀点,苔薄白,脉弦细。诊断:月经失调,原发不孕,双侧输卵管不全梗阻。中医辨证:肾虚血瘀。初诊:经行未净。用活血化瘀理气法,方用活络效灵丹、金铃子散加大腹皮、牡丹皮、制大黄炭、茯苓,6 剂。并于经净后配合中药外敷,方药及方法见前。

二诊:周期 14 天,BBT 单相,阴道脱落细胞涂片:细胞形小角圆,角化细胞指数(CI)10%左右,宫颈黏液结晶(+),提示卵泡发育不佳。选方用药:既补肾养血促排卵,又活血化瘀疏通梗阻,用五子衍宗丸,桂枝茯苓丸加减(覆盆子、菟丝子、车前子、何首乌、当归、川芎、丹参、赤芍、桃仁、桂枝、牡丹皮、沙参、路路通)6 剂。

三诊:周期 21 天,BBT 仍单相,阴道涂片为表层细胞,形小,平铺稀排,背景洁,宫颈黏液结晶呈典型羊齿状,检查提示为排卵期,于原方去桂枝,加穿山甲,6 剂。

四诊:周期 30 天,BBT 已双相,上升 9 天,阴道涂片呈排卵后变化,宫颈黏液无结晶，有典型椭圆体，提示排卵后，黄体期。用二诊方去桂枝、桃仁、路路通、牡丹皮，白芍易赤芍，加淫羊藿、鹿角霜、川续断、熟地黄、怀山药以增强黄体功能，6 剂。停中药外敷。

五诊：11 月 3 日，月经过期 10 天，BBT 上升 20 多天，尿 HCG（+），提示早孕，15 天后 B 超提示宫内孕，于 2004 年 7 月 1 日产一正常男婴，体重 3.8kg。

按语 《万氏女科》云："女子无子多因经候不调，若不调其经候而与治之，徒用力于无用之地。"该患者结婚 8 年，从未生育，妇科检查提示无排卵，附件炎。月经素来先后不定，平时腰痛，经期腹胀痛，有血块，块出痛减，足见气滞血瘀肾虚。初诊时逢经期，故拟活络效灵丹以活血补血祛瘀，金铃子散行气活血止痛，茯苓健脾，大腹皮行气宽中，牡丹皮、制大黄炭凉血祛瘀。并加外敷药，共奏活血祛瘀、止痛通管之功。二诊提示卵泡发育不良，故用五子衍宗丸补肾填精，当归、川芎、丹参活血养血，桂枝茯苓丸活血化瘀消癥，以促进卵泡发育至成熟及畅通输卵管。三诊提示为排卵期，故加穿山甲以活血通络促卵泡排出。四诊为黄体期，去活血化瘀药，加大补肾药物以维持黄体功能。果然投剂即效。药力专功，自然受孕，多年所求，终得如愿以偿。

验案三：保卵安坤汤加减治不孕[3]

患者女性，33 岁。

主诉：2018 年 5 月 10 日因"结婚后未避孕未孕 2 年余"初诊。现病史：12 岁月经初潮，月经规律 5 天/28 天，量中，痛经（+），末次月经为 2018 年 5 月 10 日。患者结婚 2 年余，夫妇同居、性生活正常、未避孕但一直未孕。平时阴道分泌物少，纳、眠可，二便常。既往体健，孕 0，否认家族遗传病史。2018 年 3 月 20 日子宫输卵管碘油造影示：双侧输卵管通而不畅、盘曲、弥散局限。多次于月经期第 2 天查 FSH：10.6～14.6U/L。丈夫精液正常。舌质红苔薄，脉弦。西医诊断：原发性不孕；卵巢储备功能下降。中医诊断：不孕症。辨证：肾虚肝郁，经脉瘀阻。治则：补肾填精，疏肝通络。方药：经期服血府逐瘀胶囊，经后口服汤药：制龟甲（先煎）15g，菟丝子 20g，女贞子 12g，何首乌 10g，当归 10g，鸡血藤 15g，丹参 10g，威灵仙 15g，柴胡 10g，淫羊藿 10g，陈皮 10g，白芍 12g。7 剂，水煎服，每日 1 剂，分 2 次服。经后腹部外敷药：千年健 15g，白芷 10g，当归尾 10g，威灵仙 15g，莪术 10g，水蛭 10g，红藤 30g，青皮 10g，陈皮 10g，败酱草 15g，生艾叶 100g，透骨草 100g。排卵后及经期停用。

二诊（2018 年 5 月 24 日）：初诊后近 3～4 天有透明白带。舌质淡红、质嫩，苔薄白，脉弦细。考虑目前在排卵期，予补肾助孕中药。方药：菟丝子 20g，制龟甲（先煎）15g，女贞子 15g，何首乌 10g，淫羊藿 10g，威灵仙 15g，当归 10g，丹参 15g，巴戟天 6g，熟地黄 10g，知母 6g，皂角刺 12g，王不留行 10g，陈皮 10g。7 剂，水煎服，每日 1 剂，分 2 次服。

三诊（2018 年 6 月 10 日）：2018 年 6 月 8 日，痛经消失，月经量、色正常。

舌质淡红苔薄白，脉滑。考虑中药内服外敷治疗有效，本月继续守上面两方加减周期用药。

四诊（2018 年 9 月 1 日）：2018 年 7 月 6 日，B 超：宫内孕 53 天，胎芽 1cm，胎心好，孕酮（P）79.3nmol/L，人绒毛膜促性腺激素（HCG）：123 744mU/ml。偶有腹胀痛及褐色白带、恶心呕吐、纳不香、膝酸。舌苔薄白质嫩、脉弦。治法：补肾和胃安胎。方药：菟丝子 20g，川续断 12g，山药 30g，竹茹 12g，陈皮 10g，紫河车 10g，砂仁（后下）6g，紫苏梗 10g，莲子 15g，生黄芪 15g，黄芩 10g，嘱 1 周后复查血 P、HCG。

按语 本例患者属原发性不孕，多次于月经期第 2 天检查 FSH 升高，>10U/L，诊断卵巢储备功能下降（DOR）。子宫输卵管碘油造影示：双侧输卵管通而不畅、盘曲、弥散局限，故其不孕原因为 DOR 合并输卵管通而不畅，证属肾虚肝郁，经脉瘀阻。治则：月经期予血府逐瘀胶囊祛瘀生新。卵泡期以补肾填精、疏肝通络为法，内服方药以"保卵安坤汤"加何首乌、鸡血藤、威灵仙以补血、活血、通络，加柴胡以疏肝解郁，陈皮理气，并防补药之滋腻；配合白芍养血柔肝。同时予活血化瘀、温经通络中药腹部外敷，以增强局部血液供应，改善卵巢功能。二诊时为排卵期，加王不留行以增强活血通络之功，配以皂角刺，促进卵泡成熟、排出。三诊患者治疗有效，继续按子宫藏泄周期疗法，排卵前中药内服外敷促卵泡发育、改善盆腔内环境，排卵后补肾助孕巩固治疗。四诊时已诊为早孕，B 超提示胎芽 1cm，胎心好，鉴于患者偶有褐色分泌物及腹痛，孕前 DOR，恐胎元不固，又兼恶心、呕吐，予补肾和胃安胎治疗。2019 年 8 月 8 日电话回访，患者已于 2019 年 4 月 10 日剖宫产一男婴，母子平安。

参 考 文 献

[1] 周佩云，黄裕晓，吴伍香. 蔡连香教授采用中药内服外用治疗卵巢早衰经验[J]. 中华中医药杂志，2010，25（10）：1613-1615.

[2] 苏训强. 蔡连香主任医师治疗不孕症的临床经验[J]. 中医药学刊，2005，23（10）：1761-1762.

[3] 高山凤，方庆霞，杨琪，等.蔡连香补肾填精、疏肝通络治疗双因素不孕经验[J]. 中日友好医院学报，2020，34（01）：45-47.

4. 曹玲仙验案实录

曹玲仙 教授，师从唐吉父，是海派中医著名的承继"女子以肝为先天"学术经验之代表人物，全国名老中医，第二、三、四批全国老中医药专家学术经验继承工作指导老师。曹教授从医 50 余载，享誉杏林，善治月经失调、不孕、更年期综合征等疾病。其发表论文 30 余篇，出版《中医妇科学》《妇科古医籍选编》《妇科疑难杂证诊治精粹》等专著及教材。

验案一：圣愈汤和二仙汤、桃红四物汤加减治不孕[1]

孙某，37 岁。

主诉： 第 1 次因巨细胞病毒感染于 2006 年 6 月流产，第 2 次流产于 2008 年，孕 40 余天因难免流产而行刮宫术。2009 年 4 月子宫输卵管造影示：双侧输卵管通而不畅。2010 年 9 月查血 FSH 8.22U/L，LH 2.23U/L，E_2 35ng/L，PRL 9.29μg/L，T 0.48μg/L。2010 年 11 月行左卵巢内膜囊肿直径 5cm 剥离和子宫小肌瘤剥离。患者平时头晕目眩，腰酸乏力，口干欲饮，左下腹隐隐作痛。西医诊断：①子宫内膜异位症；②卵巢内膜囊肿，子宫小肌瘤（术后）；③月经失调（卵巢功能下降）；④慢性盆腔炎。证属肾虚瘀滞冲任。月经中期补肾助孕，化瘀通络。药用：党参 12g，炙黄芪 12g，熟地黄 12g，茯苓 12g，当归 12g，白芍 12g，穿山甲（代）6g，肉苁蓉 12g，仙茅 12g，淫羊藿 12g，续断 12g，菟丝子 12g，桃仁 9g，红花 6g，川楝子 12g，徐长卿 15g，薏苡仁 12g，泽泻 12g。经前清热化瘀，疏通冲任。药用：柴胡 12g，黄芩 12g，党参 12g，甘草 12g，桂枝 12g，白芍 12g，败酱草 12g，红藤 12g，蒲公英 12g，白花蛇舌草 12g，茯苓 12g，桃仁 9g，炒牡丹皮 9g，薏苡仁 12g，川楝子 12g，徐长卿 12g，桑寄生 12g，独活 12g。

治疗 2 个月后，2011 年 1 月复查：FSH 5.35U/L，LH 2.06U/L，E_2 62ng/L，PRL 6.78μg/L，T 0.41μg/L。期中透明白带增多，继续补肾助孕。药用：党参 12g，枸杞子 12g，龟甲 12g，生地黄 12g，当归 12g，白芍 12g，续断 12g，菟丝子 12g，淫羊藿 12g，仙茅 12g，知母 12g，葛根 12g，穿山甲（代）6g，肉苁蓉 12g，茜草 12g，乌贼骨 12g。

治疗 1 个月后查尿 HCG 阳性，随访至妊娠 4 个月，胎儿宫内发育良好。

按语 本例病史复杂，之前有两次流产史，FSH 数倍于 LH，提示卵巢功能有下降，且造影示双侧输卵管通而不畅；另有子宫内膜囊肿和子宫小肌瘤，虽经手术剥离，但术后一直有左下腹疼痛感，且时感头晕目眩，腰酸乏力。辨证属肾虚为本，瘀血湿热阻滞于冲任，治疗时扶正祛邪，标本兼治。治疗分两步：第一步在月经中期，补肾助孕、化瘀通络，方选圣愈汤和二仙汤、桃红四物汤加减，其中穿山甲（代）配肉苁蓉是曹教授温肾促卵、疏通冲任的常用药对。因穿山甲（代）善于走窜，能通行经络，配合温肾阳的肉苁蓉等可以促排卵、通络道。月经期前清热化瘀、疏通冲任，其中柴胡、黄芩药对，出自小柴胡汤和解少阳，取其和解之意，意在调和邪正双方。第二步患者月经中期透明白带增多，女性性激素复查趋于正常，提示患者肾精气逐渐充盛，则继续补肾助孕，只单用一味穿山甲（代）疏通冲任，且在患者基础体温上升 3 天撤离。治疗 2 个月即告已妊娠，妊娠后继续益气补肾安胎，孕 4 个月 B 超提示胎儿宫内发育良好。

验案二：龟鹿二仙汤加减治不孕[2]

苏某，女，33 岁。2010 年 2 月 15 日初诊。

主诉： 继发不孕 6 年余，病起于过期流产刮宫后，伴月经先期，20 日左右一行，末次月经为 2 月 7 日。行经 6 日，量中，无腹痛。有时口干欲饮，大便欠畅。脉细数，舌苔薄白。妇科检查：阴道黏膜光，宫颈轻度糜烂；宫体后位，正常大小，欠活动；双侧附件略增厚无压痛，未扪及明显肿块。诊断：不孕症。证属瘀血内阻，胞脉不通。先拟行气活血、祛瘀通络之法。处方：柴胡 9g，赤芍 9g，当归 9g，川芎 9g，小茴香 9g，香附 9g，生黄芪 12g，皂角刺 12g，仙茅 12g，甘草 6g，菟丝子 12g，覆盆子 12g。7 剂，每日 1 剂。

二诊（2 月 22 日）：HSG（子宫输卵管造影）检查示子宫下端及颈管上方见充盈缺损，峡部较细，双侧输卵管形态柔软，24 小时盆腔内碘油涂抹，双侧输卵管内少量碘油残留。提示双侧输卵管通而不畅，宫腔内缺损考虑粘连的可能。服上药后无明显不适，BBT 已上升，脉舌同前，原方更进 7 剂。

三诊（3 月 10 日）：末次月经为 3 月 4 日。上月 BBT 上升仅 10 天，经行量中，口干欲饮，大便干结。舌苔薄，脉细小数。治拟清热凉血活血祛瘀之法。处方：生地黄 12g，地骨皮 12g，侧柏叶 12g，青蒿 12g，当归 9g，赤芍 9g，川芎 9g，桃仁 9g，红花 6g，生黄芪 12g，皂角刺 12g，三棱、莪术各 12g。14 剂，另行宫腔镜检查，提示无粘连，未置环。

四诊（4 月 5 日）：末次月经为 3 月 29 日，4 日净，量中等，本次 BBT 上升 12 天，此次月经按期而行，无腹痛，偶有腰酸。脉细软，舌苔薄。治拟益肾促孕之法，佐以活血通络之品。处方：生地黄、熟地黄各 12g，枸杞子 12g，鹿角片 12g，龟甲 12g，当归 12g，白芍 12g，穿山甲片（代）6g，肉苁蓉 12g，生黄芪 12g，皂角刺 9g，川楝子 12g，广地龙 12g，仙茅 12g，淫羊藿 12g。7 剂。

五诊（4 月 12 日）：药后 BBT 已上升 2 天，无明显主诉不适，故守原法益肾促孕为主，原方续服。

六诊（4 月 27 日）：末次月经为 3 月 29 日。BBT 上升 19 天，查尿 HCG（+），予保胎治疗。处方：太子参 12g，白术 9g，白芍 9g，炒黄芩 9g，川续断 12g，杜仲 12g，菟丝子 12g，补骨脂 12g，苎麻根 12g，荷蒂 4 枚，砂仁 6g，怀山药 12g，枸杞子 12g。7 剂。

按语 本案病起于流产刮宫术后，中医学称之为"断绪"。多因病邪留滞，积聚于内，留塞胞门，必难受孕，见输卵管通畅不良；加之术后情志不畅，肝气郁结，疏泄失常，致气血不和，冲任不调，不能摄精成孕。初起考虑宫腔粘连可能性大，当属下焦气滞瘀阻，治拟行气活血通络之法。后探宫腔排除宫腔粘连，故转以黄体不健为重而治，根据"肾藏精主生殖""经本于肾""任脉系于肾""任主胞胎"的理论，肾精虚衰则冲任失养，月经失调，难于受孕。拟益肾促孕之法，佐以活血通络之品，以龟鹿二仙汤化裁。鹿角片、龟甲皆为血肉有情之品，一阴一阳，肾虚不孕善用；仙茅、淫羊藿温阳补肾；生地黄、枸杞子滋阴益肾；当归、白芍养血和血；黄芪扶助正气；皂角刺、广地龙通经活络；龟甲性走窜，通络促卵。几经调理之后，体温改善显著，黄体功能得健，而终受孕。

验案三：多囊卵巢综合征治验[3]

患者，女，36岁。2013年11月16日初诊。

主诉：婚后3年余未孕。现病史：患者14岁初潮，月经稀发，常二三月一行，最长6个月一行，量时中时少，伴有痛经，7天净。婚后未避孕而未孕。曾于外院诊断为PCOS，间断服用炔雌醇环丙孕酮片6个月，服药期间月经规则，停药后又后期不至。现经阻3个月许，末次月经（LMP）为2013年8月，基础体温单相，形体略胖，腰脊酸楚，嗜睡乏力。舌淡暗、边有齿痕，苔白腻，脉细软。西医诊断：PCOS；原发性不孕。中医诊断：月经稀发；不孕。辨证：肾虚血瘀，兼痰湿阻滞。治疗：健脾温肾，涤痰行气，活血调经。处方：党参12g，苍术12g，白术12g，石菖蒲12g，远志9g，香附9g，枳壳12g，茯苓12g，当归12g，川芎9g，仙茅12g，淫羊藿12g，知母12g，葛根12g，茜草12g，乌贼骨12g。14剂。每日1剂，水煎服。另予口服安宫黄体酮10mg，连服5天。

二诊（2013年12月24日）：LMP为11月26日，经期6天、量中（撤安宫黄体酮）。现值月经中期，白带略多，腰脊酸楚。舌苔薄，脉细软。处方：党参12g，炙黄芪12g，熟地黄12g，茯苓12g，石菖蒲12g，远志9g，香附9g，郁金12g，当归12g，白芍12g，仙茅12g，淫羊藿12g，知母12g，葛根12g，鳖甲12g，鹿角片12g，脐带（炙）1条，甘草12g，芥子12g，胆南星12g。继服14剂。另嘱锻炼身体，调控饮食。

三诊（2013年12月28日）：月经逾期未行，基础体温单相，白带不多，余无所苦，舌脉同前。B超示：子宫内膜厚度6mm，左卵巢见囊性结构（16mm×15mm×13mm），右卵巢未见异常。处方：党参12g，炙黄芪12g，熟地黄12g，茯苓12g，香附9g，郁金12g，当归12g，白芍12g，仙茅12g，淫羊藿12g，知母12g，葛根12g，白术12g，枳壳12g，鹿角片12g，紫河车粉（冲）3g，石菖蒲12g，远志9g，姜半夏12g，北秫米12g。继服14剂。

四诊（2014年1月11日）：基础体温上升9天，腰酸乏力，舌脉同前。处方：党参12g，炙黄芪12g，熟地黄12g，茯苓12g，当归12g，白芍12g，仙茅12g，淫羊藿12g，续断12g，菟丝子12g，杜仲12g，桑寄生12g，龟甲12g，鹿角片9g，紫河车粉（冲）3g，茜草12g，乌贼骨12g。继服14剂。

五诊（2014年1月25日）：基础体温上升18天，少腹作胀，腰酸，舌脉同前。血HCG 1678 mU/ml，尿HCG（+），P32.02 ng/ml，E_2 278 pmol/ml。处方：口服保胎灵5片，每日3次；维生素E 100mg，每日1次；叶酸0.4mg，每日1次。

六诊（2014年2月7日）：恶阻反复，泛恶欲吐，中脘不适。舌苔薄，脉细滑。B超示：宫内早孕可能，似见卵黄囊。治宜补肾健脾，益气安胎。处方：党参12g，白术、白芍各12g，生地黄12g，茯苓12g，黄芩12g，炙甘草9g，姜半夏9g，姜竹茹6g，续断12g，菟丝子12g，仙茅12g，巴戟天12g，桑寄生12g，紫苏梗12g，苎麻根12g，砂仁3g，阿胶（烊）6g。继服7剂。于两周后复查B超，提示宫内早孕，内见卵黄囊，胚芽及原始心管搏动，头臀长8cm。

按语 PCOS 常表现为无排卵性月经紊乱和不孕，最为多见的是月经后期和闭经。本案患者以月经后期和不孕为主要表现。曹教授认为，本病病机乃肾虚为本，脾运为困，血无以化，气无以行，痰湿内蕴，阻滞胞宫，致任脉不通，冲脉不畅。本案患者临床症状较为典型，平素月经后期、不孕、肥胖、腰酸、舌质淡暗、苔薄腻，为肾虚肝郁痰阻之象，《女科切要》所谓"肥白妇人，经闭而不通者，必是痰湿与脂膜壅塞之故也"。肾为生痰之本，脾为生痰之源。《景岳全书》云："五脏之病，虽俱能生痰，然无不由乎脾肾。盖脾主湿，湿动则为痰，肾主水，水泛亦为痰，故痰之化无不在脾，而痰之本无不在肾。"痰一旦形成，则阻遏气机，损伤阳气，且痰可随气升降流行，内居脏腑，外渗筋骨皮肉，病位广、病情缠绵、复杂、变化多端。因此，初诊时以仙茅、淫羊藿补肾壮阳助气化，还肾府清轻灵动，则肾气得以上行。其次，以苍术、白术健脾燥湿，化痰助运化，使痰去则脾运得健。又治痰先治气，气顺痰自消。方中石菖蒲合远志涤痰开窍，香附行三焦之气，当归、川芎和血活血，茜草、乌贼骨行血通经。诸药合用，使痰消则气血灵动，冲任脉经气通盛。此法调治数周，促使卵泡生长发育和卵子顺利排出。四诊时，患者基础体温已升，遂继予桑寄生、杜仲、续断、菟丝子、鹿角片等助阳益精，维持黄体功能，为受孕奠定基础。后终使患者恢复排卵，成功受孕。

参 考 文 献

[1] 廖维，刘继红，曹玲仙.曹玲仙教授治疗不孕症的诊治经验[J]. 上海中医药大学学报，2011，25（4）：1-3.

[2] 李佶，曹玲仙辨治不孕症学术思想与临证经验[J]. 上海中医药杂志，2011，45（11）：17-18.

[3] 曹阳，廖维，曹玲仙. 曹玲仙治疗多囊卵巢综合征常用对药撷萃[J]. 中国中医药信息杂志，2015，22（06）：111-113.

5. 陈瑞春验案实录

陈瑞春 教授，主任医师，享受国务院政府特殊津贴，第二批全国老中医药专家学术经验继承工作指导老师。陈教授从事教学、临床、科研近 60 年，造诣颇深。其出版的著作有《陈瑞春论伤寒》和《伤寒实践论》等。

验案一：当归芍药散加味治不孕[1]

梅某，女，25 岁，某铁路医院牙医。2003 年 11 月 30 日就诊。

主诉：患者自 2002 年人工流产后，至今未孕，妇科检查提示卵泡成熟不佳。做人工周期调治，并接受人工授精，均未孕。观其身形丰满，明显偏胖（据称系流产后，经人工周期疗法，吃中药以后逐渐发胖）。自觉经前腰酸，下腹坠胀，白带不多，血量尚可，阴道分泌物减少，性欲淡漠，大便软，少有成形。面色清苍，舌质淡胖有齿印，薄白苔，脉细缓，两尺微弱。药用：当归 15g，白芍 10g，茯苓 15g，白术 10g，泽泻 6g，川芎 5g，杜仲 10g，菟丝子 10g，鹿角霜 10g，炒小茴香 5g，台乌药 10g，炒艾叶 6g，郁金 10g。日 1 剂，水煎分 2 次温服。另苦参 15g，野菊花 15g，蒲公英 15g，煎 3 次水合成 1 次，加温开水，冲洗阴道，坐浴，每日 1 次，洗 5 天。

二诊（2003 年 12 月 30 日）：服上药 15 剂后，月经趋于正常，血量较少，色稍暗，白带渐少，疲劳，腰膝酸软，下肢轻度浮肿，多梦。食纳正常，大便偏稀。脉弦缓，较一诊搏动有力，舌体胖，舌质淡，舌苔薄白黄。药用：当归 10g，白芍 10g，川芎 6g，茯苓 15g，泽泻 10g，白术 10g，鹿角霜 10g，杜仲 10g，菟丝子 10g，合欢皮 15g，柏子仁 10g，绿萼梅 10g。每日 1 剂，水煎 2 次温服。

三诊（2004 年 1 月 13 日）：服上方 15 剂后，月经未至，白带不多，腹无所苦。夜寐尚可，仍有梦，入睡慢，下肢轻度浮肿，大便稀软；舌体胖质淡，苔薄白，脉缓有力。药用：当归 15g，白芍 15g，茯苓 15g，白术 15g，泽泻 6g，川芎 5g，郁金 6g，杜仲 10g，菟丝子 10g，炒艾叶 6g，益母草 10g。每日 1 剂，水煎 2 次温服。

四诊：服上药 20 剂后，月经来潮夹带血块，色红，量比前 2 天多，白带稀，量不多，行经时无任何不适。睡眠后颜面浮肿，小便偏少，矢气频多。舌质偏红，苔薄少，脉弦缓。守上方去小茴香加赤小豆 30g，茯苓加至 30g。继服 20 剂。2004 年 4 月来信，2 月 15 日末次月经后已怀孕，并告之上药已服，可停药。于次年生一女婴。

按语 临床上不少已婚少妇，人工流产后难以受孕，随之月经量少，性欲淡漠，卵泡发育不良等，大多归之于激素水平低。通常采用人工周期疗法，促进激素水平，此是西医的认识和治疗方法。然，从中医辨证分析，人工流产之后有各种不同情况，如气血亏虚，气滞血瘀，水湿瘀滞，肝郁气滞等，病邪涉及肝、脾、胃，有虚寒之类，应分症论治。本案人工流产后两年不孕，所表现的证候特点是腰酸、下腹坠胀、阴道分泌物少、性欲淡漠、大便稀、浮肿等，为一派下源不足之象，乃脾肾虚寒之咎。方选当归芍药散，活血补脾利水，治疗脾虚带下，优于完带汤。彼为补脾利水，此亦为补脾利水，且能活血祛瘀。此符合水湿瘀滞影响血气瘀滞的病机，故取当归芍药散活血补脾利水。《金匮要略》当归芍药散治妇人诸腹痛，实则包括输卵管炎、盆腔炎、宫颈炎、子宫后位、输卵管阻塞等病种。从临床实践看，治疗脾虚水盛，阻塞下源，形成脾肾虚寒，水湿停滞，导致不孕。故治疗大法应着眼于脾与肾，用上方加补肾药，实为脾肾双补，相得益彰。然补肾药应视个体而定，因为少妇虽肾虚，但毕竟年轻，不宜大温大补，而应取平稳补肾之品，如菟丝子、杜仲、鹿角霜（既补肾又收涩，治脾虚带下有专功），不用仙茅、淫羊藿温竣补肾之品，恐其温补过甚。本案还用炒小茴香、炒艾叶、台乌药，是取其温运行气之功，是治水瘀、气瘀、血瘀的必备之品，加之有益，久服无碍。还用赤小豆行水，有助于茯苓之淡渗。对于久治不孕的少妇，疏肝解郁是必不可少的，方中用郁金、绿萼梅等疏肝顺气药，在全方中虽为佐使，但不失为点睛之笔。

验案二：柴胡桂枝各半汤加减治不孕[2]

周某，女，23 岁，银行职员。2001 年 5 月 10 日初诊。

主诉：患者于 1999 年 7 月流产后，渐感全身肌肉酸痛伴四肢小关节胀痛，夜间尤甚，痛如杖打，畏风，畏寒，夏天颈项部胀痛最明显，饮食、睡眠均一般，二便可。舌质暗，舌体瘦小，苔薄白，脉弦细寸弱。实验室检查抗"O"、红细胞沉降率（简称血沉）正常。证为邪入血室，营卫不调。拟以柴胡桂枝各半汤加减。处方：柴胡 6g，黄芩 10g，法半夏 10g，炙甘草 5g，党参 15g，桂枝 6g，白芍 10g，生姜 3 片，大枣 3 枚，葛根 15g，防风 10g，桑枝 15g，独活 10g，威灵仙 15g。5 剂，水煎，每日 1 剂，分 2 次服。

二诊：服前方 5 剂，患者四肢小关节及全身肌肉酸痛大减，感觉诸身清爽，唯夜间尚觉身痛，畏风。上方继服 7 剂。

三诊：15 天后患者来诊，1 周前自行照原方服药 7 剂，感觉良好。现体态轻盈，精神良好，身痛基本消失。嘱再服 7 剂，隔日 1 剂。

后随访患者诸病痊愈，并孕一男孩。

参 考 文 献

[1] 陈樟平. 陈瑞春医案遗稿[J]. 辽宁中医杂志，2010，37（08）：1587-1590.

[2] 刘新亚，胡正刚，陈瑞春. 活用小柴胡汤经验介绍[J]. 中医杂志，2004（09）：706-708.

⚜️ 6. 柴松岩验案实录 ⚜️

柴松岩简介见第一章柴松岩相关内容。

验案一：卵巢早衰不孕 [1]

患者，女，23 岁，未婚。2015 年 1 月 20 日初诊。

主诉：患者闭经 2 年，平素经期不规律、56 天/（15～30 天），2013 年突发闭经，在北京某妇产医院诊断为"卵巢储备功能下降（DOR）"，曾用激素补充治疗（HRT）及中药维持月经周期。2014 年 2 月查：FSH 30.91U/L，LH 108.75U/L，E_2 224pg/ml。2014 年 12 月复查：FSH 145U/L，LH 93U/L，$E_2$12pg/ml。刻下：潮热，盗汗，纳可，眠安，二便调，白带量色正常，舌淡暗，脉细滑无力。既往有性生活史，孕 1 产 0，2011 年人工流产 1 次。子宫 B 超示：子宫 41mm×33mm×37mm，内膜厚 5mm。西医诊断：卵巢功能早衰（POF）。中医诊断：闭经。辨证：肾虚，气血亏虚，兼湿毒伏邪阻滞胞脉。治法：补肾养血，活血化湿祛瘀。方药：太子参 10g，当归 10g，远志 5g，续断 15g，玉竹 10g，百合 12g，桃仁 10g，鱼腥草 10g，浙贝母 10g，砂仁 6g，茯苓 10g，茵陈 10g，大腹皮 10g，郁金 6g。30 剂，每日 1 剂，水煎 200ml，早、晚温服。另嘱监测基础体温（BBT）。

二诊（2015 年 3 月 24 日）：BBT 单相，带下少，偶有潮热。舌暗，苔白，脉细滑。2015 年 3 月 17 日复查：FSH 124U/L，LH 68.60U/L，E_2 88.5pg/ml。子宫 B 超：子宫 24mm×21mm×20mm，内膜线状，左卵巢 18mm×8mm，右卵巢 15mm×9mm。改方：北沙参 15g，女贞子 15g，枳壳 10g，麦芽 12g，金银花 12g，佩兰 3g，青蒿 6g，砂仁 3g，远志 5g，丹参 10g，月季花 6g，槐花 6g，甘草 6g，玉竹 10g。继服 40 剂。

三诊（2015 年 5 月 5 日）：BBT 单相，舌暗，苔黄干，脉细滑。处方：北沙参 15g，女贞子 15g，玉竹 12g，金银花 10g，荷叶 10g，侧柏炭 10g，石斛 10g，浙贝母 10g，茜草 10g，麦芽 12g，月季花 6g，百合 10g，川芎 5g。继服 40 剂。

四诊（2015 年 6 月 16 日）：BBT 单相、低温、前似有不典型双相，乳房刺痛，带下不多，舌暗，脉沉细。处方：北沙参 15g，茜草 12g，茵陈 10g，白扁豆 10g，当归 10g，月季花 6g，芦根 12g，黄芩 6g，大腹皮 10g，佩兰 3g，砂仁 5g，桃仁 10g，川芎 5g。继服 30 剂。

五诊（2015 年 7 月 20 日）：BBT 单相、低温，带下不多，舌暗，脉细滑。处方：北沙参 15g，郁金 6g，熟地黄 10g，泽兰 10g，丹参 10g，茜草 12g，甘草 5g，金银花 5g，绿萼梅 6g，葛根 3g，钩藤 10g，苏木 10g，女贞子 15g，川芎 5g，月季花 6g。继服 30 剂。

六诊（2015 年 8 月 25 日）：BBT 单相，舌暗，苔干，脉细滑。处方：冬瓜皮 15g，麦芽 12g，泽兰 10g，茵陈 10g，益母草 10g，月季花 10g，桔梗 10g，石斛 12g，女贞子 15g，甘草 6g，浙贝母 10g，天冬 10g，郁金 6g，川芎 5g，续断 12g，枳壳 10g。继服 30 剂。

七诊（2015 年 10 月 15 日）：BBT 单相，舌脉同前。2015 年 10 月 10 日复查：FSH 54.9U/L，LH 41U/L，E_2 200 pmol/L。子宫 B 超示：子宫内膜厚 3mm，左卵巢可见卵泡。处方：北沙参 15g，茜草 10g，郁金 6g，川芎 5g，当归 10g，夏枯草 10g，桃仁 10g，荷叶 10g，月季花 10g，麦芽 12g，枳壳 10g，女贞子 15g，杜仲 12g，玉竹 10g。继服 40 剂。

八诊（2015 年 12 月 1 日）：BBT 持续高温相（36.7～37.0℃）30 天，无腰腹痛及阴道出血。查尿人绒毛膜促性腺激素（+）。舌绛，苔黄腻，脉沉滑。处方：覆盆子 15g，莲子心 3g，荷叶 10g，枸杞子 15g，苎麻根 10g，白扁豆 10g，茯苓 10g，莲子须 5g，山药 15g，青蒿 6g，侧柏炭 15g。继服 20 剂善后。

按语 本案乃 23 岁患者，属女子三七肾气平均尚未充盛之时，而患者房事早，加之堕胎，导致肾虚，损伤胞宫胞脉而出现经水闭阻之证，同时伴有潮热、汗出。首诊时患者舌淡暗、脉细滑无力，辨证为肾虚，气血亏虚，兼湿毒伏邪阻滞胞脉。故方以太子参、当归、续断补气养血、补肾活血，玉竹、百合、远志养阴血、安心神，郁金疏肝下气动血，砂仁醒脾，茯苓、桃仁、浙贝母、大腹皮、茵陈、鱼腥草共奏化湿祛瘀通络之功。二诊时，检查提示子宫小、内膜薄、卵巢小及 FSH、LH 升高，均印证 POF 程度很严重。患者服上方后潮热、出汗减轻，且舌暗、苔白、脉细滑，气虚之证有所改变，故改易补肾养阴、理气活血、清解胞宫湿热伏邪之方药。方以女贞子、北沙参、玉竹补肾养阴；砂仁、枳壳、麦芽、丹参、月季花理气活血调经；金银花、青蒿、佩兰、槐花、甘草清热化湿解毒，改善胞宫环境。继之复诊均守方加减，至七诊时，复查女性激素及卵巢均有改善。遂加杜仲增强补肾之力，并佐以川芎、当归、茜草走血分用药，以期助小卵泡成熟排出。八诊时尿 HCG 呈阳性，提示早孕，遂以补肾清热安胎药善后。

验案二：自拟温肾养血除湿汤治不孕[2]

患者，女，36 岁。初诊时间：2007 年 11 月 2 日。

主诉：不孕 11 年，闭经 6 个月。现病史：患者已婚 11 年，未避孕未孕 11 年，孕 0 产 0，曾于 2005 年、2006 年与 2007 年三次试管婴儿均失败。以往月经 4 天/（3～6）个月，量少，痛经（－）。现闭经 6 个月，BBT 单相。舌暗淡，苔白厚腻，脉细弦无力。查：FSH 4.22mU/ml，LH 13.59mU/ml，E_2 68.34ng/ml，T 1.52（0.1～0.95）ng/dl，P 0.7ng/ml，PRL 13.16ng/ml。B 超：PCOS。中医诊断：不孕症、闭经；西医诊断：PCOS。中医辨证：肾虚血虚痰湿证。辨证分析：患者未避孕未孕 11 年，闭经 6 个月，证属中医学"不孕""闭经"范畴。患者曾人工助孕未果，现闭经 6 个月，舌暗淡，苔白厚腻，脉弦细无力，均为肾虚血虚兼痰湿之象。治法：益肾养血，除湿调经。处方：温肾养血除湿汤加土茯苓 20g，枳壳 10g，水煎服，每日 1 剂，20 剂，忌酸辣。

二诊（2007 年 11 月 30 日）：患者药后于 11 月 22 日经潮，量少，色黑，行经 3 天，无腹痛，BBT 单相。舌暗，苔白，脉细弦滑。患者经一诊除湿益肾养血治疗后，月经来潮初见成效，但基础体温单相无排卵，二诊加强温肾养血，予益肾养血除湿汤加桑寄生 20g，阿胶珠 12g，20 剂。

三诊（2007 年 12 月 27 日）：患者 12 月 20 日月经来潮，基础体温双相，舌暗淡，苔薄白，脉细滑。12 月 23 日查：FSH 6.24mU/ml，LH 7.72mU/ml，E_2 51.56ng/ml，T 0.86ng/dl。患者经益肾养血除湿法治疗，疗效显著，卵巢排卵功能恢复，肾脉渐盛血海充盈，可稍加活血以促孕，予益肾养血除湿汤加苏木 10g，14 剂，嘱月经后第 5 天服。

追访（2008 年 4 月 22 日）：患者 2008 年 1 月 21 日，2008 年 2 月 20 日均月经来潮，BBT 均双相，现孕 2 个月，2008 年 4 月 15 日 B 超：早孕，单活胎。

验案三：多囊卵巢综合征性不孕[3]

患者，女，33 岁，已婚。2010 年 3 月 9 日初诊。

主诉：未避孕不孕 5 年，闭经 1 年。既往月经（5～6）天/（2～6）个月，量少，孕 1 产 0，2002 年人工流产 1 次。末次月经为 2009 年 3 月 2 日，2009 年 7 月在某医院查：LH 19.35 mIU/ml，FSH 5.37mIU/ml，E_2 49.35pg/ml，T 88.16ng/dl。诊为"多囊卵巢综合征"。双乳有毳毛，现闭经 1 年，带下少，妊娠相关检查均为阴性；舌淡暗，脉细滑。处方：车前子 10g，菟丝子 15g，白术 10g，茯苓 10g，茜草 12g，丹参 10g，薏苡仁 12g，杜仲 10g，夏枯草 10g，浙贝母 10g，川芎 5g，女贞子 15g，郁金 6g。7 剂，每日 1 剂，水煎服。

二诊（2010 年 3 月 23 日）：末次月经为 2009 年 3 月 2 日，BBT 不稳定，舌暗，脉沉细无力。处方：阿胶珠 12g，续断 15g，川芎 5g，茵陈 10g，桃仁 10g，益母草 12g，百合 12g，地骨皮 10g，菟丝子 20g，香附 10g，甘草 5g。继服 20 剂。

三诊（2010 年 4 月 13 日）：末次月经为 2009 年 3 月 2 日，BBT 有上升趋势，舌暗，脉细滑。处方：当归 10g，续断 15g，川芎 5g，益母草 10g，何首乌 10g，夏枯草 10g，香附 10g，月季花 6g，桃仁 10g，车前子 10g，杜仲 10g。继服 7 剂。

四诊（2010 年 5 月 25 日）：末次月经为 2010 年 4 月 21 日，BBT 经前不典型双相，现 BBT 上升 11 天，舌黯红，脉沉滑。2010 年 4 月 22 日查：FSH 5.88mU/ml，LH 4.51mU/ml，E_2 59.13pg/ml，T 65.9ng/dl。处方：覆盆子 15g，当归 10g，川芎 5g，益母草 10g，阿胶珠 12g，香附 10g，白术 10g，茯苓 10g，远志 5g，杜仲 10g。20 剂，月经第 5 天开始服。

五诊（2010 年 7 月 20 日）：末次月经为 2010 年 5 月 30 日，现 BBT 上升 26 天，尿 HCG（+）。舌暗红，脉细滑无力。处方：覆盆子 15g，侧柏炭 15g，大蓟炭、小蓟炭各 15g，椿皮 5g，白芍 10g，墨旱莲 12g，苎麻根 6g，藕节 12g，菟丝子 20g，荷叶 10g。继服 7 剂。

> **按语** 本案为典型的脾肾不足型多囊卵巢综合征，初诊因无 BBT 的资料，故治疗以健脾补肾、化痰通络为法，药用菟丝子、女贞子、杜仲补肾；白术、茯苓、薏苡仁健脾祛湿；车前子、夏枯草、浙贝母化痰通络；痰凝则血滞，故少用血分药郁金、茜草、川芎活血化瘀。二诊时，BBT 为单相波动，在益肾养血的同时，明显加大血分药的力量，如桃仁、益母草、川芎、香附以加强活血通络之力。三诊时，BBT 有上升趋势，脉细滑提示血海充足，柴师用当归、川芎、益母草、桃仁、车前子、杜仲等以达顺水推舟之效。四诊时，BBT 已上升 11 天，处方嘱其月经第 5 日服，一则避免患者如为妊娠所用药物可能有不当之处，二则月经第 5 日为旧血当去、新血再生的相对平和阶段，处方用药也相对平稳，故以补肾养血为主，兼以活血通络。五诊时，BBT 上升 26 天，尿 HCG（+），妊娠确定，治疗转以益肾固冲安胎为主，遂顽疾告愈。

参 考 文 献

[1] 李伟，柴松岩. 柴松岩治疗卵巢早衰不孕验案[J]. 中国中医药信息杂志，2017，24（11）：110-111.

[2] 濮凌云，许昕. 柴松岩以自拟温肾养血除湿汤治疗多囊卵巢综合征的经验[J]. 北京中医药，2011，30（11）：813-814.

[3] 黄玉华，柴松岩. 柴松岩以基础体温指导妇科临床用药经验总结[J]. 中国中医药信息杂志，2011，18（08）：83-85.

7. 蔡小荪验案实录

蔡小荪简介见第一章蔡小荪相关内容。

验案一：育肾通络方、内异Ⅲ方治不孕[1]

林某，女，32 岁，已婚。初诊日期：2011 年 8 月 13 日。

主诉：子宫内膜异位症继发不孕 5 年。病史：2007 年曾行人工流产手术，2008 年结婚后未避孕，至今未孕，男方检查正常。2009 年检查 B 超示子宫内膜异位症、卵巢囊肿。平素月经周期尚准，28～30 天一行，7 天净。末次月经为 8 月 7 日，经行量中、色红夹有少许血块，无腹痛。平素纳可，寐安，二便正常，舌红苔薄，脉略弦。中医诊断：不孕。辨证：宿瘀内结。治法：化瘀散结。处方：育肾通络方合内异Ⅲ方。处方组成：云茯苓 12g，桂枝 3g，赤芍 10g，牡丹皮 10g，桃仁 10g，皂角刺 30g，路路通 10g，王不留行子 10g，山慈菇 10g，海藻 12g，昆布 12g，三棱 10g，莪术 10g，夏枯草 20g，土鳖虫 10g。水煎，每日 1 剂，早、晚分服。嘱患者经净后方可服药。

二诊（8 月 20 日）：时值经间期，略有黄带，余无所苦；舌红苔薄，脉细滑。治拟育肾培元、化瘀散结。处方：云茯苓 12g，生地黄 10g，熟地黄 10g，仙茅 10g，淫羊藿 12g，巴戟天 10g，肉苁蓉 10g，鹿角霜 10g，龟甲 10g，女贞子 12g，鸡冠花 12g，椿白皮 12g。

三诊（9 月 3 日）：时届经期，基础体温双相佳，腰酸时作。舌红苔薄，脉细。尝试怀孕，嘱自测尿 HCG。治拟育肾通络法。处方：云茯苓 12g，生地黄 10g，熟地黄 10g，路路通 10g，降香 3g，皂角刺 30g，桂枝 3g，赤芍 10g，牡丹皮 10g，桃仁 10g，石见穿 15g，鬼箭羽 20g，山慈菇 10g，夏枯草 20g。嘱经净后开始服用，目前观察。

四诊（9 月 17 日）：末次月经为 9 月 6 日，经行顺畅。舌红苔薄，脉细滑。治拟育肾培元法。处方：云茯苓 12g，生地黄 10g，熟地黄 10g，仙茅 10g，淫羊藿 12g，巴戟天 10g，肉苁蓉 10g，鹿角霜 10g，炙龟甲 10g，知母 10g，黄柏 10g，麦冬 12g，菟丝子 15g，金樱子 15g，紫河车粉（吞）6g。

五诊（10 月 19 日）：时值经间期，口腔易发溃疡，腰酸微作，矢气频。舌红苔薄，脉细。基础体温已升，排卵期同房。治拟育肾通络法。处方：云茯苓 12g，生地黄 10g，熟地黄 10g，路路通 10g，地龙 10g，王不留行子 10g，皂角刺 30g，炙龟甲片 10g，淫羊藿 12g，怀牛膝 10g，巴戟天 10g，泽泻 10g。嘱经净后服用，目前观察。

如此周期调治 10 个月余。复诊（2012 年 8 月 14 日）：末次月经为 7 月 13 日，腰微酸，咽干，舌红苔薄少津，脉细，HCG（+），略有恶心，食欲不佳，余可。治予健肾固胎之品。

按语 子宫内膜异位症患者不孕率较高。导致不孕的原因，一方面由于瘀血停留日久，引起肾阴亏虚、精亏血少，则精血不足以养胎；或肾阳不足、温煦失司，则优势卵泡不能形成。另一方面，患者先天禀赋不足，素体肾虚或房事不节，劳逸太过，皆损伤肾气，导致肾虚，日久又引起血瘀，二者互为因果，互相影响。因此，蔡老常以育肾周期调治法，兼顾化瘀之品治疗本病，一般治分三期。月经干净后至排卵期，以育肾通络方（云茯苓、熟地黄、路路通、皂角刺、王不留行子等）合内异Ⅲ方治之；排卵后至经前 3~7 天以育肾培元方（云茯苓、生地黄、熟地黄、仙茅、淫羊藿等）加减治疗；因患者经期无明显不适，且有怀孕要求，故经期未用调经之品治疗。

验案二：育肾通络方加减治不孕[2]

杨某，35 岁。

主诉： 结婚 9 年未避孕而未孕。输卵管碘油造影显示双侧输卵管通而不畅。男方精液检查正常。自测基础体温双相不典型。12 岁月经初潮，周期为 28 天，经行五六天干净。昨日经行，无不适。纳可，寐安，两便调。脉略细，舌中根黄腻，中裂，边尖嫩红。证属肾气不足，络道欠畅。治拟育肾通络法，经净后服用。处方：云茯苓 12g，生地黄 10g，砂仁 3g，怀牛膝 10g，路路通 10g，王不留行 10g，皂角刺 30g，麦冬 10g，降香片 3g，淫羊藿 12g，紫石英 15g，广地龙 10g。7 剂。

二诊： 时届中期，基础体温未升。脉平，舌苔略黄腻，中根腻，质红。治拟育肾培元法。处方：云茯苓 10g，生地黄、熟地黄各 10g，砂仁 3g，仙茅 10g，淫羊藿 12g，制龟甲 10g，鹿角霜 10g，巴戟天 10g，肉苁蓉 10g，陈皮 5g，紫河车粉（吞）6g。14 剂。

三诊： 经期将届，BBT 双相，较前转佳，余无所苦。脉略细，舌中根苔腻改善，质略绛。治拟育肾通络法，经净后服用。目前观察，嘱测尿 HCG。处方：云茯苓 12g，生地黄、熟地黄各 10g，仙茅 10g，淫羊藿 12g，炒怀牛膝 10g，王不留行 10g，麦冬 12g，降香片 3g，巴戟天 10g，皂角刺 20g，广地龙 10g。8 剂。

四诊： 经阻四旬余，基础体温升而不降，略有腰酸。脉微滑，苔略黄，边尖嫩红。孕象，治拟健肾安和法。早孕待查。处方：炒党参 12g，炒白术 10g，云茯苓 12g，炒杜仲 12g，川续断 12g，桑寄生 12g，黄芩 12g，紫苏梗 10g，陈皮 5g，砂仁 3g，苎麻根 12g。8 剂。嘱勿食海鲜、桂圆、过辣食物，大闸蟹只能少量食用。

五诊： 今 B 超示早孕 48 天左右，见胚芽、胎心，余无所苦。脉微弦滑，苔略黄，质偏红。再拟安和之剂。处方：炒党参 12g，炒白术 10g，云茯苓 12g，姜竹茹 6g，桑寄生 12g，炒杜仲 12g，川续断 10g，黄芩 10g，紫苏梗 10g，陈皮 6g，苎麻根 10g。

按语 蔡老认为无论何种原因导致的不孕，首当责之于肾，然肾多虚证，因此创补肾调周法为治疗的根本大法。此案为输卵管原因导致不孕，没有明显炎症等症状，因此治疗关键在月经后期，以育肾通络为主，方用育肾通络方加砂仁、皂角刺、广地龙。云茯苓甘淡，入肾利水，健脾和中；生地黄养血滋阴，益肾填精；怀牛膝下行补肾益精；麦冬配生地黄以增强滋阴填精之功；降香片辛温行血；淫羊藿、紫石英补肾益阳填精。路路通能通行十二经，王不留行通利血脉，广地龙通经活络，皂角刺辛香锐利，入肾，贯通经络。经前期宜育肾培元，温煦助孕，用育肾培元方加陈皮、砂仁、紫河车粉。生地黄、熟地黄养血滋阴，益肾填精；紫河车粉补肾填精；仙茅、淫羊藿、巴戟天、鹿角霜、肉苁蓉温肾助孕。制龟甲滋阴，抑制诸阳药之偏温，使阴阳平衡而相得益彰。如此调治，络道渐通，肾之阴阳气渐复，自然受孕。

验案三：输卵管阻塞不孕验案[3]

陈某，女，33岁。初诊时间：2011年9月29日。

主诉：未避孕2年余未孕。患者平素月经尚可，13岁月经初潮，（4～5）天/（30～35）天，量少，有血块，末次月经为9月2日，白带量多。2011年8月7日HSG：双侧输卵管通而不畅。患者素有自测BBT习惯，今BBT上升8天，双相不典型，平素时下腹隐痛伴腰酸，白带量多质稀，神疲乏力，大便不爽。舌中根苔黄厚，边尖嫩红，脉细。治拟活血化瘀方，育肾通络，经净后服。处方：云茯苓12g，生地黄10g，怀牛膝10g，路路通10g，川芎6g，皂角刺20g，王不留行10g，公丁香2.5g，麦冬12g，淫羊藿12g，肉苁蓉10g。7剂。

二诊（10月13日）：末次月经为10月4日，时届中期，BBT未升，余无所苦。舌质嫩红，苔薄，脉略细。拟育肾培元方，即服。处方：云茯苓12g，生地黄10g，熟地黄10g，炙龟甲10g，鹿角霜10g，仙茅10g，淫羊藿12g，巴戟天10g，肉苁蓉10g，麻仁10g，女贞子10g，桔梗4.5g。14剂。

三诊（10月27日）：经期将届，BBT起伏，双相不典型，今日略感腰酸疲惫，余无所苦。拟和养调理方，经来时服。处方：炒潞党参12g，炒当归10g，生地黄10g，熟地黄10g，云茯苓12g，川芎10g，白芍10g，炒怀牛膝10g，炒杜仲12g，川续断10g，女贞子10g，制香附10g。7剂。

四诊：时经行逾期，11月10日行经，量畅，5日经，经净后仍以调周法治疗3月余，BBT上升良好，周期尚规则，下腹隐痛及腰酸症状大有改善，1月14日复诊查尿HCG（+），血HCG：48.89。1月17日血HCG：306.49，2月7日查B超：宫内妊娠，孕囊22mm×31mm×28mm，胚芽长度7mm，见胎心血管搏动。目前情况良好。

按语 输卵管阻塞所致不孕症多为湿热瘀阻，或肾虚络道不通，临床常相互夹杂，互为因果，本虚标实。络道阻塞不通这一局部病变是整个病机的反应，蔡师总以辨证为要，具体采用分期治疗。本案中患者下腹时有隐痛伴腰酸，白带量多质稀，神疲乏力，大便不爽，多为湿瘀交阻，肾气不足，初诊时经期将届，为治疗之关键时期，予通络方经净后服，加淫羊藿、肉苁蓉等以益肾填精促卵泡发育，虑其有流产史，恐宫腔粘连，予路路通、皂角刺等活血通络药，消其粘连。二诊时近中期，患者BBT升高不典型，蔡师在活血通络的基础上加上育肾培元之巴戟天、仙茅、淫羊藿、鹿角霜等，温煦肾阳，健黄体以促孕。三诊时患者经水将近，用四物调冲汤活血补血，促使经水畅快而下，通调络道瘀阻。如此周期治疗3个月余，嘱患者适时交接，1月14日就诊时，已成功受孕。

参 考 文 献

[1] 毕丽娟. 蔡小荪以分期类方、化瘀为要法治疗子宫内膜异位症经验撷英[J]. 上海中医药杂志, 2016, 50（03）: 1-3.

[2] 毕丽娟. 蔡小荪育肾助孕周期调治法治疗不孕症经验[J]. 山东中医杂志, 2013, 32（11）: 836-838.

[3] 姜卉, 付金荣. 蔡小荪教授治疗输卵管阻塞不孕症临床经验[J]. 四川中医, 2013, 31（01）: 1-2.

8. 褚玉霞验案实录

褚玉霞简介见第一章褚玉霞相关内容。

验案一：排卵障碍性不孕症[1]

李某，女，27 岁，2006 年 7 月 5 日初诊。

主诉：婚后未避孕未孕 2 年余。患者结婚 2 年，夫妇性生活正常，14 岁月经初潮，平素月经基本规律，量少，色暗，经期持续 3～8 天，经期喜暖，伴轻微腹痛、腰酸，经前 1 周乳房胀痛，末次月经为 2006 年 7 月 3 日。平时情绪尚可，偶有腰酸，无腹痛，白带正常，纳、眠尚可，二便正常。舌黯红，苔白，脉沉细。丈夫行精液检查正常。行不孕相关抗体检查均正常，子宫输卵管造影未见异常，双侧输卵管通畅。多次 B 超监测排卵提示卵泡成熟但不破裂，连续 2 个周期予肌内注射人绒毛膜促性腺激素（HCG）后卵泡仍未排卵。西医诊断：排卵障碍性不孕症；未破卵泡黄素化综合征。中医诊断：不孕症；肾虚血瘀型。治宜活血化瘀，理气通络，益肾填精。处方 1：当归 15g，川芎 10g，赤芍 15g，生地黄 20g，桃仁 6g，红花 15g，柴胡 12g，枳壳 12g，丹参 30g，泽兰 15g，乌药 12g，川牛膝 15g；处方 2：当归 15g，川芎 10g，白芍 30g，熟地黄 20g，枸杞子 20g，山茱萸 20g，黄精 20g，川续断 30g，淫羊藿 15g，香附 15g，砂仁 6g，川牛膝 15g；处方 3：三棱 30g，莪术 30g，桃仁 6g，红花 15g，丹参 30g，赤芍 15g，穿山甲（代）9g，茺蔚子 15g，皂角刺 12g，淫羊藿 15g，肉苁蓉 30g，川牛膝 15g；处方 4：黄芪 30g，当归 15g，菟丝子 30g，覆盆子 15g，五味子 15g，枸杞子 20g，车前子 15g，仙茅 10g，淫羊藿 15g，紫石英 30g，川续断 30g，香附 15g，丹参 30g，砂仁 6g，川牛膝 15g。处方 1 共 5 剂，处方 2 共 6 剂，处方 3 共 7 剂，处方 4 共 8 剂，每日 1 剂，水煎取汁 300ml，分早、晚 2 次温服，从月经第 1 天开始服用处方 1，并依次于经后期（月经周期第 6～11 天）、排卵期（月经周期 12～16 天）、经前期（月经周期 17～28 天）服用处方 2、3、4。并嘱患者于月经周期第 12～16 天进行 B 超监测排卵，并自测基础体温，若 B 超提示排卵或基础体温呈高温相时可同房。

2007 年 8 月 15 日复诊，诉自测尿 HCG 阳性，查 B 超：宫内早孕。嘱注意休息，禁房事，不适随诊。

2007 年 4 月 20 日因产后乳汁过少就诊，并告知已顺产一健康女婴，甚为感激。

按语 排卵障碍性不孕症患者以肾虚血瘀较为多见，无论是肾精不足，还是肾阴阳失调，都可出现因虚致瘀的病机改变；肾虚与血瘀互为因果，关系密切，肾虚为排卵障碍性不孕症的内在根本，血瘀则贯穿于疾病之始终。肾阴亏虚，津液不足，脉络空虚，脉内有效血容量减少，血黏度增高，血流速度减慢，可导致瘀血阻滞脉络。本例患者平素月经量少、色暗，经期喜暖并伴轻微腹痛、腰酸、乳房胀痛等表现，均为肾虚血瘀之症。故根据患者月经周期分不同阶段进行调理，行经期以活血化瘀、温经散寒为主，经后期以补肾滋阴、益精养血为主，排卵期以活血化瘀理气为主，经前期则补阴与补阳药并用以补阳为主。通过不同经期选用相应的药物治疗，使机体阴阳平衡，冲任通调，同时顺应卵泡生长规律，定时而攻，使成熟卵泡适时排出，并择"氤氲期"同房，而摄精成孕。有研究显示，排卵障碍性不孕症患者采取中医周期疗法治疗可显著提高患者妊娠率，对于改善患者子宫内膜容受性、提高整体临床疗效具有重要临床价值。现代药理学研究也证实，补肾类方药可促进实验动物子宫腺体及血管增生，改善子宫血流供应，增加子宫内膜雌、孕激素受体的数量；活血化瘀类中药可增加子宫及卵巢血供，改善内环境，诱导卵泡发育成熟并排出，利于精卵结合，并可使受精卵顺利着床。

验案二：二紫方加减治不孕[2]

张某，女，38 岁。就诊日期：2015 年 3 月 5 日。

主诉： 未避孕未孕 2 年余。近 3 年月经不规律，周期 2～6 个月，经期 3～5 天，量少，色暗，血块（+），痛经（+），经行腰酸，小腹下坠。末次月经为 2014 年 12 月 21 日，4 天干净。自诉近几年记忆力减退，脱发明显，心烦易怒。平素白带清稀，纳可，眠一般，入睡困难，多梦，二便调。舌淡红，苔薄白，脉沉细无力。孕 2 产 1，流产 1 次。2004 年于停经 3 个月余因胚胎停止发育行流产术，2008 年自娩一女活婴。基础内分泌：FSH 12.60U/L，LH 6.50U/L。2014 年查 HSG：双侧输卵管通畅，左侧输卵管上举。彩超示：双侧卵巢偏小。男方精液常规，a 级为 20.17%，b 级为 19.03%，余正常。西医诊断：卵巢储备功能下降；继发性不孕。中医诊断：月经后期；断续。证型：肾虚血瘀。治法：滋肾补肾，理气活血。处方：紫石英 30g，紫河车粉 3g，淫羊藿 15g，熟地黄 18g，菟丝子 30g，川芎 10g，枸杞子 15g，丹参 30g，香附 15g，砂仁 6g，女贞子 15g，柴胡 12g，莲子心 6g。每日 1 剂，水煎服，紫河车粉装胶囊服用。经期服用西红花，每天 0.8～1g，水泡服。嘱畅情志，节饮食，适寒温。

周期治疗 3 个月经周期，复查基础内分泌示：FSH 7.89U/L，LH 5.09U/L，月经量较前明显增多，腰酸及烦躁均有明显好转，继续巩固治疗 2 个月经周期后怀孕。

按语 患者素有肾虚，癸水不足，冲任失调，加之肝郁脾虚，气血生化不足，导致气血亏虚，月经量少，色淡；肾阴不足，导致心肾不交、心火上炎，故心烦易怒，多梦。给予二紫方加减，治以滋肾补肾、理气活血之法，使先后天之精充盛、气血生化有源，癸水得以滋养，冲任充盈、通畅，则月经量得以恢复，卵巢产生卵子能力增强，精卵结合而受孕成功。

验案三：二紫赞育方合消癥方加减治不孕[3]

李某，女，29 岁。初诊时间：2007 年 5 月 19 日。

主诉：以"经行腹痛 10 年，加重 3 个月；未避孕不孕 2 年余"为主诉就诊。该患者 10 年前无明显诱因开始出现经期腹痛，呈渐进性，近 3 个月明显加重；近 2 年未避孕而不孕。平素月经规律，13 岁月经初潮，月经周期为 28～30 天，经期为 5～7 天，末次月经为 2007 年 5 月 12 日，持续 7 天，量可，色暗红，夹有血块，腹痛甚，喜按，伴有下坠感，疼痛甚时恶心。经前下肢酸困痛，两次月经中间两胁疼痛，平时腰酸困，偶有小腹疼痛，纳、眠可，二便正常。舌质暗红，苔薄，脉沉弦。今日彩超提示：宫体肌壁回声欠均匀；右侧卵巢巧克力囊肿（40mm×38mm）。中医诊断：①癥瘕（肾虚血瘀型）；②继发性痛经（寒凝血瘀型）。西医诊断：①子宫内膜异位症；②继发性痛经。治法：活血化瘀、软坚消癥，佐以补肾。方药 1：黄芪 30g，桂枝 6g，茯苓 15g，牡丹皮 15g，赤芍 15g，生牡蛎 30g，鸡内金 15g，乌药 12g，车前子（另包）15g，紫石英 30g，紫河车 2g，淫羊藿 15g，枸杞子 20g，熟地黄 20g，丹参 30g，香附 15g，砂仁 6g，川牛膝 15g。20 剂，每日 1 剂，水煎服。方药 2（经前 3 天开始服用）：当归 15g，川芎 10g，赤芍 15g，红花 15g，丹参 30g，泽兰 15g，香附 15g，延胡索 15g，乌药 12g，肉桂 6g，吴茱萸 5g，全蝎 6g，川牛膝 15g，红糖为药引。7 剂，每日 1 剂，水煎服。

二诊（2007 年 7 月 15 日）：诉因家务事未能按时复诊，自购上药续服 2 个月，服药期间无不适，末次月经为 2007 年 7 月 8 日，服药后近两个月经期腹痛症状明显好转，余无不适。嘱其继续守上方案治疗，月经来潮复诊。

三诊（2007 年 8 月 12 日）：月经至今未潮，自测尿 HCG 阳性，查 B 超示宫内早孕。现症见：恶心、呕吐，偶有小腹部胀痛，小便频，余无不适。遂给予保胎治疗，并嘱其注意休息，严禁房事，不适随诊。

于 2008 年 5 月 8 日家人前来表示感谢，告知已顺产一男婴，母子平安。

按语 本例患者即为典型的子宫内膜异位症所致不孕。根据其临床表现及彩超提示（宫体肌壁回声欠均匀；右侧卵巢巧克力囊肿）诊断为本病。对于囊肿直径不超过 60mm 的患者，褚教授认为可给予非手术治疗。其认为"血瘀"是产生本病的关键，但因该患者病程较长，病久及肾，出现了肾虚的症状，正所谓"五脏之伤，穷必及肾"，故认为以肾虚为本，根据"虚者补之""瘀者散之"的原则，以活血化瘀、软坚消癥、补肾益精为大法治疗。同时根据妇女月经周期特点进行辨证论治，非经期表现为一系列肾虚血瘀的症状，如小腹、两胁疼痛，腰酸困，且查有卵巢巧克力囊肿，治宜活血化瘀、软坚消癥、补肾益精，以自拟方二紫赞育方合消癥方加减，方中以补肾阳药（紫石英、紫河车、淫羊藿）与补肾阴药（枸杞子、熟地黄）合用，意在阴中求阳、阳中求阴，使肾阴阳并补，以治其本；配以桂枝、茯苓、牡丹皮、赤芍、丹参等活血化瘀、理气通络之药，以及生牡蛎、鸡内金、车前子软坚消癥之品，共治其标。经期主要表现为痛经的症状，在经前3天即开始给予自拟方剂加减，服至月经干净停止，治以活血化瘀、温经止痛，以预防和治疗痛经。因其疼痛较甚故以延胡索、乌药、全蝎加强止痛之功，因痛甚恶心，故加吴茱萸温经散寒止呕。经周期调治3个月后，查B超囊肿消失，且已受孕，此即病愈则不孕之症自除。

参 考 文 献

[1] 朱敏，耿红玲，李晖. 褚玉霞教授治疗排卵障碍性不孕症临床经验[J]. 河北中医，2018，40（12）：1765-1767.
[2] 付澎丽，冯光荣，付晓君，等. 褚玉霞教授治疗卵巢储备功能减退经验[J]. 世界最新医学信息文摘，2016，16（84）：189-190.
[3] 朱敏，贾翔.褚玉霞治疗子宫内膜异位症不孕经验[J]. 河南中医，2014，34（10）：2005-2006.

9. 段富津验案实录

段富津 教授，博士生导师，黑龙江省名老中医，第二届国医大师，第二、三、四、五、六批全国老中医药专家学术经验继承工作指导老师，获首届中华中医药学会中医药传承特别贡献奖、中华中医药学会成就奖。国家级重点学科方剂学学科创始人，国家中医药管理局及省重点学科带头人。段教授从事临床、教学、科研工作60余载，擅长中医辨证治疗内、妇、儿科疾病及诸多疑难病证。其主编、主审《金匮要略方义》《中国现代百名中医临床家丛书·段富津》等10余部著作，发表学术论文50余篇。

验案一：补中益气汤加味治不孕[1]

杨某，女，35岁。2011年10月20日初诊。

主诉：婚后3年无子，欲求嗣。现倦怠乏力，身体消瘦，头晕，视物模糊，纳差便溏，畏寒肢冷，月经量多色淡，经期伴少腹重坠感，余可。舌淡略胖大，脉沉细无力。处方：黄芪10g，白参5g，炙甘草10g，当归5g，陈皮5g，柴胡5g，升麻5g，炒白术10g，桂枝5g，鸡内金10g。7剂。

二诊（10月27日）：药后仍食欲不佳，其余诸症缓解。舌淡略胖大，脉弱。上方加焦山楂10g，炒白术改生白术10g，14剂。

三诊（11月10日）：自述服药后诸症好转，食欲大增，体重增加1.5kg。舌淡红，脉略细。处方：党参10g，当归10g，川芎10g，白芍10g，茯苓15g，炒白术10g，续断10g，陈皮10g，炙甘草10g。7剂，嘱其经期无须停药。

四诊（11月17日）：患者述11月12日行经，少腹重坠感基本消失，色淡量可，原方 14 剂，嘱其适当加强体育运动，外出运动注意保暖，勿过汗。

患者 2012 年 3 月 18 日复诊，言其自行继服上方 1 月余，5 天前确诊已怀孕。

按语 本例通过四诊辨证，为中气虚弱不孕案，《校注妇人良方》指出妊娠生理与"血凝成孕"密切相关，认为血是妊娠的物质基础，并指出脾胃虚弱，化源无力，营血亏虚，则难于子息。本案患者中气虚弱，运化失司。脾胃为后天之本，气血生化之源，主肌肉四肢百骸。脾气既虚，则气血生化不足，而见倦怠乏力，头晕，视物模糊，畏寒肢冷，月经量多色淡，舌质淡，脉沉细无力；肌肉四肢百骸，失其濡养，而见形体消瘦；脾虚失运，湿浊内停，则纳差便溏，舌体胖大。施以补气健脾、升阳举陷之法，方用补中益气汤加味。方中黄芪性甘温，入脾、肺经，补中气，且升阳举陷，为君药。臣以人参大补元气。炙甘草补脾和中。君臣相伍，《医宗金鉴·杂病心法要诀》云"黄芪补表气，人参补里气，炙草补中气"，有芪外参内草中央之妙，可补一身之气。佐以白术补气健脾，鸡内金助脾运化，二药合用以资气血生化之源。其气既虚，营血易亏，用当归以补养营血，且"血为气之宅"，可使所补之气有所依附；气不足则生寒，佐以少量桂枝以温阳化气，助补虚衰之气；陈皮理气和胃，使诸药补而不滞。更加升麻、柴胡为佐使，升阳举陷，与人参、黄芪配伍，可升提下陷之中气。《本草纲目》云："升麻引阳明清气上行，柴胡引少阳清气上行，此乃禀赋虚弱，元气虚馁，及劳役饥饱，生冷内伤，脾胃引经最要药也。"诸药合用，既补益中焦之气，又升下陷之气，元气内充。段师处方精当，然最妙之处在于药量轻少。段师云，该患者脾胃之气虚衰，运化失健，药石亦会加重其运化负担，药多反无补益之效，"虚不受补也"，故少量药石，缓生胃气。二诊药后仍食欲不佳，可见脾胃虚衰之重，时少难解，其余诸症缓解，加焦山楂及生白术以助脾胃运化。三诊患者自述诸症好转，食欲及体重增加，又诊其舌脉，知其胃气已复，调以八珍汤加减以补气血之不足，去熟地黄乃恐其滋腻复伤脾胃，加陈皮理气助运化，调畅气机，加续断补肝肾强筋骨。四诊效不更方，嘱其适当运动勿过汗防伤正气。

验案二：导痰汤加味治不孕[1]

付某，女，32 岁。2010 年 7 月 6 日初诊。

主诉：患者已婚 6 年未孕，欲求嗣。现经停不至 6 月余，倦怠乏力，体胖，精神恍惚，心烦多梦，饮食、二便可。西医检查：多囊卵巢，雄激素偏高。舌淡苔白腻，脉滑略数。处方：法半夏 15g，焦白术 15g，茯苓 10g，益母草 10g，胆南星 10g，当归 10g，川芎 10g，枳实 10g，郁金 10g，陈皮 10g，石菖蒲 10g，甘草 10 g。7 剂，并嘱其加强体育锻炼。

二诊（2010 年 7 月 13 日）：自述跑步后汗出身轻，倦怠乏力感减轻明显，经水仍未至，偶小腹胀痛，余症好转。舌淡苔白腻，脉弦。减胆南星、郁金，加桃仁 15g，香附 20g，7 剂。

三诊（2010 年 7 月 20 日）：经水仍未至，余症好转；舌淡苔白略腻，脉滑。加红花 15g，泽兰 20g，7 剂。

四诊（2010年7月27日）：自述2010年7月22日月经至，量多，色暗有血块，经行腹痛，2010年7月26日经水基本干净，无腹痛。更方：香附15g，酒白芍15g，茯苓10g，炒白术10g，当归10g，生甘草10g，生姜3片，薄荷5g。14剂。

6个月后来医院做胎前检查，告知服药后经水按期而至，2010年11月份有孕。

按语 本例为痰湿内阻。元代朱震亨云："若是肥盛妇人，禀受甚厚恣于酒食之人，经水不调，不能成胎，谓之躯脂满溢，闭塞子宫。宜行湿燥痰，用胆南星、半夏、苍术、川芎、防风、羌活、滑石，或导痰汤之类。"肥人多痰湿，湿痰凝聚，蒙蔽心窍，故见精神恍惚、多梦；脾为湿困，运化失司，则肢体困倦；而湿痰郁积，又可阻滞气机，郁而化热，热循经上扰心神，故见心烦多梦；痰阻气滞日久，可见瘀血不行，故见经水不利；舌苔白腻，脉滑亦为湿痰之象。治以燥湿祛痰、理气化瘀之法，方用导痰汤加味。方中胆南星清热化痰，法半夏化痰燥湿，共为君药。盖湿痰之生，每因于气机的失调，湿痰既成，又可阻滞气机，施以枳实、陈皮、郁金，达调气以消痰之效，体现了治痰先治气，气顺则痰消之意，共为臣药。湿阻气机，郁而化热，胆南星、郁金合用又达解郁清心之效。石菖蒲、郁金豁痰开郁，醒神开窍；益母草、当归、川芎活血调经；脾为生痰之源，焦白术、茯苓健脾祛湿，用之可使湿无所聚，则痰无由生，以治其生痰之源，七药共为佐药。炙甘草和中调药，为使药。诸药合而用之，共奏燥湿祛痰、理气化瘀之功。嘱其加强运动，气动湿消。二诊心烦减轻，脉不数，减胆南星、郁金，恐寒凉湿聚不除；经水仍未至伴小腹胀痛，脉弦，加桃仁、香附以活血行气调经。三诊，经水仍未至，加红花、泽兰以活血调经，同时泽兰利水助祛湿。四诊患者自述月经至，量多，色暗有血块，乃瘀血去之象。更方逍遥散加减，柴胡易香附，理气疏肝活血，防瘀血不尽。

验案三：逍遥散加减治不孕[1]

程某，女，30岁。2009年4月9日初诊。

主诉：结婚2年余未孕，欲求嗣。现胸闷，自觉伴气短，经期尤甚，并伴双乳胀。纳可，多梦，二便正常，月经周期正常，经水偶伴血块，余可。舌质略暗，脉沉弦。处方：柴胡15g，酒白芍15g，当归15g，酸枣仁20g，郁金15g，茯苓15g，焦白术15g，牡丹皮15g，地龙8g，炙甘草15g。7剂。

二诊（2009年4月16日）：自述前天因与家人争吵，胸闷感加重，并伴心前区疼痛，近几日寐差。去焦白术，减炙甘草量为10g，加薄荷5g，14剂。嘱其夫亦服逍遥丸调理。

三诊（2009年4月30日）：情志调和，诸症均明显好转，改逍遥丸与其夫同服，并嘱其夫妇培养共同爱好，多沟通。6个月后告知已怀孕。

按语 本例为肝郁气滞不孕症。肝失疏泄，肝郁气滞，故见胸闷气短、易怒及脉弦；气为血之帅，气滞日久，血行不利，故见月经偶有血块、舌略暗，甚则难以受孕。段师抓主证治以疏肝理气活血治法，施以逍遥散加减。方中柴胡、郁金疏肝解郁，且郁金有活血之效，二药共为君药，达疏肝理气活血之功；女子以肝为先天，酒白芍、当归、酸枣仁合用养血柔肝，又防柴胡劫肝阴之弊，酒炒白芍又助君药有疏肝之意，三药共为臣药；见肝之病，知肝传脾，当先实脾，故佐以焦白术、茯苓、炙甘草益气健脾，达扶土抑木之效；又佐以地龙、牡丹皮以助郁金活血通络，牡丹皮、郁金性凉亦可制肝郁所化之热。二诊症状未见好转，反因情志波动加重，去焦白术及减炙甘草量，意在防其碍气，加薄荷以助疏肝。段师于本案中运用逍遥散调之，看之药物平平，然难能可贵在其"治病更治人"的思维。吾问之为何给其夫服以逍遥丸，段师曰，一者其夫有肝郁脾虚之证；二者，也是主因，女子 2 年未孕自认身体之故，精神压力较大，加之婆媳关系不和，"药虽逍遥，人不逍遥，难以逍遥"，故调其夫证以示不孕非其独过，缓其焦虑。三诊，患者症状明显好转，改逍遥丸以固其效，嘱其夫妻多交流，适当缓解家庭矛盾以助药效。

参 考 文 献

[1] 唐明哲，韩淑丽，李志翔，等. 国医大师段富津教授治疗不孕验案举隅[J]. 中医药信息，2017，34（02）：49-51.

10. 郭志强验案实录

郭志强　教授，主任医师，首都国医名师，第三批全国老中医药专家学术经验继承工作指导老师，北京中医药"薪火传承 3+3 工程"郭志强名医传承工作站指导专家。郭教授从事临床、教学、科研工作 50 余年，擅长治疗不孕症、先兆流产、盆腔炎性疾病等妇科疾病。其发表学术论文 30 余篇，主编出版《中医妇科治疗大成》《中医妇科临床手册》等专著。

验案一：育胞汤、促排卵汤、两固汤、养血调经汤加减治不孕[1]

患者，女，33 岁。2015 年 12 月 9 日初诊。

主诉：未避孕 3 年未孕，月经错后 20 年。患者既往月经不规律，自月经初潮起即后错，经期 6 天，月经周期 35～70 天，量中等，色暗红，伴少量血块，经行腰酸、小腹不适。末次月经为 11 月 20 日。平素带下量、色、质可，无异味。刻下：足凉，易急躁，纳可，眠安，大便一日一行，质可，小便无异常；舌暗胖大、苔薄白、脉细滑。既往无病史、否认过敏史。2015 年 7 月 9 日妇科 B 超：子宫前位，47mm×49mm×34mm，后壁肌瘤 20mm×16mm，内膜厚 7mm，右侧卵巢 36mm×20mm×17mm，左侧卵巢 37mm×26mm×13mm，双侧卵巢多囊样改变。2015 年 3 月 31 日激素六项：E_2 61pg/ml，FSH 2.3mU/ml，LH 3.38mU/ml，P 2.43ng/ml，PRL 12.54μg/L，T 0.66ng/ml。空腹胰岛素：123 mU/ml。中医诊断：全不产（脾肾阳虚证）。西医诊断：原发性不孕；多囊卵巢综合征。处方 1（育胞汤加减）：菟丝子 15g，女贞子 15g，枸杞子 12g，当归 15g，熟地黄 20g，紫河车 6g，黄精 12g，党参 15g，益母草 20g，续断 20g，牛膝 15g，月季花 10g，黄芪 25g，麸炒白术 25g，花椒 10g，补骨脂 15g，肉桂 10g，山楂 30g。12 剂，服至见透明拉丝白带停。处方 2（促排卵汤加减）：枸杞子 12g，菟丝子 15g，当归 15g，党参 20g，丹参 20g，羌活 10g，肉桂 10g，淫羊藿 15g，续断 15g，益母草 20g，川芎 12g，月季花 12g，花椒 10g，炙黄芪 25g，肉桂 10g。4 剂，见拉丝白带开始服用。处方 3（两固汤加减）：覆盆子 12g，枸杞子 15g，菟丝子 15g，熟地黄 15g，山药 15g，当归 15g，巴戟天 12g，淫羊藿 15g，锁阳 10g，续断 15g，牛膝 15g，党参 20g，炙黄芪 30g，麸炒白术 25g，肉桂 10g，紫石英 15g，补骨脂 15g，玫瑰花 10g。14 剂，服至来月经停。处方 4（养血调经汤加减）：川芎 12g，当归 15g，熟地黄 15g，赤芍 15g，泽兰 15g，党参 15g，川牛膝 12g，桃仁 15g，红花 15g，丹参 20g，益母草 20g，三棱 12g，莪术 12g，水蛭 6g（过敏者不用），麸炒白术 25g，肉桂 10g，炙黄芪 25g，小茴香 10g，鸡血藤 20g。3 剂，月经第 1～3 天服用。

二诊（2016 年 2 月 24 日）：末次月经为 2016 年 2 月 20 日，经量多，夹少量血块，无痛经，无乳房胀痛。2 月 5 日见透明拉丝白带，基础体温呈双相，体温高值 36.6℃。手足凉，腰腹清冷，纳、眠可，二便调。舌暗红胖大、少苔，脉沉细。继续初诊治疗方法 1 个月。

三诊（2016 年 4 月 20 日）：末次月经为 2016 年 4 月 5 日，行经 6 天，量可，色红，无血块，腰酸、乳房胀痛，手足凉好转，纳、眠可，二便调。舌暗红胖大、苔薄白，脉细滑。现可见透明拉丝白带，基础体温呈单相。处方 1 初诊促排卵汤方，4 剂，见透明拉丝白带起服；处方 2 初诊两固汤方 14 剂，服至来月经停；处方 3 初诊养血调经汤方，3 剂，月经 1～3 天服用；处方 4 初诊育胞汤方，12 剂，服至见透明拉丝白带。

四诊（2016 年 5 月 25 日）：末次月经为 2016 年 4 月 5 日，上处方 3、处方 4 两方未服用，现停经 50 天。5 月 23 日查血 HCG 15 181 mU/ml，P 9.25ng/ml。刻下：无明显不适，纳、眠可，二便调，乳房不胀，乳头触痛。舌淡胖、边有齿痕，脉细滑。自拟保胎方：菟丝子 20g，枸杞子 15g，炒山药 20g，炒续断 30g，桑寄生 30g，阿胶（烊）10g，麸炒白术 25g，炒白芍 30g，党参 20g，炙黄芪 25g，炙甘草 10g，炒杜仲 12g，补骨脂 12g，山茱萸 10g。14 剂，每日 1 剂，水煎分早、晚 2 次温服。嘱忌劳累过度，如出现腹痛及阴道出血情况应及时就诊。

五诊（2016 年 6 月 8 日）：停经 64 天，2016 年 5 月 31 日查 B 超：宫内胎囊 26mm×24mm×10mm，囊内可见胎芽长 8mm，可见心管搏动。患者自诉困倦，偶有心烦，乳房胀痛，无恶心、呕吐，无明显腰酸腹胀，纳、眠可，二便调。继四诊方 14 剂保胎治疗。随访至 2017 年 1 月顺利生产一男婴。

按语 此患者初诊月经后错、手足凉、腰腹凉、舌胖大、脉沉皆是阳虚之象，辨证属脾肾阳虚。育胞汤加用炙黄芪、花椒、肉桂、紫石英以改善阳虚症状；促排卵汤加用炙黄芪、花椒、肉桂、淫羊藿以助阳气升发，有助于卵泡排出；两固汤加用炙黄芪、肉桂、补骨脂、紫石英，既加强温阳力量，尤重肾中之阳，又改善阳虚症状；养血调经汤加用炙黄芪、肉桂、小茴香以温经行血，助经血下行。根据患者大便稀溏的情况，重视振奋脾阳，以麸炒白术健脾益气，燥湿运脾，主以温补脾肾，调理月经周期。二诊见患者基础体温成双相，可自主排卵，说明初见成效，然基础体温高温相偏低亦是阳虚的表现，效不更方，继予初诊方口服 1个月。三诊时患者手足凉、腰腹冷的阳虚症状有明显好转。四诊患者月经周期基本正常，阳虚症状改善，一般情况良好，为受孕做好准备，适时同房，则顺利受孕。分期序贯调理月经，根据阳气在月经不同时期的不同特点来认识和把握，应补即补，应护则护，张弛有度。

验案二：育胞汤加减治不孕[2]

某女，35 岁。2015 年 8 月 3 日初诊。

主诉：结婚 8 年，避孕未孕 4 年，月经停闭 12 个月。自诉 2009 年 5 月行人工流产术，术后口服屈螺酮炔雌醇片 6 个月经周期，停止服药后，月经停闭不行。曾行人工周期治疗，尚可行经。末次月经为 2014 年 8 月 1 日，迄今 12 个月未潮，再用人工周期治疗，经仍不行。近 4 个月自测基础体温（BBT）均为单相。纳、眠可，二便调。舌淡红苔薄白，脉弦细。既往月经：12 岁初潮，（5～7）天/（30～60）天，27 岁结婚，孕 1 产 0。西医诊断：继发性不孕。中医诊断：闭经；断绪。辨证：肾精亏虚。治法：补肾填精，养血调经。方用育胞汤加减，具体方药：菟丝子 30g，女贞子 15g，枸杞子 15g，覆盆子 15g，车前子 15g，茺蔚子 10g，党参 10g，熟地黄 15g，当归 10g，白芍 10g，香附 10g。20 剂，水煎服，每日 1 剂，早、晚饭后各服药 1 次。

二诊（2015 年 8 月 24 日）：月经未潮，白带增多，腰骶部凉，大便稀。舌淡红苔薄白，脉细滑。予 2015 年 8 月 3 日方加巴戟天 12g，炒白术 20g，仙茅 9g，淫羊藿 15g 继服。

三诊（2015 年 10 月 13 日）：月经未潮，近期恶心厌食，嗜睡，双乳胀。舌淡红苔薄白，脉滑。BBT 升高 32 天不降。查尿妊娠试验阳性，B 超提：子宫前位，增大，宫腔内可见妊娠囊大小约 20mm×12mm，可见卵黄囊，双附件区未见明显异常。提示宫内早孕。予补肾健脾安胎中药继服。追访患者于 2016 年 8 月足月顺产一健康男婴。

按语 排卵障碍包括持续不排卵、稀发排卵、不恰当排卵、未破卵泡黄素化综合征等，临床表现月经后期、经量少，是导致多种妇科疾病（如不孕症、闭经、功能失调性子宫出血等）的主要致病环节。郭老认为，肾阴肾阳的消长转化失常是排卵功能障碍的病机关键，肾精亏虚是卵子难以发育成熟及排卵功能障碍的根本原因。排卵障碍患者于行经期时转化失常，藏泄失调，当泄不泄，留陈留瘀，影响新生；于经后期时阴长不足，不能达到正常重阴的状态。故用药时行经期应用养血活血之法，一方面顺应阴阳气血的变化，祛瘀生新；另一方面以养血为基础，时时处处顾护妇女津液，不损天然之气血。经后期应用滋补肝肾、养血调经之法顺应此期阴长之势，且针对其阴虚之本。善补阴者，必于阳中求阴，于补阴的基础上适当加入补阳之品常常事半功倍。经间期应用滋补肝肾、温阳活血之法，顺应此期阴阳转化之势，亦补阴亦补阳使阴阳顺利转化，兼用活血促进血气正常运行，达到促排卵的目的。同时重视带下在辨证中的作用，白带增多提示阴精渐复，出现拉丝白带提示已至"重阴"阶段，即将发生阴阳转化。治疗过程中以中医调周序贯疗法为基础，结合具体情况辨证加减，不可胶柱鼓瑟。

验案三：育胞汤加减治不孕[3]

患者，女，29 岁。2018 年 7 月 3 日初诊。

主诉： 未避孕未孕 1 年，停经 4 个月。现病史：患者近 3 年月经周期后错，14 岁月经初潮，经期 3～7 天，月经周期 28 天～4 个月，经量尚可，经色暗红，有血块，行经小腹疼痛。结婚 1 年，性生活正常，未避孕未孕，末次月经为 2018 年 3 月 5 日，自测尿人绒毛膜促性腺激素（HCG）阴性。刻下症见：纳差，眠可，二便调，平素畏寒。舌红、苔薄白，脉沉细。B 超提示：子宫前位，宫体大小约 45mm×41mm×31mm，内膜厚约 4mm，左卵巢大小约 47mm×20mm，右侧卵巢大小约 41mm×18mm，双侧卵巢卵泡数均＞12 个，未见优势卵泡。性激素六项：FSH 9.57mU/ml，LH 21.01mU/ml，E_2 73pg/ml，T 1.00ng/ml，P 1.08ng/ml，PRL 9.74ng/ml。男方精液检查未见异常。西医诊断：原发性不孕，多囊卵巢综合征。中医诊断：闭经；不孕。辨证：肾精亏虚，冲任失调。治法：滋补肝肾，养血填精。方用育胞汤加减。处方：菟丝子 30g，女贞子 15g，枸杞子 15g，当归 15g，熟地黄 15g，黄精 15g，党参 15g，益母草 15g，续断 20g，怀牛膝 15g，川芎 10g，淫羊藿 30g，土鳖虫 10g，鳖甲 30g，鸡内金 20g，肉桂 10g，炙黄芪 30g，山茱萸 12g，葛根 30g。14 剂，颗粒剂，水冲服，早、晚各服 1 袋。治疗期间嘱患者监测基础体温，观察带下情况。

二诊（2018 年 7 月 31 日）：患者服药后食欲改善，畏寒好转，余症及舌脉同前，予初诊方加煅紫石英 15g，28 剂，服用方法同前。

三诊（2018 年 8 月 27 日）：基础体温升高 2 天，余症及舌脉同前，此时经后期阳长阴消，在二诊方滋阴的基础上增加温补脾、肾之品。处方以二诊方去女贞子、益母草、川芎、土鳖虫、肉桂、山茱萸、葛根，加覆盆子 12g，山药 15g，锁阳 10g，巴戟天 12g，鹿角胶 10g，补骨脂 15g，11 剂，服用方法同前；月经期治宜养血活血，嘱患者月经 1～3 天改服下方：熟地黄 15g，当归 15g，赤芍 15g，川芎 10g，丹参 15g，益母草 15g，党参 15g，川牛膝 15g，桃仁 12g，红花 12g，红藤 20g，鸡血藤 20g，小茴香 10g，延胡索 20g。3 剂，服法同前。

四诊（2018 年 9 月 11 日）：2018 年 9 月 9 日月经来潮，经量偏少，色暗红，痛经较前好转，经前乳房胀痛；纳可，食后易腹胀，近日情绪不佳，大便偏干，二日一行，小便可。复查性激素六项：FSH 8.67 m U/ml，LH 14.27 m U/ml，E_2 74pg/ml，T 1.09ng/ml，P 0.69ng/ml，PRL 7.32ng/ml。予二诊方去土鳖虫、肉桂、山茱萸、葛根，加鹿角胶 10g，补骨脂 15g，月季花 12g，11 剂，服法同前；服至见拉丝白带或 B 超监测卵泡成熟时，四诊方去女贞子、熟地黄、黄精、川芎、鳖甲、鹿角胶、补骨脂，加丹参 20g，羌活 10g，泽兰 12g，皂角刺 20g，3 剂，服法同前。

此后 3 个月患者定期复诊，月经规律来潮，同法继续调理。2019 年 3 月 5 日十一诊，患者末次月经为 2019 年 1 月 6 日，已停经 56 天，基础体温升高 14 天，自测尿 HCG 阳性，2019 年 3 月 5 日查：血 HCG 205.26 mU/ml，P 32.84ng/ml，E$_2$ 494pg/ml。予寿胎丸合胎元饮加减，处方：菟丝子 30g，阿胶 10g，续断 30g，麸炒白术 30g，白芍 30g，桑寄生 30g，炒杜仲 12g，山茱萸 12g，炙黄芪 30g，党参 20g，枸杞子 15g，太子参 15g，南沙参 15g，山药 15g。补肾健脾安胎至妊娠 10 周，后随访患者至妊娠晚期，一般情况良好，定期产检胎儿发育正常。

按语 患者近 3 年月经常后错，就诊时已停经 4 个月，且未避孕 1 年未孕，B 超提示双侧卵巢卵泡数均＞12 个，是典型的 PCOS 合并不孕患者，考虑为肾阴亏虚致精血不足，从而导致月经后错，甚至停闭；瘀血内停胞宫，故见经色偏暗，有血块，痛经；素体脾虚，运化失职，见纳差，形体消瘦。选用育胞汤加减滋阴补肾、养血填精，在此基础上加山茱萸、葛根以补肾生精，淫羊藿、肉桂温补肾阳，土鳖虫、鳖甲活血化瘀，散胞宫瘀血，炙黄芪、鸡内金益气健脾。二诊时患者症状好转，效不更方，加入紫石英温肾暖宫，为阴阳转化做好准备。三诊时，患者基础体温已升高两天，患者已经进入经后期，此时阳长阴消，故减少滋阴之品，加锁阳、巴戟天、覆盆子以温补肾阳，顺应此期特点，以助阳气充盛，为孕育做好准备；月经期顺应其生理特点，养血活血使其祛瘀生新。四诊时患者月经第 3 天，继予育胞汤加减滋阴补肾，去土鳖虫、肉桂、山茱萸、葛根，加鹿角胶、补骨脂以增强温补肝肾、益精养血之功效。因患者情绪不佳，加月季花调肝解郁；排卵期滋阴补肾的同时加入羌活、丹参、泽兰、皂角刺以温肾活血，通胞络，促进卵泡发育成熟及排出。同法调理 3 个月后患者顺利妊娠，后予补肾健脾安胎治疗。整个过程以补肾为基本原则，以月经周期阴阳气血盈亏的变化为依据，并根据发病的特点，选方用药，辨证加减，实现调经种子的目标。

参 考 文 献

[1] 郑婧，邸彗芳，丁霞，等. 郭志强顾护阳气调经用药经验[J]. 中医杂志，2020，61（03）：201-203.

[2] 王娜娜，王必勤. 郭志强中医调周序贯疗法治疗妇科疑难病经验[J]. 中华中医药杂志，2018，33（08）：3429-3432.

[3] 邸彗芳，郑婧，王必勤. 郭志强治疗多囊卵巢综合征致不孕症经验[J]. 中医杂志，2019，60（23）：1997-2000.

11. 黄海波验案实录

黄海波简介见第一章黄海波相关内容。

验案一：小柴胡变通饮加减治不孕[1]

卢某，女，28 岁。于 2009 年 4 月 6 日初诊。

主诉：闭经 7 个月，结婚 3 年不孕。刻诊：16 岁初潮，经期 4 天，周期 3～6 个月不等，经量中，色淡，阴道干涩，带下少，性欲淡漠，伴少腹冷胀，腰酸困痛，劳累后足跟痛，情志抑郁，喜太息，纳少多梦，二便调。舌质淡红、苔薄白，边见瘀斑，脉沉弦细，尺弱。辅助检查：妇科常规检查正常，BBT 单相。B 超监测无卵泡。E_2 36.31pmol/L，FSH 3.23U/L，LH 1.79U/L，PRL 301mU/L，T 0.79nmol/L，P 2.62nmol/L。甲状腺功能 3 项正常。中医诊断：不孕症；闭经；西医诊断：原发性不孕；排卵障碍。证属：肾虚肝郁。治法：疏肝补肾，促卵助孕。方药：小柴胡变通饮加减。处方：醋柴胡 9g，茯苓 10g，桂枝 9g，党参 20g，姜半夏 6g，炒黄芩 3g，刺五加 15g，炙甘草 6g，香附 10g，当归 10g，仙茅 9g，淫羊藿 9g，黄精 10g，姜枣为引。每日 1 剂，连服 20 剂。并嘱如感觉少腹单侧隐痛、胀痛并伴有白带增多，其质如蛋清时，即可 B 超监测有无排卵，如月经来潮停药，结束 3～7 天禁房造影。

二诊（4 月 27 日）：诸症稍有缓减，月经未潮。瘀斑色减，脉沉有力。守方继续治疗 30 天。

三诊（5 月 29 日）：诸症明显改善，近几日自觉少腹左侧有隐隐作痛感，白带增多，阴道湿润，有性欲感，按医嘱 B 超监测右卵巢内见有卵泡，直径 12mm×15mm，未见优势卵泡。此乃肾精充盈，气血调和，相当于经间期"的候"之象。继前方加减治疗，上方去炒黄芩，加紫河车 15g，紫苏梗 9g，土鳖虫 9g，沉香（后下）6g。连服 12 剂，以温肾行气，活血逐瘀破积，推动卵子排出。嘱隔日监测卵泡 1 次，直至排卵，并特别提醒卵泡发育直径≥18mm 时规律性生活，避免"任务"性同房。

四诊（7 月 16 日）：近几天晨起恶心，甚者呕吐，脉象滑而有力，妊娠试验结果阳性。嘱忌房事，食清淡营养之品。

随访足月生一女婴，母女健康。

验案二：输卵管阻塞性不孕治验[2]

王某，女，30 岁。2008 年 5 月 12 日初诊。

主诉：自诉婚后 3 年余未孕，现月经周期不定，时提前，时延后，经期 10 天左右，经期少腹隐痛，月经量少，淋漓不断，色暗红，有血块，带多色黄、有异味，间夹少量暗红色血液。舌红、苔薄黄腻，脉细略数。既往曾孕 50 余天，流产后间断性出血 10 余天，经中医治疗血止。经检查：男方精液正常，妇科常规检查也未见异常。患者自诉流产后经 B 超检查显示双角子宫。为确诊，经子宫输卵管碘油造影检查，显示为双角子宫、双侧输卵管间质部完全阻塞。证属湿热瘀结、胞脉闭阻。治宜清热除湿、活血化瘀。处方：鸡蛋花 15g，蒲公英 30g，连翘 12g，败酱草 30g，泽泻 12g，赤芍 10g，茯苓 10g，薏苡仁 20g，皂角刺 10g，丹参 30g，穿山甲（代）15g，三棱 6g，莪术 6g。30 剂，每日 2 剂，1 剂水煎早、晚分服，1 剂煎汤保留灌肠，同时以热药渣外敷，并嘱患者调畅情志。经期停服上方，改为少腹逐瘀汤加味口服。处方：炮姜 5g，赤芍 9g，当归 10g，炒五灵脂 7g，生蒲黄（包煎）9g，川芎 6g，制没药 5g，延胡索 7g，肉桂 9g，穿山甲（代）10g，路路通 10g，益母草 10g，牡丹皮 6g。每日 1 剂，水煎早、晚分服，每到月经期连服 4 剂。

二诊（2008 年 6 月 5 日）：月经结束已 2 天，用药后少腹隐痛明显好转，带下色白、无味，予洁炎通管汤加焦杜仲 12g，桑寄生 10g，30 剂，口服联合保留灌肠及外敷治疗，并配合情志疗法，经期予少腹逐瘀汤加味口服。

三诊（2008 年 7 月 2 日）：上述症状明显改善，继续以上法分期治疗。

四诊（2008 年 8 月 9 日）：诸症消失，精神佳，月经结束已 5 天，行输卵管通液术，显示双侧输卵管轻度通而不畅，腹痛消失，经期略有腹痛，血块减少，经量适中，但有腰膝酸困、周身乏力症状。治宜调补冲任，畅管助孕。处方：淫羊藿 10g，枸杞子 10g，巴戟天 10g，续断 10g，焦杜仲 12g，菟丝子 12g，墨旱莲 12g，牛膝 10g，乌药 10g，桂枝 10g，穿山甲（代）20g，赤芍 10g，丹参 10g，路路通 12g，三棱 6g，莪术 6g，甘草 6g。25 剂，每日 1 剂，水煎分服。

之后继续以此方加减调理，3 个月后患者怀孕，次年产下一健康女婴。

验案三：三紫汤治不孕[3]

某女，26 岁，教师。2014 年 11 月 20 日诊。

主诉：婚后 2 年同居，性生活正常，未避孕未孕。刻诊：曾就诊于内蒙古某大学附属医院，双方查无异常。14 岁月经初潮，周期、经期正常，下血量多色暗有块，初潮后至今，行经少腹疼痛，痛则剧烈难耐，额头冷汗，伴腰背酸楚，少腹不温，畏寒肢冷，便溏乏力。舌淡白，苔薄白而润，脉沉细。中医诊断：不孕症；痛经；经行泄泻。西医诊断：原发性不孕症；原发性痛经。证属：冲任虚寒。治法：温肾暖宫，益气养血，填精助孕。方药：紫石英 30g，紫河车 15g，紫苏梗 9g，川芎 10g，白芍 10g，当归 10g，炒吴茱萸 6g，炙甘草 6g，桂枝 10g，阿胶（烊化 10g），牡丹皮 6g，人参（兑服）6g，炒干姜 9g，麦冬 6g，姜半夏 9g，炮姜 6g，香附 10g，醋延胡索 10g，藁本 9g。经期连服 4 剂。嘱其每次月经服此方 4 剂，调理 5 个月经周期，电话告之妊娠。

参 考 文 献

[1] 黄震洲，荣宝山. 黄海波运用小柴胡变通饮经验浅谈[J]. 中国中医药现代远程教育，2018，16（18）：62-63.

[2] 黄震洲，荣宝山. 黄海波教授治疗输卵管阻塞性不孕症经验[J]. 甘肃中医药大学学报，2018，35（06）：20-22.

[3] 黄震洲，张龙梅，荣宝山. 黄海波教授三紫汤诊治子宫性不孕经验浅谈[J]. 医学信息，2018，31（10）：143-144.

12. 姜建国验案实录

> **姜建国** 教授，全国名中医，第五批全国老中医药专家学术经验继承工作指导老师，全国首批中医学术流派"齐鲁伤寒学派"负责人，"全国百名临床名中医培训计划"授课专家。师从李克绍、徐国仟教授。姜教授发表研究论文 100 余篇，主编、参编《伤寒论》《李克绍医学文集》《中医经典选读》《伤寒论选读》等著作 10 余部。其擅长运用经方辨治男女不孕不育症及各科疑难杂病。

验案一：多囊卵巢综合征型不孕症治验[1]

某患者，女，38 岁。2015 年 7 月 28 日初诊。

主诉： 婚后未避孕，4 年未孕。现病史：月经后延甚或闭经，经期小腹冷痛，多次体外受精-胚胎移植术（IVF-ET）失败，后期不发育正常卵泡，痤疮，肥胖，多毛，乳房发育不良，急躁，便秘，苔黄口臭，脉弦。实验室检查见激素水平极差：FSH 42.7U/L，LH 192.1U/L，E_2 89pg/ml；B 超示卵巢内布满囊肿。中医诊断：不孕。证属：少阴虚损，厥阴枢机不利。西医诊断：PCOS 型不孕症。治以补少阴肾水，枢转厥阴气化。方用：紫石英 30g，紫河车（冲服）10g，鹿角霜 30g，女贞子 30g，枸杞子 30g，菟丝子 30g，桑葚 30g，墨旱莲 30g，生地黄 20g，牡丹皮 12g，知母 12g，生牡蛎 30g，浙贝母 12g，桃仁 12g，红花 12g，当归 12g，川芎 12g，赤芍 12g，生蒲黄（包煎）10g，枳实 12g，柴胡 12g，郁金 10g，鳖甲 12g。上方随症加减连续治疗 4 个多月，囊肿渐少，发现 1 个优势成熟卵泡，后经肌内注射高纯度尿促性素促排取卵，行受精卵移植手术成功受孕。

按语 本例患者主症表现痤疮、肥胖、多毛、急躁、便秘、苔黄口臭，多为火热郁滞之象，然年近 40 岁肾精亏虚，加之多次体外受精未成，更致劫夺精气，肝气郁结。姜老师从厥阴病理入手，调整阴阳，补肝血疏气郁，兼以补肾清热、祛痰活血，连续调治 4 个多月，最终获效。

验案二：寿胎丸加减治不孕[2]

李某，女，38 岁。2012 年 6 月 20 日初诊。

主诉： 婚后 14 年未孕。患者 15 岁月经初潮，现月经周期可，经期 4 天左右，量少色暗，无痛经，经行腰酸，无明显凉感，末次月经为 6 月 15 日。平素急躁易怒，自述性生活可有可无。既往有结核菌素试验阳性史，现已系统治疗痊愈，双侧输卵管完全阻塞。刻诊：患者情绪低落，舌淡红苔薄黄，脉沉弱涩，寐差，纳可，二便调。四诊合参，辨为肾虚血少，治疗以补肾养血为主。处方：紫石英 30g，紫河车（冲）10g，菟丝子30g，巴戟天15g，枸杞子30g，女贞子30g，熟地黄30g，当归12g，炒白芍12g，川芎10g，阿胶（烊）10g，醋香附10g，杜仲15g，炒酸枣仁30g，生龙骨30g，生牡蛎30g，首乌藤30g，炙甘草3g。14剂，水煎服，并嘱患者调畅情志，避免受寒，夫妻勤于同房。上方随症加减调理数月，诸症渐轻，脉转流利。

2012年12月29日来诊：促排后取卵8枚，配胚成功6个，计划2天后移植。现周身无不适，舌淡红苔薄白，脉稍沉。遂改补肾安胎法，予寿胎丸加减。处方：菟丝子30g，桑寄生30g，续断12g，阿胶10g，熟地黄20g，砂仁10g，苎麻根10g，紫苏梗10g，当归10g，炒白芍10g，枸杞子30g，炙甘草3g。7剂，水煎服。

2013年2月28日B超：宫内可见一胎儿，胎心搏动正常。现已妊娠6个月，母子俱安。

验案三：二紫汤合二仙汤合桃红四物汤治不孕[3]

某患者，32岁，2015年12月9日初诊。

主诉：结婚2年。夫妻生活正常，未避孕而未孕。平素服用黄体酮促月经来潮，现停服，末次月经日期为10月20日，3天净，量少，色可，有血块，经期前2天伴小腹坠胀感，经期小腹凉，平素怕冷，手足凉，受凉后腰至膝盖冷痛，脾气急躁，体形肥胖。B超：多囊卵巢综合征。造影：左侧输卵管通而不畅。纳、眠可，二便调。舌红苔薄白，脉右尺弱左弦细。中医诊断：不孕症；肾阳虚证。西医诊断：不孕症。治法：温肾助阳，调补冲任。处方：紫石英30g，紫河车（冲服）10g，鹿角霜15g，淫羊藿30g，仙茅10g，巴戟天20g，菟丝子30g，肉桂10g，枸杞子20g，桑葚20g，桃仁10g，红花10g，川芎10g，当归10g，熟地黄10g，炒白芍10g，益母草60g，川牛膝10g，生蒲黄（包煎）10g，路路通30g，醋香附10g，生牡蛎30g，浙贝母20g。14剂，水煎服。方用二紫汤（紫石英、紫河车）、鹿角霜以暖宫填精，二仙汤（仙茅、淫羊藿）以温肾助阳，巴戟天、菟丝子以温补肾气，肉桂以温阳祛寒，枸杞子、桑葚以补阴和阳，配伍桃红四物汤加益母草、川牛膝、生蒲黄以活血利水通经，加路路通以兼顾输卵管病变，加醋香附以疏肝解郁，调理情志，加生牡蛎、浙贝母以助其减重。

二诊（2015年12月25日）：月经仍未至，余可。处方：上方加水蛭10g，土鳖虫10g，王不留行10g，皂角刺10g。30剂，水煎服。育麟丹4号2袋，日3次，每次4粒。患者月经仍未至，加水蛭、土鳖虫以加大破血逐瘀通经的力度，加王不留行、皂角刺以调节输卵管，亦可助通经。患者有求子愿望且月经仍未至。故配用育麟丹4号以加大补肾活血、祛痰散结之力。

三诊（2016年1月26日）：月经至，末次月经为2016年1月20日，5天净，量色可，稍有血块，经期诸症均有改善，余可。处方：上方鹿角霜改30g。30剂，水煎服。原方倍用鹿角霜以加大暖宫填精的力度，助其受孕。

四诊（2016年3月5日）：服药平妥，月经至，末次月经为2016年2月18日，

6天净，量色可，无血块。经期诸症均有改善。上方继服 30 剂，水煎服。

五诊（2016 年 4 月 7 日）：3 天前检查示怀孕。现恶心，轻微呕吐，偶尔腰酸，余可。处方：桑寄生 30g，菟丝子 30g，阿胶（烊化）10g，生地黄 10g，炒白芍 10g，当归 10g，紫苏梗 10g，砂仁 10g，川续断 10g，炙甘草 3g。7 剂，颗粒冲服。患者求子两年未果，故怀孕后应予以中药养胎安胎，方用桑寄生、菟丝子以补肾安胎，阿胶、生地黄以补血安胎，炒白芍、当归以活血安胎，紫苏梗、砂仁以和胃安胎，川续断以补肝肾、强筋骨、缓腰酸。

参 考 文 献

[1] 李文英，曲夷. 姜建国从厥阴理法辨治 PCOS 型不孕症经验[J]. 山东中医杂志，2017，36（06）：491-493.

[2] 尚云冰，曾国书，娄政驰. 姜建国治疗不孕症经验[J]. 长春中医药大学学报，2014，30（01）：56-58.

[3] 陈贞月，李震，姜建国. 姜建国治疗多囊卵巢综合征经验[J]. 山东中医杂志，2018，37（09）：758-760.

13. 金季玲验案实录

金季玲 女，教授，主任医师，博士研究生导师，天津市名中医，第四批全国老中医药专家学术经验继承工作指导老师。师从中医妇科名家夏桂成、陈丹华教授，从医 40 余载，经验颇丰，精于妇科，尤其是不孕症的治疗。

验案一：多囊卵巢综合征致不孕[1]

患者，30 岁，已婚，2013 年 12 月 12 日初诊。

主诉：月经错后 17 年，未避孕未孕 1 年余。病史：患者自月经初潮至今月经稀发，8 天/（4～9 个）月，量中等，色红，血块多，无痛经，经前乳房胀痛，经行伴腰坠感。末次月经为 2013 年 11 月 12 日，前次月经为 2013 年 2 月。2012 年 5 月生化妊娠 1 次，后未避孕，至今未孕 1 年余，欲求子。患者平素头晕，胸闷，腰酸，带下量少，纳少，寐安，大便稀，小便调。查体见面部痤疮较多，毛发浓密。舌淡红、苔薄白，有瘀点，脉细弦。辅助检查：2010 年 8 月查 B 超提示双卵巢多囊样改变。2013 年 10 月 22 日查性激素 6 项：FSH 5.15U/L，LH 12.98 m U/ml，E_2 71.63pg/ml，P 0.67ng/ml，PRL 7.82ng/ml，T 70.51 nmol/L。曾用炔雌醇环丙孕酮治疗，未见明显效果，现已停药，欲求中药治疗。西医诊断：多囊卵巢综合征；继发性不孕。中医诊断：月经后期；不孕症。中医辨证：肝郁肾虚血瘀。治宜补肾养血，清肝泻火。处方：当归 10g，白芍 10g，熟地黄 10g，枸杞子 15g，山茱萸 10g，菟丝子 15g，肉苁蓉 15g，巴戟天 15g，葛根 10g，紫河车 6g，阿胶（烊化）10g，制黄精 15g，麦冬 15g，鹿角霜（先煎）10g，野菊花 15g。14 剂。

二诊（12 月 26 日）：末次月经为 12 月 23 日，血量偏少，现基本已净。大便稀，面部痤疮稍有减轻。当天查性激素 6 项：FSH 5.41U/L，LH 5.23mU/ml，E_2 30.16nmol/L，P 0.41ng/ml，PRL 17.27ng/ml，T 50.00nmol/L。舌淡暗、苔白，脉细弦。上方去紫河车、制黄精、麦冬、鹿角霜，加炒白术 10g，山药 15g，砂仁（后下）10g，茯苓 15g。5 剂。并嘱患者记录基础体温（BBT），并于月经周期第 10 天起监测卵泡。

三诊（2014 年 1 月 3 日）：BBT 低相，带下量少，大便质不稀，面部痤疮好转。查 B 超：子宫 42mm×36mm×32mm，子宫内膜厚 6mm。左卵巢 33mm×18mm，卵泡大者 11mm×8mm，右卵巢 35mm×22mm，多囊样改变，卵泡大者 9mm×6mm。舌淡红、苔薄白，脉细弱。前方去野菊花，加鹿角霜（先煎）10g。继服 7 剂。

四诊（1 月 9 日）：BBT 低相不平稳，少许白带，查 B 超：子宫内膜厚 9mm，左卵巢卵泡大者 14mm×13mm。舌淡红、苔薄白，脉细弦。处方：当归 10g，白芍 10g，熟地黄 15g，枸杞子 15g，山茱萸 15g，菟丝子 15g，肉苁蓉 15g，巴戟天 15g，葛根 10g，阿胶（烊化）10g，鹿角霜（先煎）10g，制黄精 15g，补骨脂 10g，党参 15g，炒白术 10g。5 剂。

五诊（1 月 16 日）：BBT 高相，无不适主诉，舌淡红、苔薄白，脉细弱。处方：当归 10g，白芍 10g，熟地黄 15g，菟丝子 15g，肉苁蓉 15g，巴戟天 15g，淫羊藿 15g，鹿角霜（先煎）10g，香附 15g，川续断 15g，桑寄生 15g，阿胶（烊化）10g，麦冬 15g，炒白术 10g，砂仁 10g（后下）。7 剂。

六诊（1 月 23 日）：BBT 连续高相 12 天，下腹微坠，畏寒，大便稀，查血 HCG 35.46mU/ml，诊断：早孕。舌淡红、苔薄白，脉沉细滑。处方：菟丝子 15g，川续断 15g，桑寄生 15g，阿胶（烊化）10g，党参 15g，炒白术 10g，炙黄芪 15g，砂仁 10g，陈皮 10g，黄芩 10g，白芍 10g，熟地黄 15g，炙甘草 6g，山药 15g，补骨脂 10g，杜仲 15g，钩藤 15g。5 剂。

七诊（2 月 7 日）：查血 HCG＞10 000mU/ml，P 33.68ng/ml，无明显不适。舌淡红、苔薄白，脉细滑数。继服上方 14 剂。于 2 月 13 日查 B 超提示宫内早孕，可见胎芽、胎心。

按语 本案因多囊卵巢综合征（PCOS）导致不孕。患者自初潮始即出现月经推后、头晕、腰膝酸软，为肾虚之症。肾主生殖，卵子的发育成熟与肾精充盛密切相关。冲任精血乏源，精亏血少，运行迟滞而致血瘀，表现为经水后期，无排卵。精神压力大，导致肝郁气滞，日久化火犯肺，导致多毛，痤疮，婚久不孕，脉弦。本证虚实夹杂，以肝郁肾虚为本，血瘀为标。金教授肝肾同治，标本兼顾，嘱患者调畅情志，注意饮食，坚持体育锻炼，保持良好心态，给予分期治疗，首先用左归丸加减滋补肾阴，加上补阳药物与血肉有情之品以温肾阳、调补冲任，酌加制黄精、麦冬、野菊花以清肝泻火。嘱患者记录基础体温，因其呈周期性变化，与排卵有关。用药需在 BBT 的指导下，三诊为经后期，BBT 低相，用补肾填精药物促使卵泡发育。四诊处于排卵阶段，监测卵泡，并补肾调畅冲任，诱发卵泡成熟、排出，指导排卵期房事。五诊为经前期，BBT 高相，与之前相比，为有排卵之月经，继以益肾健脾养血之法，促使黄体功能健全。六诊 BBT 持续高相，验人绒毛膜促性腺激素显示已怀孕，但感下腹微坠，且有之前生化妊娠及不孕经历，患者精神紧张，嘱其调节好心情，树立信心，方药以益肾安胎为主。七诊患者已平稳，后成功孕育。

验案二：补肾调周法治疗不孕症[2]

王某，女，28 岁，已婚。初诊时间：2005 年 4 月 20 日。

初诊情况：婚后 2 年未避孕一直未孕。3 月 15 日月经来潮后，量少，色淡红质稀，淋漓不尽，故来我院就诊。平素月经 7 天/30 天，量中，色淡红质稀，无痛经。2004 年 12 月也曾经血来潮后淋滴 20 天方净，未诊治。前次月经为 2～13 日（安宫黄体酮引经），量中，色淡红质稀，7 日净。4 月 2 日查血 HCG：1.4mU/ml，4 月 15 日查 B 超：子宫内膜厚 7.3mm。平素怕冷，常感手足凉、腰部酸困。诊其舌脉，舌红苔白，脉沉细。中医诊断：崩漏不孕症。辨证分析：患者素体肾阳虚，命门火衰，阳不摄阴，封藏失职，冲任不固，不能制约经血，故经乱无期，淋漓不尽；肾阳虚血失温煦，故色淡红质稀；肾阳虚，生化失期，不能触发氤氲乐育之气，致令不能摄精成孕；畏寒手足冷，腰酸，脉沉细均为肾阳不足之征。诊疗经过：初诊患者来诊时如按其既往月经周期计算正值经期，但量少故而以活血行气为主。方药：当归10g，赤芍 10g，白芍 10g，生地黄 12g，熟地黄 12g，丹参 15g，泽兰 15g，牛膝 12g，川芎 6g，益母草 15g，五灵脂 10g，生蒲黄（包）10g，香附 10g，刘寄奴 12g。3 剂，并嘱患者监测基础体温。

二诊（4 月 23 日）：患者经血未净，量无明显变化，色暗红，有少许血块。基础体温处于低相。舌红苔黄，脉细弦。因患者自 3 月 15 日至今经血一直未净，使用活血药后经量仍未见增加，且伴有肾阴虚的表现，故而用补肾固冲止血之法。方药：女贞子 10g，墨旱莲 20g，山茱萸 12g，阿胶珠 12g，茜草 10g，乌贼骨 20g，仙鹤草 15g，枸杞子 12g，煅牡蛎 15g，菟丝子 15g，蒲黄炭（包）10g，鹿衔草 15g，棕榈炭 15g，三七粉（冲）3g。五剂。并加用安宫黄体酮 4mg，每天 2 次，连服 7 天。

三诊（4 月 28 日）：患者阴道血净，无明显不适。基础体温处于低相。舌红苔黄，脉细弦。因患者自初诊至今基础体温一直处于低相，故考虑患者目前仍处于卵泡期，因此治宜滋肾养血，平补阴阳。药用：女贞子 10g，墨旱莲 20g，当归 10g，白芍 10g，生地黄 12g，熟地黄 12g，牡丹皮 10g，制何首乌 15g，制黄精 15g，淫羊藿 12g，菟丝子 15g，鹿角霜 12g，山茱萸 12g，麦冬 12g，枸杞子 12g。4 剂。

四诊（5 月 3 日）：患者今日月经来潮，血量偏多，有血块。舌红苔黄，脉沉细。经期治宜补肾固冲止血，方同二诊，4 剂。

五诊（5 月 10 日）：月经已净，基础体温低相，舌红苔黄，脉沉细，处于卵泡期。治宜滋肾养血、平补阴阳，方同三诊。5 月 17 日患者来诊，因其基础体温仍处于低相，故继用此方治疗。

六诊（5 月 25 日）：患者白带量不多，无明显不适，周期 22 天，基础体温低相。舌红苔黄，脉沉细。患者目前体温仍没有上升趋势，由此可推断尚未排卵，故拟以补肾活血行气之法以促排卵。药用：当归 10g，赤芍 10g，白芍 10g，丹参 15g，泽兰 15g，牛膝 12g，香附 10g，红花 10g，淫羊藿 12g，菟丝子 15g，鹿角霜 15g，刘寄奴 12g，茺蔚子 15g，熟地黄 12g。

七诊（6 月 7 日）：患者无不适，基础体温仍处于低相。舌红苔白，脉沉细。查性激素 6 项：E_2 63.0，T 0.22，PRL7.14，LH 6.02，FSH 5.7。此提示雌激素水平较低。继用六诊方并加用安宫黄体酮 4mg，每日 2 次，连服 7 日。

八诊（6 月 18 日）：患者今日月经来潮，血量较多，有血块，色暗红。舌红苔黄，脉沉细。因患者正值经期故治以补肾固冲止血之法，方同二诊，并嘱患者于经行第 5 日起服氯米芬，50mg，每日 1 次，连服 5 日。

九诊（6 月 24 日）：月经已净，无不适，基础体温低相。舌红苔黄，脉沉细。处于卵泡期，治以滋肾养血、平补阴阳之法，方同三诊。

十诊（7 月 2 日）：患者周期 14 天，基温低相，稀白带多。舌淡苔白，脉沉细。处于排卵期，治以补肾活血行气以促排卵，方同六诊。

十一诊（7 月 9 日）：周期 21 天，基础体温上升 3 天。舌淡苔白，脉沉细。处于黄体期，治以温补肾阳之法。药用：菟丝子 15g，山药 12g，槐花 12g，淫羊藿 12g，当归 10g，白芍 10g，生地黄 12g，熟地黄 12g，鹿角霜 15g，山茱萸 12g，枸杞子 12g，川续断 12g，制黄精 15g，覆盆子 15g。

十二诊（7 月 20 日）：患者月经来潮，血量较多，有血块，无腹痛。舌红苔黄，脉沉细。处于月经期，治以补肾固冲止血之法，方同二诊，并嘱患者于经行第 5 日起服氯米芬，50mg，每日 1 次，连服 5 日。

8 月 22 日患者月经来潮，9 月 26 日尿妊娠试验阳性，2005 年 10 月 20 日查 B 超示宫内早孕，可见胎芽及胎心活动。在 7 月 20 日～9 月 24 日，根据月经周期的不同阶段分别给予不同的治疗方法及用药，如八诊至十一诊的诊治经过。

按语 本例患者来诊时即表现为月经周期的紊乱，且伴有肾阳虚的表现。根据月经周期中阴阳消长的转化规律，顺应月经周期的生理改变，调补肾阴肾阳，调整月经周期中阴阳消长转化的异常，从而恢复卵巢排卵和黄体功能，以利于受孕。此外根据基础体温提示的雌激素水平掌握好月经周期四期用药的时间，抓住经后期补阴确定物质基础，经间补肾活血促排卵，经前温肾为孕卵着床做准备的各个环节，治疗掌握好时机，从而收到了良好的效果。

验案三：补肾调周法治疗不孕症[3]

高某，女，32 岁，已婚。2011 年 1 月 5 日初诊。

主诉：以"未避孕 3 年未受孕"为主诉应诊。继发性不孕 3 年。患者 3 年前曾行人工流产术 1 次，术后至今未孕。患者平素月经规律，经期 7 天，周期 28～30 天，量中，色红，无血块，无痛经史。末次月经为 2010 年 12 月 20 日，孕 1 产 0。2009 年 11 月 2 日于外院行输卵管通液术：双侧输卵管通畅。2010 年 2 月 1 日于外院妇科彩超：左侧可见卵泡回声，最大为 14mm×11mm。今于我院复查，妇科彩超示：

右卵巢可见 14.9mm×13mm 囊泡。刻诊：月经周期第 18 天，腰膝酸软，寐安，二便调。舌淡苔白，脉细弦。证属肾虚偏阴，阳亦不足，按补肾调周法进之。现为经间期（卵泡期），以补肾活血行气为治疗大法。拟方：当归、白芍、枸杞子各 10g，熟地黄、制首乌、山茱萸、菟丝子、覆盆子、葛根、巴戟天、丹参、茺蔚子、鹿角霜、肉苁蓉、炙黄芪各 15g，紫河车粉（冲服）6g。14 剂，每日 1 剂，水煎，早、晚分服。

二诊（2011 年 1 月 18 日）：舌淡苔白，脉细弦。现月经周期第 29 日，月经将至。嘱行经第 1 日服药，月经期以活血行气为主，佐以滋补肾阴。前方去山茱萸、丹参、茺蔚子、覆盆子，加女贞子、墨旱莲、路路通各 15g，香附 10g。14 剂，每日 1 剂，水煎，早、晚分服。

三诊（2011 年 2 月 4 日）：末次月经为 2011 年 1 月 20 日，血量中，6 日净。舌淡苔白，脉细弦。周期第 19 天，体温上升。经间期（排卵期）继续以补肾活血行气为主，随症加减。首诊方去鹿角霜、丹参、茺蔚子，加黄精、续断各 15g，淫羊藿 10g。14 剂，每日 1 剂，水煎，早、晚分服。

四诊（2011 年 2 月 23 日）：末次月经为 2011 年 2 月 18 日，血量中，现行经第 6 日。舌淡苔白，脉细弦。嘱经净后开始服药，经后期（卵泡期）以滋肾养血为治疗大法。前方去续断，加丹参 15g。14 剂，每日 1 剂，水煎，早、晚分服。

五诊（2011 年 3 月 8 日）：月经周期第 19 天，体温上升。2 月 4 日方去黄芪、覆盆子，加山药、鹿角霜各 10g。7 剂，每日 1 剂，水煎，早、晚分服。

六诊（2011 年 3 月 29 日）：代诉，基础体温持续高相，昨日自测尿妊娠试验阳性，未诉其他明显不适。嘱其继服叶酸片，适当休息，避免剧烈活动。

按语 该患者为继发性不孕，多次 B 超监测卵泡提示缺乏优势卵泡，属排卵功能障碍性不孕，故金师侧重于对该患者经间期的调节。根据经间期的特点——"重阴必阳"，结合补肾调周法，在月经周期这一极其重要的阶段合理用药，对治疗不孕起到了决定性的作用。因此，金师认为，在经后期滋肾养血、蓄积充足精血的前提下，经间期补肾活血行气，即重阴已成，促使其动态转化才是促使卵泡发育成熟和排出的关键所在。具体治法是在补肾调周治疗大法的指导下，以补肾活血行气为主。在上诉案例中，金师合理应用了补肾对药，滋补肾精，调节阴阳平衡，佐以活血化瘀行气药物，如丹参、茺蔚子、路路通、香附等，这就保证了在排卵期既有足够的物质基础，又有氤氲之气能够顺畅活动的必要条件，故而达到了促排卵、助孕的目的。总之，治疗不孕症结合现代医疗手段，准确辨证，明确药性，合理应用对药，必将达到理想的治疗效果。

参 考 文 献

[1] 杨彬，闫颖，金季玲. 金季玲治疗多囊卵巢综合征经验[J]. 湖南中医杂志，2016，32（12）：41-42.

[2] 张嘉英，金季玲. 补肾调周法治疗不孕症之临床观察 1 例[J]. 黑龙江中医药，2007，4：27-28.

[3] 梁婧，金季玲. 金季玲治疗不孕症对药运用举隅[J]. 江西中医药，2011，42（09）：18-19.

14. 韩冰验案实录

韩冰简介见第一章韩冰相关内容。

验案一：补肾调冲法治不孕[1]

患者，李某，女，32岁，已婚，孕3产0。初诊于2016年10月25日。

主诉： 未避孕未孕1年。患者初潮16岁，平素月经（4～5）天/（28～30）天，量少，末次月经为2016年10月3日，有3次人工流产史，最后1次是2015年6月。患者现乏力、易困，舌质淡红，苔薄白，脉弦细。自诉输卵管通液检查未见异常，男方精液检查正常。综其脉证，西医诊断为继发性不孕症，中医诊断为不孕症，属肾虚、冲任失调型，法宜补肾调冲。处方：菟丝子、覆盆子、淫羊藿、补骨脂、巴戟天、石斛、黄精、何首乌、丹参、月季花、鹿角霜、紫石英。14剂，水煎服。嘱：下次月经的第2～4天查性激素6项，月经干净后查妇科彩超以了解子宫及双附件情况。

二诊（2016年11月8日）：患者自诉服用上药10剂月经来潮，量稍增多，现月经干净1天。月经第2天查性激素6项：FSH 10.80U/L，LH 2.99U/L，E_2 57.6nmol/L，PRL 12.60μg/L。患者FSH较高，FSH/LH＞3，考虑卵巢储备功能下降。月经干净查妇科B超：子宫50mm×51mm×37mm，子宫内膜厚5.8mm，窦卵泡数：左6～7个，右5个，偏实。继续用补肾调冲之法，在前方的基础上加紫河车、牛膝，减去鹿角霜。7剂，水煎服。

三诊（2016年11月15日）：患者诉服药后乏力、易困症状较前明显好转，近日白带量渐多，接近排卵期，适当添加药物以活血通络，促进排卵，并体现黄体期注重补肾的思想，予菟丝子、覆盆子、淫羊藿、补骨脂、巴戟天、石斛、黄精、何首乌、丹参、月季花、王不留行、路路通、杜仲、桑寄生、茺蔚子、紫河车、紫石英。14剂，水煎服。

患者坚持服药2个月，月经未潮，自测尿妊娠试验阳性，遂停药观察。后患者想继续调理，故给予补肾安胎方治疗。处方：黄芪30g，太子参30g，苎麻根30g，菟丝子30g，续断10g，桑寄生30g，鹿角胶15g，阿胶15g，艾叶炭10g，白术10g，巴戟天10g。7剂，水煎服。保胎治疗至孕3个月后停药。

按语 韩冰教授认为，肾虚、冲任失调，影响月经与怀孕，是本病发生的根本。因此强调补肾调冲的重要性。正常女性生殖系统的受孕能力称为生育潜能。卵巢储备功能下降即卵巢中的存留卵子量降到阈值（临界值）以致影响了生育潜能，导致生育力低下。肾和冲任是女性生殖功能的核心，具有协同作用，共司经、孕、胎、产等一系列生殖活动。患者素体气血不足，冲任失调，胞胎失养，故月经量少，加之患者多次堕胎，损伤胞宫，导致不孕。治宜补肾养血，调理冲任。治疗过程中补肾药相须为用，可起到滋补肝肾、调理冲任、协同调理卵巢功能的作用，并根据月经周期中阴阳消长的变化，在总的治疗原则上合理添加药物，改善患者肾气不足、肾精亏损、气血不足、冲任失调的病理状态，使任通冲和，而胎孕自成。

验案二：多囊卵巢综合征致不孕症[2]

患者李某，女，28岁。2015年9月2日初诊。

主诉：未避孕未孕3年，月经周期延长1年。患者12岁月经初潮，既往月经（5～7）天/30天，量中，色红，无血块，无痛经；近1年无诱因出现月经周期延长，30～60天，无经期改变，末次月经为2015年8月20日，前次月经为2015年6月29日。查B超示：子宫大小46mm×45mm×41mm，子宫内膜厚9mm，双卵巢增大呈多囊性改变。月经第2天查性激素6项：T 1.63nmol/ml，E_2 26pg/ml，FSH 5.59mU/ml，LH 8.39mU/ml，P<0.1ng/ml，PRL 23.10ng/ml。胰岛素释放实验提示胰岛素抵抗。患者体形偏胖（BMI 27.55），腰膝酸软，双下肢发凉，纳可，寐安，二便调。舌淡暗，苔白，脉沉弦。爱人精液常规正常。西医诊断：①原发性不孕症；②多囊卵巢综合征。中医诊断：原发性不孕症（肾虚血瘀证）。治法：温肾助阳，养血活血。处方：淫羊藿10g，菟丝子30g，补骨脂15g，巴戟天10g，杜仲10g，桑寄生30g，石斛20g，黄精30g，何首乌15g，丹参30g，鸡血藤30g，月季花10g，橘叶15g，鹿角霜15g，紫石英30g。7剂，水煎服。嘱自测基础体温。

二诊（2015年9月9日）：患者仍感腰膝酸软、双下肢发凉，舌脉同上。处方：上方加香附10g，生鸡内金15g，生山楂15g，刘寄奴15g，14剂，水煎服。

三诊、四诊：患者月经未来潮，反复测血HCG均阴性，在原方的基础上重用柴胡、桑叶、荷叶、草决明、香附、桂枝、桃仁、红花、益母草、泽兰等药，辨证加减以理气活血化瘀，促进经血排出。

五诊（2015年10月21日）：患者2015年10月19日月经来潮，量多，诉腰膝酸软、双下肢发凉症状较前有所缓解。舌淡，苔薄白，脉沉滑。处方：2015年9月2日方继服14剂，水煎服。

六诊（2015年11月4日）：患者诉腰膝酸软、双下肢发凉症状明显减轻，带下量增多，呈蛋清样。舌淡，苔薄白，脉沉弦。处方：上方加月季花10g，皂角刺15g，7剂，水煎服。

七诊（2015年11月11日）：患者诉腰膝酸软症状明显缓解，偶感双下肢发凉，舌脉同上。处方：上方加黄芪30g，白术15g，7剂，水煎服。

按照上法结合肾阴阳平衡周期性变化，分别酌情加减滋肾益阴、活血养血通经、补肾益气助阳药物，治疗4个月经周期，期间月经基本规律。2016年4月6日（停经37天）查血：HCG 377.2mU/ml，P 21.1ng/ml。2016年4月20日（停经51天），B超示早孕（可见胎芽、胎心）。

按语 患者脾肾阳虚，失于温煦，故腰膝酸软、双下肢发凉；脾失运化，水湿积聚成痰，故体形偏胖；痰湿阻滞胞宫冲任，则使经血瘀滞不下，故月经后期。治疗上以温肾助阳、养血活血为主，患者腰膝酸软、双下肢发凉等肾阳虚症状明显，故重用杜仲、桑寄生以补肾强腰膝，重用淫羊藿以加强补肾阳之品。初诊及六诊患者处于排卵期，加用月季花、皂角刺活血通经之品以促进排卵，改善子宫内膜以促进受精卵着床；二、三、四诊患者月经未来潮，反复妊娠试验均阴性，故重用桃仁、红花、益母草、泽兰等活血化瘀之品，以促进经血排出；五诊患者正处月经前半期，此时血海空虚，肾阴逐渐增长，故重用石斛、黄精、何首乌、丹参、鸡血藤滋肾益阴养血，以促进卵泡生长；七诊患者处于月经后半期，此时阴消阳长，肾阳逐渐增长，故加用黄芪、白术等益气升阳之品。患者治疗 4 个月经周期后经血调，并结合监测基础体温指导同房，不久即受孕。

验案三：二仙汤合调肝汤加减治不孕[3]

李某，女，30 岁。初诊日期：2011 年 9 月 12 日。

主诉：患者婚后 3 年未避孕一直未孕，现停经 4 个月。末次月经为 2011 年 5 月 15 日，7 天净，色红，量中，有血块，腹痛，腰酸。平素月经欠规律，1～3 个月行经 1 次，每次 7 天，量、色、质均正常。2009～2010 年间断服用中药治疗，效果不明显。妇科检查、B 超均无异常。丈夫精液常规检查正常。刻诊：患者面色晦暗，四肢不温，郁郁寡欢，纳少，二便调，带下量少。舌淡苔白，脉弦细，双尺无力。辨证为肝郁肾虚证，治宜活血调经、温阳理气。处方：柴胡 10g，青皮 10g，路路通 10g，王不留行 20g，丹参 30g，鸡血藤 30g，生山楂 30g，鸡内金 20g，淫羊藿 15g，仙茅 10g，蒲公英 50g，鳖甲 20g，鹿角霜 15g，紫石英 30g，牛膝 10g。7 剂，每日 1 剂，水煎，分 2 次服。嘱监测基础体温（BBT），并检查性激素 6 项。

二诊（2011 年 9 月 19 日）：服药后，自觉手足渐温，情绪好转，但仍纳少，带下量少。舌淡苔白，脉细。性激素 6 项示雌激素低于正常值。治宜温肾填精，养血调经。处方：淫羊藿 15g，仙茅 10g，巴戟天 10g，补骨脂 15g，山药 10g，山茱萸 10g，阿胶珠 10g，当归 10g，白芍 15g，茯苓 15g，生山楂 30g，鸡内金 20g，刘寄奴 15g，鹿角霜 15g，牛膝 10g。

三诊（2011 年 9 月 26 日）：服药调和，手足已温，情绪良好，带下量增，舌脉同前。治宜温肾填精，调和阴阳。处方：菟丝子 30g，覆盆子 15g，补骨脂 15g，巴戟天 10g，淫羊藿 15g，仙茅 10g，丹参 30g，石斛 20g，黄精 30g，何首乌 30g，鹿角霜 15g，紫石英 30g。14 剂，每日 1 剂，水煎，分 2 次服。

四诊（2011 年 10 月 12 日）：阴道褐色分泌物 2 天，舌脉同前，处方上方加益母草。

五诊（2011 年 10 月 19 日）：服上方 4 剂后于 2011 年 10 月 16 日月经来潮，经量多，色淡，月经仍未净。舌淡苔白，脉细但较前有力。治宜滋肾调经。处方：熟地黄 20g，当归 10g，赤芍 15g，川芎 10g，黄精 20g，石斛 30g，何首乌 30g，山茱萸 10g，丹参 30g，杜仲 10g，桑寄生 30g，鹿角霜 15g，紫石英 30g。

间服 30 剂，面见光泽，手足已温，纳可，精神佳，带下量转多。10 月 16 日月经复潮。效不更方，BBT 检测，提示 10 月 31 日为体温最低点，指导同房。BBT 上升第 19 天测尿妊娠试验阳性，于 11 月 16 日 B 超检查见胎心、胎芽。

按语 本案患者婚久不孕，平素郁郁寡欢，患有乳腺增生病史，乃多忧多虑，气机不畅，日久肝气郁结所致。木郁土壅，脾之运化功能减弱，故纳少；面色晦暗，四肢不温，带下量少，乃为素体虚寒，无力温煦之征；肝郁脾弱肾气虚寒，故闭经；舌淡苔白，脉弦细，双尺无力，则为肝郁肾虚之象。本案以肝郁为标，肾虚为本，故以活血理气、补肾调经之法治疗，一诊以治标为主，用柴胡、青皮、蒲公英疏肝泻热行气；路路通、王不留行通利血脉经络；丹参、鸡血藤活血养血调经；鳖甲软坚散结；仙茅、淫羊藿、鹿角霜、紫石英温肾助阳。生山楂、鸡内金化瘀通经，《医学衷中参西录》谓鸡内金"治痃癖癥瘕，通经闭"。服药后患者自觉手足渐温，情绪好转。二诊以二仙汤合调肝汤加减补肾调肝，加生山楂、鸡内金化瘀通经；白芍、茯苓和当归调和肝脾；刘寄奴破血通经；牛膝引血下行；鹿角霜温肾阳，益精血。三诊手足已温，情绪良好，带下量增，仍以二仙汤加菟丝子、覆盆子阴阳并补，安和五脏；丹参活血调经；石斛、黄精益气养阴清热；何首乌补益精血；鹿角霜、紫石英温肾助阳。四诊阴道出现褐色分泌物，上方加益母草活血调经。五诊月经来潮，以四物汤活血化瘀调经为主，加杜仲、桑寄生补肝肾；丹参活血调经；石斛、黄精益气养阴清热；鹿角霜、紫石英温肾助阳。服药 1 个月后月经复潮，择其候，终始孕育。

参 考 文 献

[1] 韩小学，张崴. 韩冰教授运用补肾调冲法治疗卵巢储备功能减退经验[J]. 云南中医中药杂志，2018，39（06）：5-7.

[2] 王瑞婷，宋殿荣，王雅楠. 韩冰治疗多囊卵巢综合征致不孕症经验总结[J]. 江西中医药，2016，47（09）：39-40.

[3] 张晓侠，赵志梅. 韩冰教授治疗不孕症经验[J]. 中医学报，2012，27（12）：1592-1593.

15. 连方验案实录

连方 教授，主任医师，齐鲁名医，山东省五级中医药师承教育项目指导老师，享受国务院政府特殊津贴。其创造性地发展了中医调周理论，以八期理论治疗多种原因导致的月经病及不孕症，临床获得良好疗效。

验案一：二至天癸方加减治不孕[1]

王某，女，32 岁。于 2007 年 4 月初诊。

主诉： 原发不孕 6 年，少腹疼痛固定、偶有热感近 4 年，赤白带下。舌淡红、略暗，苔薄黄，边略有瘀点，脉弦。妇科检查：子宫压痛，双侧附件增厚压痛并触及条索状结节。子宫输卵管造影示双侧输卵管通畅但迂曲较细，造影剂盆腔弥散局限。用药：女贞子、墨旱莲、桑寄生、菟丝子各 15g，生地黄、川芎、当归、白芍、赤芍、制香附各 12g，甘草 6g。于月经干净始服，9 剂。

药后复诊自述腹痛明显减轻，带下无赤、量减。舌淡红苔薄白，脉弦。联合西药促排卵治疗，排卵期 B 超监测排卵指导同房 3 个周期后受孕。

按语 湿热之邪与血搏结，瘀阻冲任，血行不畅，故小腹疼痛拒按，有灼热感，或有积块；肝经湿热下注则带下赤白。《傅青主女科·行经后少腹疼痛二十二》："盖肾水一虚则水不能生木，而肝木必克脾土，木土相争，则气必逆，故而作疼。"傅青主治以调肝汤，是以疏肝气为主。此例气滞证轻而亦有瘀血之象，故连师取傅青主之调肝汤之方义却不泥于其君臣配伍，据病例之特点以二至天癸方补肾益精为基础，佐以理气化瘀和血。乙癸同源，水足而肝气益安，肝气安而逆气自顺；血分热瘀皆除，腹痛自止，亦无带下赤白。《神农本草经》称芍药可止痛，能治"邪气腹痛，除血痹，破坚积"。现代药理研究发现，赤芍总苷可显著调节机体微循环，降低血清、血浆黏度，抑制腺苷二磷酸（ADP）诱导的血小板聚集，延长凝血酶原时间（PT）和活化部分凝血活酶时间（KPTT），亦能抗血栓。红花亦能活血化瘀，但赤芍苦寒善入血分而清热散瘀；红花辛温通散，活血通经止痛之力强，长于祛瘀。药理研究表明，当归、川芎、丹参、红花、赤芍等活血化瘀药物有改善盆腔血液流变学和微循环的作用，能使卵巢和子宫的血供加强，功能得到改善，从而促进血行，使补肾药充分发挥作用，增大子宫，以求种子之功效。连师精于对中药四气五味的揣摩却又善于利用中药现代药理研究，如红花、酸枣仁二者煎剂可兴奋子宫，促进子宫发育。连师常用此加减治疗子宫发育不良者。

验案二：二至天癸方治不孕[2]

张某，女，24 岁。2010 年 8 月 12 日初诊。

主诉：因"阴道不规则出血 47 天"就诊。月经 16 岁初潮，平素 7 天/（27～32 天），量色质可，轻度腹痛。自述 2006 年因心情抑郁停经 1 年，后经量增多，痛经加重。2010 年 3 月 8 日月经来潮，量多，一直未净，4 月 23 日因贫血昏倒，4 月 25 日行刮宫术后 7 天内血止，后月经不规律，（7～52）天/（24 天至 3 个月），量多，色淡红，无血块，淋漓不尽。末次月经为 2010 年 6 月 27 日（MC：47 天），经仍未净。症见面色苍白，气短神疲，偶感腰酸，纳呆，眠差。舌淡红、苔薄白，脉细。8 月 5 日（MC：40 天）B 超示：子宫前位，大小约 47mm×45mm×40mm，形态规整，表面光滑，子宫内膜厚 15mm，回声不均匀，内探及 10mm×9mm 增强回声，双侧附件区未探及明显异常。血常规：血红蛋白 92g/L。西医诊断：①慢性子宫异常出血（AUB）；②子宫内膜息肉；③轻度贫血。中医诊断：崩漏（脾肾两虚证）。治疗过程：就诊当日给予雌、孕激素（戊酸雌二醇、黄体酮软胶囊）、复方阿胶浆及归脾汤加味。处方：白术 9g，当归 9g，茯神 9g，黄芪 12g，远志 6g，龙眼肉 12g，酸枣仁 12g，人参 6g，木香 6g，炙甘草 3g，生姜 6g，大枣 3 枚，熟地黄 15g，益母草 30g，马齿苋 30g，仙鹤草 30g，茜草 12g。共 11 剂。

8月26日复诊：自述血止后月经来潮，末次月经为8月24日，量多，色淡红，少量血块，伴小腹疼痛。内分泌示：FSH 5.59mU/ml，E$_2$ 46pg/ml。治疗上月经第5天始给予戊酸雌二醇片，月经第16天起加用黄体酮软胶囊，中药继续给予上方归脾汤加味和复方阿胶浆调理。

9月21日月经来潮，血常规：血红蛋白112g/L。继续给予戊酸雌二醇、黄体酮胶囊，用药前11天配合二至天癸方。处方：女贞子15g，墨旱莲15g，枸杞子15g，菟丝子15g，当归12g，白芍12g，川芎12g，熟地黄12g，制香附9g，炙甘草6g。并合用归脾汤：白术9g，当归9g，茯神9g，黄芪12g，远志6g，龙眼肉12g，酸枣仁12g，人参6g，木香6g，炙甘草3g，生姜6g，大枣3枚。后期配合二仙调经方：仙茅9g，淫羊藿15g，杜仲15g，川续断15g，当归12g，川芎12g，白芍12g，香附12g，甘草6g。至经潮，复方阿胶浆一直服，连行3个周期。后期随访1年，患者月经基本规律，（7～8）天/（29～34）天，量中，色红，少量血块，轻度腹痛，无其他不适。

患者2013年11月14日因"未避孕未孕2年"再次就诊，自述近6个月月经不规律，（8～14）天/（29～32）天，量多，色淡红，少量血块，轻度腹痛。末次月经为2013年11月9日。妇科检查示大致正常。内分泌示：FSH 6.41mU/ml，LH 12.11mU/ml，E$_2$ 65pg/ml，P 1.07ng/ml，T 0.57ng/ml，PRL 17.80mU/ml。B超：子宫前位，颈上测值50mm×44.8mm×33.4mm，肌层回声均质，子宫内膜厚14.5mm，宫腔内探及13.9mm×8mm低回声区及数个小无回声区，右侧卵巢44mm 9mm×24.4mm，其内探及1枚0.75cm卵泡及多于12枚小卵泡；左侧卵巢36.6mm×20.4mm，其内探及多于12枚小卵泡；超声影像：①宫腔内低回声区原因待查；②PCOS。行子宫输卵管造影：宫腔显影，常大，内壁多处充盈缺损，双侧输卵管显影，弥散可。于12月行宫腔镜诊疗示：①宫腔粘连；②子宫内膜息肉？病理诊断：子宫内膜呈简单性增生，部分区域呈复杂性增生。西医诊断：①原发性不孕症；②多囊卵巢综合征（PCOS）；③宫腔粘连；④子宫内膜增生。中医诊断：①不孕症（脾肾两虚证）；②经期延长。给予戊酸雌二醇，黄体酮软胶囊序贯周期调理（同上），同时配合归脾汤加味。处方：白术9g，当归9g，茯神9g，黄芪12g，远志6g，龙眼肉12g，酸枣仁12g，人参6g，木香6g，炙甘草3g，生姜6g，大枣3枚，熟地黄15g，益母草30g，马齿苋30g，仙鹤草30g，茜草12g。行2个周期。之后给予来曲唑+注射用尿促性素（HMG）促排卵治疗，未见优势卵泡。后给予患者经后期二至天癸方合归脾汤（方药同前），经前期二仙调经方（方药同前）调理3个周期后，再次给予来曲唑合注射用尿促性素（HMG）促排卵，诱发一个优势卵泡发育并排卵，指导同房，排卵后给予黄体酮软胶囊，并予中药参芪寿胎丸方加味。处方：党参15g，黄芪15g，杜仲15g，菟丝子15g，盐续断15g，桑寄生15g，白术12g，白芍12g，香附12g，甘草6g。本周期获成功妊娠，于2014年3月足月顺产一男婴，体健。

按语　初诊时，患者不规则阴道出血47天，经色淡红，面色苍白，气短神疲，纳呆，眠差，脉细。加之思虑伤脾，考虑脾虚，脾虚气陷，脾不统血，经血非时而至，淋漓不净，日久不止，气虚血虚症状明显。脾为后天之本，阴精阴血亏虚，无以滋养先天，肾精亏虚，故而腰酸。血红蛋白92g/L，明显的贫血指征。故前期治疗上以补脾益气、补血止血为主，配合西医激素序贯调周法，给予雌、孕激素及归脾汤加减治疗。脾虚症状改善后，根据中医四期调经理论（经月期：活血调经、祛瘀生新；经后期：养血滋阴，以阴助阴；排卵期：活血补肾；经前期：补肾助阳），调经治本，滋阴补肾，同时结合西医雌、孕激素序贯疗法，中西医结合调理月经，疗效满意。治疗过程整体体现中医崩漏塞流、澄源、复旧的治疗原则，同时配合西医雌、孕激素序贯疗法，中西医结合，融会贯通，优势明显。

患者再次就诊时未避孕未孕2年，月经不规律，平素易受情志影响。中医根本原因在于脾肾两虚。西医考虑两大原因：①根据患者卵巢呈多囊样改变，LH/FSH＞2，可诊断为多囊卵巢综合征；②患者B超、子宫输卵管造影及宫腔镜均提示宫腔粘连、子宫内膜增生。宫腔镜诊疗后，促排卵周期监测卵泡，未见优势卵泡，考虑主要原因仍在于脾肾两虚。肾主生殖，肾气虚弱，冲任虚损，不能成孕。因此给予患者经后期二至天癸方合归脾汤，经前期二仙调经方调理脾肾三个周期，脾肾两虚症状改善后，中西医结合促排卵治疗，见优势卵泡，指导同房，成功妊娠。该成功案例证明中医在治疗崩漏及不孕症方面有其独特的优势，中西医结合治疗，融会贯通，疗效显著。

验案三：多囊卵巢综合征不孕治验[3]

万某，女，28岁，已婚。初诊于2009年12月21日。

主诉：经期错后3年，结婚2年未孕。患者平素月经45天至2个月一行，量少，色暗，末次月经为2010年12月18日。结婚2年，夫妇同居未孕，近1年发胖明显，体重增加约10kg，平时感腰膝酸软，畏寒，痰多。舌胖大，苔腻，脉沉滑。妇科检查示：宫体略小，余未见明显异常。阴道B超示：双侧卵巢均探及多于12枚小卵泡。基础内分泌示：FSH 5.35mU/ml，LH 13.28mU/ml，P 0.53ng/ml，E_2 43pg/ml，T 0.73ng/ml。中医诊断：不孕症；月经后期。证属肾虚痰湿阻滞。西医诊断：原发性不孕症；多囊卵巢综合征。予中药补肾调周3个周期，同时口服二甲双胍2.5mg，日3次，餐中服。嘱第4个月经周期第3天复诊。

2010年3月28日复诊：述服药期间体重减轻，不适症状减轻，末次月经为2010年3月26日。复查内分泌结果示：FSH 4.32mU/ml，LH 6.24mU/ml，P 0.48ng/ml，E_2 43pg/ml，T 0.73ng/m。予氯米芬50mg，每日1次，共5天，5天后加用戊酸雌二醇1mg，每日1次。同时服用中药二至天癸方合启宫丸，9剂。4月10日阴道B超示：子宫内膜0.73A，右侧见优势卵泡大小为16mm×10mm。继予原方案3天，4月13日阴道B超示：子宫内膜0.85A，卵泡大小为18mm×11mm。嘱患者自测尿LH，示阳性。当即给予HCG 10 000U肌内注射，并口服桂枝茯苓胶囊4粒，每日3次，连用3天。嘱其此期间连续2天同房。2天后超声示卵泡已排，给予黄体酮胶囊50mg，日2次，连用12天，中药给予寿胎丸加味以补肾固冲。

4 月 28 日自测尿 HCG 示阳性，血 E_2 235pg/ml，P 38.86ng/ml，HCG 936mU/ml。5 月 15 日阴道 B 超示：早孕（符合 6+孕周）。

参 考 文 献

[1] 李婷婷. 连方主任医师运用二至天癸方经验[J]. 中医药学报，2009，37（05）：43-44.
[2] 梁玉凤，连方. 连方中西医结合治疗崩漏及不孕症验案举隅[J]. 湖南中医杂志，2016，32（02）：117-118.
[3] 刘新苑. 连方教授治疗多囊卵巢综合征不孕经验介绍[J]. 辽宁中医药大学学报，2011，13（05）：101-102.

16. 李光荣验案实录

李光荣 教授，主任医师，博士生导师，享受国务院政府特殊津贴，第三批全国老中医药专家学术经验继承工作指导老师。其从事中西结合妇科学临床、教学及科研工作 40 余年，发表学术论文 30 余篇，参加编写著作 7 部。

验案一：逍遥散合小泽兰汤加减治不孕症[1]

患者，女，35 岁，孕 1 产 0。初诊：2002 年 8 月 13 日。

主诉：患者自 2 年半前始，未采取任何避孕措施，性生活正常，至今未孕。1 年前在多家医院就诊，查女性激素水平正常；月经期行诊断性刮宫术，病理结果示月经期子宫内膜、腺体分泌良好；B 超监测有排卵；基础体温双相，黄体期略短。6 个月前行输卵管通液术示双侧输卵管通畅。曾 3 次行人工授精均失败。3 个月前查抗精子抗体（＋），抗卵巢抗体（＋），诊断为免疫性不孕症。平素月经周期 28 天，每次行经 5 天，经量中等，有少量血块，无痛经史。末次月经为 8 月 5 日。现面部痤疮，小腹胀，纳可，眠佳，二便调。舌质淡红，有瘀点，苔薄黄腻，脉象沉略滑。中医诊断：不孕症。中医辨证：湿热瘀结。西医诊断：免疫性不孕症。治法：健脾祛湿、清热活血，佐以补肾。处方：党参 12g，陈皮 12g，茯苓 18g，黄芩 12g，柴胡 10g，全当归 10g，白芍 15g，泽兰 12g，益母草 15g，佩兰 12g，菟丝子 30g，淫羊藿 30g。14 剂，水煎服，每日 1 剂，分 2 次服。

二诊（2002 年 8 月 27 日）：患者服药后面部痤疮渐消退，无新发痤疮出现，仍感小腹发胀，得热则舒，纳食佳，夜眠安，二便调。舌质淡红，有瘀点，苔薄白，脉沉滑。给予逍遥散合小泽兰汤加减。处方：柴胡 10g，当归 10g，白芍 15g，泽兰 12g，益母草 14g，枳壳 12g，炒白术 16g，凌霄花 12g，茯苓 18g，炙甘草 4g，黄连 4g，枳实 6g，泽泻 9g。42 剂，水煎服，每日 1 剂，分 2 次服。

三诊（2002 年 10 月 15 日）：服药后腹胀已消失。末次月经为 9 月 27 日，经量中等，少许血块。目前纳食佳，夜眠安，大便干燥。舌质红，苔薄黄而干，脉沉细滑。患者经期过后出现伤阴之象，故上方去黄连、泽泻，改茯苓 9g，加麦冬 18g，生地黄 20g。14 剂，水煎服，每日 1 剂，分 2 次服。

四诊（2002 年 10 月 29 日）：2002 年 10 月 22 日复查抗精子抗体（-），抗卵巢抗体（-）。末次月经为 10 月 25 日，周期 28 天，经量中等，无血块。现口干喜饮，纳食佳，夜眠安，二便调。舌质红，苔薄黄而干，有瘀点，脉沉滑。此诊仍有阴虚之象，故治以滋阴补肾养血活血之法。处方：生地黄、熟地黄各 30g，砂仁 8g，山药 30g，全当归 10g，白芍 15g，麦冬 18g，石斛 15g，泽兰 12g，益母草 16g，凌霄花 12g，枳实 8g。14 剂，水煎服，每日 1 剂，分 2 次服。

2003 年 5 月 10 日来诉：已妊娠 2 个月。今来本院查 B 超：子宫 82mm×75mm×69mm，胎囊 51mm×30mm，胎芽 19mm，胎心 167 次/分。

按语　本例初诊湿热瘀结之实证表现明显，湿热与瘀血阻滞经脉，精卵不能结合，故见不孕；热邪挟湿循经上炎，故见面部痤疮；瘀血内停，气机不畅，故见月经有血块，小腹胀；舌质淡红、有瘀点、舌苔薄黄腻、脉象沉略滑，乃湿热挟瘀之象。治疗健脾祛湿、清热活血，佐以补肾为法，以党参益气健脾，助脾运化水湿以绝生湿之源，黄芩清热燥湿，茯苓淡渗利湿，佩兰芳香化湿，陈皮理气燥湿；以当归、白芍养血，柴胡理气，泽兰、益母草活血化瘀，菟丝子、淫羊藿温肾益精。二诊湿热已轻，气滞血瘀之象明显，故予逍遥散合小泽兰汤加减以着重理气活血，以炒白术、茯苓健脾祛湿，少佐黄连、泽泻清热利湿。三诊湿邪已清，出现伤阴之象，故去燥湿伤阴之黄连、泽泻，加麦冬、生地黄以养阴生津。四诊继续治宜滋阴补肾、养血活血以巩固疗效。综观整个治疗过程，初诊、二诊祛湿、清热、活血以祛邪为主，三诊、四诊邪气已去大半，即以扶正为主。祛邪扶正先后有序，层次分明，重点突出，故疗效迅速，仅治疗 2 月余，抗精子抗体、抗卵巢抗体均转阴，患者病愈受孕。

验案二：逍遥散加减治不孕症[2]

陈某，26 岁，2002 年 12 月 10 日初诊。

主诉：患者结婚 3 年，未避孕但一直未孕，丈夫精液常规检查正常。2 年前曾行腹腔镜下双卵巢成熟畸胎瘤剥除术，自 1 年前始监测基础体温为单相，曾服氯米芬 6 个月，服药期间基础体温仍为单相，B 超监测无排卵。10 个月前行输卵管通液术示输卵管通畅。12 岁月经初潮，月经周期 25～34 天，经期 3 天，月经量少、有血块，小腹胀坠痛，喜热、喜按，需服镇痛药。经前 1 周始双乳胀痛。末次月经为 12 月 5 日，现月经已净，感闷闷不乐，易疲劳，纳、眠可，二便调。舌体胖、苔薄白，脉沉略滑、尺弱。妇科检查：外阴已婚式；阴道畅；宫颈轻度糜烂；子宫前位，偏右，略小，质中，无压痛；附件双侧未扪及异常。中医诊断：不孕症。中医辨证：气滞血瘀。西医诊断：排卵障碍性不孕症。治法：疏肝健脾，理气活血。方药：逍遥散加减。处方：柴胡 10g，（炒）白术 18g，茯苓 18g，当归 10g，白芍 15g，泽兰 12g，益母草 16g，（制）香附 18g，橘叶 10g，乌药 10g，橘核 10g，桂枝 10g，川牛膝 10g，王不留行 10g。

二诊（2003 年 1 月 11 日）：上方服 28 剂，月经于 2003 年 1 月 1 日来潮，周期 27 天，量中等，无血块，小腹胀坠、喜温，未服镇痛药，经前双乳胀痛，目前无不适。舌苔白略厚、体胖，脉沉缓。患者经量中等、血块消失、痛经减轻，说明药中病机，守方续进，加小茴香 10g 以增强温经行气之力。嘱测基础体温，进行受孕指导。以上方加减调治 4 月余，行经 4 次，月经周期、经期、经量均正常，痛经逐渐消失。末次月经为 2003 年 4 月 15 日，本月基础体温呈现典型双相，于高温相第 19 天体温仍未降，查尿 HCG 阳性。至足月顺产一男婴。

> **按语** 本例为无排卵所致之不孕症。患者双卵巢均有畸胎瘤，继在腹腔镜下手术剥除，致血络受损，气机不畅，瘀血内停，不能启动氤氲乐育之气，故无排卵而不孕。经脉不通，气滞血瘀，故见月经量少、有血块、小腹坠胀痛、经前乳胀；日久不孕，精神压力大，肝气不疏，故见闷闷不乐；肝郁乘脾，脾失健运，气血生化不足，机体失养，故易疲劳。治疗以逍遥散疏肝健脾，以香附、橘叶、乌药、橘核行气，以泽兰、益母草、川牛膝、王不留行活血化瘀，以桂枝温阳通经。其中，香附、橘叶行人体上部之气，乌药、橘核行下焦之气，上下同治，多管齐下，效大力宏，复配合王不留行荡扫瘀血顽巢。王不留行气味疏泄，洵尔至极，能使诸血顺流而下，无所留滞，内而隧道，外而经脉，无不入之处。患者服药 4 周，二诊时气滞血瘀之象已改善，守方续进，得孕收功。

验案三：自拟方治不孕[3]

患者，女，33 岁，孕 0 产 0。2005 年 11 月 10 日初诊。

主诉：患者自 2 年前始未避孕至今一直未孕，爱人查精液常规正常。1 年前在外院行诊断性刮宫术，病理示月经期及分泌晚期子宫内膜。1 个月前在外院查 B 超示子宫附件未见异常；行输卵管造影示双侧不通。患者 15 岁月经来潮，5 天/28 天，经量中等（最大量日换 4～5 次卫生巾）、有血块，小腹坠痛，有时需服止痛片 1 粒。末次月经为 10 月 22 日。现手足不温，纳、眠可，大便干、二三日一行。苔黄、中心厚，脉沉滑。妇科检查：外阴已婚未产式，阴道通畅，宫颈光滑，子宫后位、活动差、正常大小、质中、压痛，附件右侧触及条索样增厚，左侧未扪及异常。西医诊断：输卵管阻塞性不孕症。中医辨证：气滞血瘀夹湿热。治宜理气活血、清热祛湿。处方：柴胡 10g，赤芍 15g，丹参 20g，夏枯草 12g，益母草 16g，枳壳 12g，黄芩 9g，茵陈 10g，炒白术 18g，茯苓 18g，败酱草 15g，没药 9g。每日 1 剂，水煎服。

二诊（2005 年 12 月 8 日）：上方服 28 剂，药后无不适，本次月经于 11 月 25 日来潮，经量中等（最大量日换 5 次卫生巾）、有少量血块，经期腹痛未作。目前无不适，大便正常，苔薄白，脉滑。患者痛经未作，说明病情好转。据舌象所示，热邪已去，故上方去茵陈、没药，加路路通 12g 以通络，升麻 6g 以升脾气防津停为湿。继服 21 剂后，月经逾期未至，于 2005 年 12 月 29 日查尿人绒毛膜促性腺激素阳性，后顺利分娩一女婴。

按语 本案是输卵管阻塞性不孕症，中医辨证属气滞血瘀夹湿热。瘀血内停，脉道不通，故见月经有血块，经行腹痛；气滞血瘀，经脉失于温煦，故手足不温；湿热伤津，肠道失润，故见大便干；苔黄、中心厚，脉沉滑乃湿热内蕴之象。故治宜理气活血、清热祛湿，以赤芍、丹参、益母草活血化瘀；柴胡、夏枯草、枳壳理气，促进血行；黄芩、茵陈、败酱草清热燥湿；炒白术、茯苓健脾祛湿；没药活血止痛。服 28 剂后月经来潮，痛经未作，血块减少，舌苔由黄厚转为薄白，说明湿、热、瘀均减轻，故二诊去茵陈、没药，加路路通以活血通络，升麻以助术、苓升提脾气以防津停为湿。共服药 49 剂即病愈受孕。

参 考 文 献

[1] 刘新敏. 李光荣教授治疗免疫性不孕症经验[J]. 中华中医药杂志（原中国医药学报），2012，27（5）：1329-1331.

[2] 刘新敏. 李光荣治疗排卵障碍性不孕经验[J]. 中医杂志，2012，53（6）：467-468.

[3] 刘新敏，王莹，王燕，等. 李光荣治疗输卵管阻塞性不孕症经验. 中国中医药信息杂志，2013，20（3）：93-94.

17. 连建伟验案实录

连建伟 教授，主任医师，师从名中医大家岳美中、王绵之。浙江省名中医，第三、四、五、六批全国老中医药专家学术经验继承工作指导老师，享受国务院政府特殊津贴。连教授长期从事临床医疗、教育及科研工作 40 年，临证以脾胃立论，善用名方化裁通治各科杂症。

验案一：丹栀逍遥散治不孕[1]

患者，女，26 岁。2008 年 2 月 29 日初诊。

主诉： 婚后不孕 2 年，经行乳胀，起核，易怒，左关弦，右脉缓，舌苔黄腻，治拟调和之法。处方：柴胡 6g，当归 10g，赤芍 15g，炒白术 10g，茯苓 15g，甘草 5g，牡丹皮 10g，栀子 10g，制香附 6g，广郁金 10g，丹参 20g，浙贝母 10g，佛手片 6g，青橘叶 6g。21 剂。每日 1 剂，水煎服。

二诊（2008 年 3 月 21 日）：心情已好转，乳已不胀，经水未行，脉缓，舌苔薄腻边有小朱点，治拟调和化瘀法。原方去青橘叶，21 剂。每日 1 剂，水煎服。

三诊（2008 年 4 月 18 日）：此期经来腹痛，乳胀，左关弦，右脉缓，舌苔薄边有小朱点，拟调和化瘀法。原方加玫瑰花 6g。21 剂。每日 1 剂，水煎服。

四诊（2009 年 3 月 14 日）：患者来诉，已产一男孩两月余。

按语 妇人不孕，月经不调，与情志不畅、肝气郁滞相关。《傅青主女科》34 篇"嫉妒不孕"认为，心、脾、肾三脉郁，则肝郁更甚，肝木克脾土则腰脐气必不利，任带脉亦塞，故不得子。胞胎之门必闭，精即到门，亦不得其门而入矣。其奈之何哉？不孕治法必解四经之郁，以开胞胎之门，则几矣。正如《素问·上古天真论篇》所谓"任脉通，太冲脉盛，月事以时下，故有子"。连教授善用调和、化瘀、解郁法治不孕。此案经行乳胀，起核，易怒，左关弦，右脉缓，舌苔薄腻边有小朱点，以丹栀逍遥散加制香附、广郁金、丹参、浙贝母，其中丹参配郁金活血解郁安神，制香附配郁金疏肝止痛解郁，浙贝母配郁金化痰解郁，为连师常用解郁之药对，全案环绕解郁而治之，如遇气血两虚，月经不调、消瘦、食少者，则用十全大补汤补气和血、温通冲任以利其经行受孕。而调理已受孕的女性，以健脾安胎为主，常用资生丸调理之。脾胃为后天之本，气血生化之源，脾胃气足，运化之水谷精微，能濡养胎盘，使胎儿发育良好。

验案二：八珍汤加减治不孕[2]

患者，女，25岁。2011年7月30日初诊。

主诉： 婚后2年不孕，食少，消瘦，经水不行，经行需注射黄体酮。脉缓，舌苔白腻，边有瘀点。西医诊断：原发性不孕；功能性闭经。中医诊断：不孕症；闭经；气虚血瘀夹湿证。治宜益气活血化湿。方药如下：太子参20g，丹参20g，山药20g，炒白术12g，茯苓15g，炙甘草5g，陈皮6g，川芎6g，炒当归10g，赤芍10g，制半夏10g，鸡内金10g。21剂，水煎服，每日1剂。

二诊（2011年8月20日）：服上方两三剂后经水即行，饮食亦增，脉缓，舌苔薄腻尖红有瘀点，守方出入。制半夏改为6g。21剂，水煎服，每日1剂。

2011年9月18日随访患者已怀孕。

按语 连师对《太素脉法》有着深入研究，《太素脉法》中分五阳脉，五阴脉，"五阳常浮，五阴常沉"，主要反映了脏腑之偏盛，而缓脉为五阴脉之一，"三部常缓，主肾怯而精不足"。《景岳全书·妇人规·子嗣类·用药法》曰："凡男女胎孕所由，总在血气……其有不能孕者，无非气血薄弱。"该患者脉缓，连师认为此乃气血不足，当补益气血。然舌诊舌苔白腻舌边有瘀点，亦有瘀血夹湿阻滞，故投之出自《瑞竹堂经验方》的八珍汤加丹参取益气补血活血之用，去生地黄免滋腻碍脾，加制半夏燥湿化痰。患者因食少，故加山药以健脾、鸡内金以助消食化瘀。二诊患者经水即行，且纳增，脉诊不变，舌诊苔腻较前好转，故仅减少制半夏用量，再进21剂，患者即怀孕。

验案三：少腹逐瘀汤加减治不孕[3]

潘某，女，30岁。2007年1月14日初诊。

主诉： 婚后2年余未孕。2006年某医院B超示卵巢内多囊肿，直径3～5cm。现症：经行后期，或有腹痛，经色紫暗，小腹寒冷，喜温暖。左脉沉涩，尺脉沉，舌苔薄白，舌边有小瘀点。拟活血祛瘀、温经止痛法治之。处方：当归、赤芍各10g，川芎、桃仁、红花、制香附、炒艾叶、小茴香各 6g，干姜 5g，肉桂 3g。14 剂，水煎，早、晚分服。

二诊（2 月 28 日）：经行腹痛已有减轻，小腹寒冷亦有好转。左脉涩，右关脉大，舌苔薄白，舌边有小瘀点，守方加味。处方：前方加炙甘草 5g。14 剂。

三诊（3 月 20 日）：经水逾期 10 天未行，小便妊娠化验示弱阳性，左关脉滑大，舌苔薄腻，此孕象也。处方：炒白术、炒杜仲各 10g，黄芩 6g，山药 15g，砂仁 5g，菟丝子 20g。14 剂。

6 月 9 日在当地医院 B 超提示已妊娠 4 个月。

参 考 文 献

[1] 吕国光.连建伟论治妇科经验举隅[J]. 浙江中医药大学学报，2014，38（3）：266-268.

[2] 汪玲羽，徐宇杰，连建伟.连建伟平脉辨证法治疗不孕不育验案赏析[J]. 中华中医药杂志，2019，34（04）：1527-1529.

[3] 毛军民.连建伟治疗女性不孕证经验介绍[J]. 浙江中西医结合杂志，2008，18（12）：727-728.

18. 刘琨验案实录

> **刘琨** 主任医师，硕士研究生导师，为享受国务院政府特殊津贴专家，国家级名老中医，第三批全国老中医药专家学术经验继承工作指导老师。刘老师先后师从宗维新、郗霈龄、刘奉五等多位中医名家。其从事妇科临床工作 50 余载，学验俱丰，发表论文 30 余篇，与他人合著妇科专著多部。

验案一：多囊卵巢治验 [1]

患者，32 岁，职员。初诊 2004 年 3 月 20 日。

主诉：原发性不孕 5 年。现病史：结婚同居 5 年未避孕，至今未孕。输卵管通液检查：双侧通畅。爱人查精液正常。月经经期常为 6～10 天，周期 2～3 个月，量少色暗，基础体温单相，在北京多家医院诊为多囊卵巢、无排卵性月经。给予人工周期治疗 6 个月，无效；改用氯米芬，每日 50mg，连用 5 日，2 个月后加大到每日 100mg，连用 5 日，3 个月，治疗仍无效，月经稀发同前。因久婚多年不孕，屡治无效，对西药治疗丧失信心，遂来我院门诊。症见：白带量少，心烦乳胀，腰酸，乏力。舌暗，苔薄白有裂纹，脉弦细。辨证：肝郁肾亏、冲任不调。立法：疏肝养血益肾。方药：醋柴胡 6g，郁金 10g，当归 10g，川芎 6g，丹参 15g，菟丝子 10g，覆盆子 10g，何首乌 15g，山茱萸 10g，香附 10g。7 剂。应用上方加减治疗，月经恢复至 40～50 天来潮一次，经量较治疗前增多，基础体温仍然单相。

2004 年 4 月 8 日来诊，末次月经为 3 月 28 日～4 月 4 日，量中，色红。现症：白带稍多，心烦，耳鸣，夜寐欠安，大便干、两日一行。舌暗，苔薄白有裂纹，脉细滑。患者先天肾气不足，月经稀发，治疗后白带增加，月经量增多，考虑为多年不孕，七情所伤，刘老采用养血益肾、清心宁志法以助孕。方药：当归 10g，熟地黄 10g，石菖蒲 6g，远志 6g，钩藤 6g，山茱萸 10g，菟丝子 20g，覆盆子 15g，何首乌 10g，香附 10g，玄参 20g，女贞子 10g，首乌藤 30g，月季花 15g。16 剂。

2004 年 5 月 20 日来诊：药后基础体温升高，至今 23 天，查血人绒毛膜促性腺激素＞ 1000 mU/ml，B 超：早孕。症见：腰酸，下腹坠，口干，二便调。舌嫩红，苔薄白有裂纹，脉细滑。以先兆流产，收入院保胎治疗。2005 年 2 月 1 日顺产一男婴。

> **按语** 不孕症患者，由于盼子心切、内伤七情、心血暗耗、脏腑功能失调。刘老在不孕症的治疗上打破了过去单从肝肾着手的治疗思路，从心论治以助孕，往往收到比较好的效果。《素问》奇病论曰："胞络者，系于肾。"《素问》评热病论"月事不来者，胞脉闭也，胞脉者属心而络于胞中"，可见胞宫、胞脉与心肾密切相关。心肾相通，月事如常，方能受孕。刘老在本方中加用石菖蒲、钩藤和远志以疏通心气，清心热、涤痰，宣心思之结而通神明，达到交通心肾，安神益志，宁心益肾，在补益中寓宣通之意，起到了阴阳转化促排卵的作用，使患者妊娠。

验案二：四物汤、增液汤、八正散等加减治不孕[1]

患者，32 岁，农民。初诊日期：2004 年 3 月 4 日。

主诉：继发不孕 2 年。现病史：既往月经经期 5～7 天，周期 1～3 个月，量中，痛经轻微，孕 1 产 1。患者 8 年前，行输卵管结扎术，2002 年又要求生育，在某医院行输卵管再通术，2003 年元月子宫输卵管碘油造影：输卵管通畅，左侧输卵管积水、粘连。2002 年 6 月闭经 3 个月，用安宫黄体酮撤血后加用氯米芬，每日 100mg，连用 5 日，治疗 3 个疗程未孕。近 1 年来，月经 2～3 个月 1 次，量少，偶见经间出血，量少，10 天左右止。末次月经为 2004 年 1 月 26 日，带经 7 天止。2 周前阴道少许出血，血色黑，5 天止。B 超：左输卵管积水。现白带不多，色黄，腰痛，偶下腹隐痛，小便频，大便 3～4 天 1 次。舌暗边有瘀点尖红，苔黄，脉沉细。辨证：肾虚血滞，冲任失调，兼有湿热下注。立法：益肾养血，调理冲任，兼清热祛湿。方药：生地黄 10g，玄参 15g，麦冬 15g，丹参 15g，当归 10g，赤芍 15g，白芍 15g，川芎 6g，菟丝子 15g，月季花 15g，桃仁 10g，萆薢 15g，川楝子 9g，玄胡 10g，野菊花 15g。7 剂。外敷复方化毒散膏和定痛膏（本院制剂）。后用益肾养血、清热利湿、活血化瘀法，加减治疗，腰酸腹痛明显减轻，月经周期恢复 3 次，基础体温恢复双相，2004 年 7 月 29 日复查，B 超示输卵管积水消失。末次月经为 2004 年 7 月 20 日。

2004 年 8 月 12 日来诊，偶见下腹隐痛，黄带明显减少，心烦，口干。舌暗苔黄腻，脉细滑。治以清热解毒、利湿通络之法。方药：土茯苓 15g，鱼腥草 15g，川楝子 9g，玄胡 15g，夏枯草 15g，萹蓄 15g，萆薢 15g，牡丹皮 10g，冬瓜子 30g，虎杖 10g，路路通 15g，香附 10g。14 剂。

2004 年 9 月 9 日来诊，药后排卵，基础体温升高 20 天，恶心，腰酸乳胀。舌暗苔白，脉细滑。尿酶免阳性，B 超：子宫 66mm×65mm×58mm，宫内可见胎囊，直径 10mm，胎芽未见，双附件未探及异常，示早孕。

2004 年 12 月 4 日产前检查及 B 超：胎儿发育良好，宫内孕 19 周。

按语 刘老认为，输卵管不通、积水属中医学少腹血瘀痰湿内阻之证。胞脉系于肾，肾气不足，气滞血瘀，也难摄精育子。本例不孕症患者，有月经不调和输卵管积水的病史。在本病的治疗上，采用两步走：首先益肾养血，调理冲任，用四物汤和增液汤加减治疗月经失调；然后在月经恢复正常的基础上，采用清热解毒利湿通络之法，用八正散加减，使输卵管积水消失、输卵管畅通而受孕。药物外敷有利于发挥药物的导入作用，导入活血化瘀、软坚散结之品，使痹阻的胞络逐渐畅通，有利于气血的运行，从而促使粘连松解、积水消散，以达内病外治的目的。

验案三：四物汤加减治不孕症[2]

刘某，女，36 岁。于 2004 年 3 月 17 日初诊。

主诉：月经后期，继发性不孕 2 年半。病史：2001 年 2 月因孕 70 余天胚胎停育行清宫术，术后月经周期后错，自 2001 年 8 月起未避孕未孕。月经量不多，色暗红，轻微痛经。末次月经：2004 年 3 月 2 日，平素带下不多，纳可，大便调，面部黄褐斑，手足冷，夜尚安。舌淡红，苔薄白，脉细滑。B 超：子宫大小正常，回声欠均匀，子宫内膜厚 4mm，双卵巢增大，可见多个卵泡回声。血清激素检查：FSH 4.5mU/ml，LH 12mU/ml，E_2 32.6pg/ml，T 76ng/dl，P 0.62ng/ml，PRL 9.13ng/ml。中医诊断：月经后期；不孕症。西医诊断：多囊卵巢综合征；继发不孕。辨证：肾虚血亏，气血不和。治法：益肾养血，调和气血。处方：当归 10g，玳玳花 10g，玫瑰花 10g，川芎 6g，赤芍 10g，白芍 10g，何首乌 10g，蝉蜕 6g，浮萍 10g，野菊花 15g，山药 10g，香附 10g。

二诊（2004 年 4 月 6 日）：BBT 平稳单相，末次月经为 4 月 2 日，量不多，无痛经，带下不多，腰不酸，口干，纳可，大便不成形，每日一次。舌暗红，苔根稍腻，脉沉细弦。处方：藿香 6g，怀山药 15g，生山楂 15g，香附 10g，佩兰 6g，山茱萸 10g，茺蔚子 15g，茯苓 15g，陈皮 10g，月季花 15g，鸡内金 15g，砂仁 6g。

三诊（2004 年 4 月 14 日）BBT 上升 1 天，带下清稀，纳可，大便成形，不干，每日一次，夜尚安。舌暗，苔薄，脉细弦。处方：菟丝子 20g，覆盆子 10g，山药 10g，茯苓 20g，炒杜仲 10g，山茱萸 10g，萆薢 10g，陈皮 10g，草豆蔻 10g，浮小麦 30g，砂仁 6g。

四诊（2004 年 5 月 8 日）：月经未至，查尿妊娠试验阳性，B 超提示宫内早孕。

按语 病因明显，继发于流产术后，出现月经后错，结合症状、舌脉，辨其肾虚血亏。初诊时，刘琨教授在四物汤的基础上酌加清肺理气之品；二诊时，关注中焦枢机之转化；三诊时，强调益肾健脾的作用。层次分明，步步深入，药物从轻到重，从浅到深，条理清晰，所以效如桴鼓。

参 考 文 献

[1] 詹茵茵. 刘琨治疗不孕症验案 3 则[J]. 北京中医，2005，24（5）：270-272.

[2] 韩延华，胡国华. 妇科名家诊治多囊卵巢综合征临床经验[M]. 北京：人民卫生出版社，2014.

19. 刘云鹏验案实录

刘云鹏简介见第一章刘云鹏相关内容。

验案一：益五合方加减治不孕[1]

吴某，女，25。2008 年 9 月 4 日初诊。

主诉：月经后期来潮 1 年余。患者平素月经 4 天/37 天，量不多。2007 年 3 月开始 4 天/（40～70）天，伴经前乳胀，需用中西药月经才来潮。已在外院诊断为多囊卵巢综合征。末次月经 2008 年 7 月 13 日来潮（吃中药后来潮），4 天净，无腹痛，月经至今未潮，白带可，大便一天一次，小便次数较多，淋漓不尽感。舌红，苔黄，齿痕，脉 72 次/分。证属精血亏虚，拟益肾养血法，益五合方治疗。处方：当归 10g，川芎 10g，熟地黄 12g，白芍 10g，丹参 20g，白术 9g，茺蔚子 12g，香附 10g，益母草 15g，覆盆子 10g，菟丝子 20g，枸杞子 20g，车前子 10g，五味子 9g。共 7 剂。

二诊（2008 年 9 月 25 日）：服上药后，月经于 9 月 8 日来潮，4 天净，量极少，色暗红，有血块，腹胀，早晨稍有好转，脱发较甚，小便淋漓感减轻，大便一天一行。舌红苔黄，齿痕，脉沉软，72 次/分。上方加味治疗。处方：当归 10g，川芎 10g，白芍 10g，丹参 20g，白术 9g，生地黄 20g，熟地黄 20g，茺蔚子 12g，香附 10g，益母草 15g，覆盆子 10g，菟丝子 20g，枸杞子 20g，车前子 10g，五味子 9g，木香 9g，侧柏叶 25g，制何首乌 25g，墨旱莲 20g，黑芝麻 30g。14 剂。

三诊（2008 年 10 月 27 日）：末次月经为 2008 年 10 月 19 日，4 天净，量较前增多，色红，经前乳房胀痛，纳食、睡眠可，二便调。舌红苔黄，齿痕，脉沉。予益五合方加味。处方：当归 10g，川芎 10g，熟地黄 12g，白芍 10g，丹参 20g，白术 9g，茺蔚子 12g，香附 10g，益母草 15g，覆盆子 10g，菟丝子 20g，枸杞子 20g，车前子 10g，五味子 9g，柴胡 9g，黄芪 30g。

按语 患者以往月经虽后期但基本正常，由于一次月经量极多后发病，考虑患者原本肾精不足，加以突然失血过多，精血骤虚而致病。治疗当以益肾养血为主，方用益五合方治疗，该方由益母胜金丹合五子衍宗丸而成，益母胜金丹养血活血，五子衍宗丸补肾益精，全方使肾精充盛，血虚得养，气血通调，经血应时而下。服药后月经来潮，但量少，伴脱发，仍属精血亏虚，故加用制何首乌、黑芝麻、墨旱莲、侧柏叶以滋阴补肾益精，加木香理气除腹胀，使补而不滞。三诊时月经又来潮一次，经期虽略后延，但经量较前明显增多，故继用益五合方，加用黄芪以补中益气。气有温煦推动作用，可推动血液的运行，气调血畅，经闭可行。本例虽未用通经之品而使经血复来，乃以养为通也。正如《普济方》所云："就中不行以药行为害滋大，经水枯竭则无以滋养，其能行乎……但服以养血益气诸药，天癸自行。"

验案二：全生白术散合五苓散加减治不孕[2]

周某，女，31 岁。

主诉： 因不孕行体外受精-胚胎移植术（IVF-ET），于 2003 年 2 月 27 日行取卵术，共取出卵子 28 个，3 月 1 日植入胚胎 3 个，并于 2 月 28 日开始黄体酮肌内注射，3 月 4 日开始腹胀，腹部逐步膨隆，体重逐渐加重，伴恶心、烦躁、睡眠欠佳，且于近日尿量较前减少。于 3 月 10、12、14 日分别行腹部穿刺，每日放出腹腔积液1500ml，并静脉滴注白蛋白 100～150ml，同时予低分子右旋糖酐、琥珀酰明胶等补液，监测血尿素氮（BUN）发现升高，拟"卵巢过度刺激综合征（OHSS）"收入院。入院后出现尿量少，仅每日 250ml，总蛋白低，腹围 89cm，腹胀进一步加重。诊为"重度卵巢过度刺激综合征"。告病重，于 3 月 14 日请中医会诊。诊时腹部胀大，少尿，小便不利，精神差，烦躁，短气，不思饮食。舌淡红，苔薄，脉弦软。辨证为脾虚失运，水湿内停，膀胱气化失司，治宜健脾益气、温阳利水。予全生白术散合五苓散加减。处方：桂枝 6g，茯苓、泽泻各 10g，白术 15g，大腹皮、陈皮、车前子、生姜皮各 10g。1 剂后尿量即增多，小便通利；3 剂后腹胀减轻。因在西医妇科住院，继予西医对症治疗，未再服中药。

直至 3 月 28 日又出现腹痛，阴道少量出血。查血已证实生化妊娠，再次请中医会诊，要求保胎。诊时仍有中等量腹腔积液，小便通利。舌质淡红，苔白，脉软滑。此为脾肾双亏，冲任失固，脾失运化，水湿内停，治宜补肾健脾、益气安胎兼以利水。处方：党参、黄芪各 15g，白术 30g，山药、桑寄生各 15g，熟地黄 30g，菟丝子 24g，山茱萸、枸杞子各 15g，续断 12g，杜仲 9g，白芍 18g，阿胶、陈皮、砂仁、茯苓各 10g，甘草 3g。

5 剂后，阴道出血停止，腹痛消失，但仍感胃胀。因经济困难，坚决要求出院。出院时腹胀同前，腹部膨隆，腹围 84cm（患者形体偏瘦），尿量正常。继予原方加香附 12g，带药 5 剂出院。1 周后来诊，腹胀消失，B 超腹腔积液仅 27mm，可见胎心血管搏动，继予原方治疗月余。现患者孕 3 个月余，胎儿发育良好，腹腔积液完全消失。

按语 IVF-ET 患者在超促排卵过程中易诱发 OHSS，常规给予白蛋白静脉滴注及对症治疗后，多数能很快好转。但此患者移植后发生重症 OHSS，反复多次抽腹腔积液及对症治疗，效果不显。又出现少尿，BUN 升高，尿常规比重≥1.030 等肾功能受损表现，并于 3 月 14 日查血 β-HCG 200U/L。此时西医治疗较棘手，中医方面考虑以利小便、消腹水（腹腔积液）为第一要务，所谓急者治其标。予全生白术散健脾利水，五苓散温阳化气，通利膀胱。此时患者已有生化妊娠，桂枝温通之品本应慎用，但此时非桂枝无以助膀胱气化，《伤寒论》中治小便不利，多处用到桂枝。第 156 条"……其人渴而口燥、烦、小便不利者，五苓散主之"且"有故无殒，亦无殒也"。故用桂枝 6g 以温阳化气；泽泻、茯苓、车前子利水；大腹皮、陈皮理气除胀；白术重用健脾消肿。药后小便通利，尿量恢复正常，未再治疗。直至 10 天后出现胎动不安，方来求治。此时小便虽利，但脾虚未复，故腹水未消，且又出现肾虚冲任不固之象。胎元系于脾肾，予安奠二天汤以补益脾肾、固冲安胎，并加用黄芪以益气健脾利水；阿胶养血止血，妙在重用白芍养血敛阴、柔肝止痛；陈皮、砂仁理气除胀；茯苓利水；后又加入香附疏肝理气，并停用西药。治疗得当，取得满意疗效。

验案三：调经 I 号方、益母生化汤、益五合方治不孕[3]

史某，女，24 岁，已婚。初诊：2006 年 11 月 16 日。

主诉： 婚后 1 年未孕，月经 2 月余未潮。末次月经为 2006 年 9 月 9 日，量中，色暗，夹小血块。刻下症见：心情抑郁，乳房胀痛，胸闷，偶感腹痛，精神睡眠差，纳食可，二便调。舌红苔薄黄，脉弦，78 次/分。自测尿 HCG（-）。排卵监测、子宫输卵管造影、抗精子抗体等检查未见明显异常。证属肝郁气滞血瘀证，治宜疏肝健脾、活血调经，方用调经 I 号方加味。药用：柴胡 9g，当归 9g，白芍 9g，白术 9g，茯苓 9g，甘草 3g，香附 3g，郁金 9g，川芎 9g，益母草 15g，络石藤 20g，王不留行 15g，怀牛膝 12g，苏木 15g，泽兰 15g。14 剂。

二诊（2006 年 11 月 30 日）：月经未潮，乳房胀痛较前缓解，带下色黄，有臭味。舌红苔黄，脉弦滑。守上方加蒲公英 30g，败酱草 30g，白花蛇舌草 30g，7 剂。

三诊（2006 年 12 月 7 日）：月经昨日来潮，量中等，色红，夹少许血块，腰酸痛，舌淡暗苔白，脉弦滑。正值经期，仍有瘀血之象，治以活血通经之法，方选益母生化汤加味。药用：当归 24g，川芎 9g，桃仁 9g，甘草 6g，炮姜 6g，益母草 15g，菟丝子 15g，杜仲 12g，桑寄生 12g，茜草炭 10g，乌贼骨 15g。7 剂。

四诊（2006 年 12 月 14 日）：月经昨日尽，量中等，色红，夹少许血块，经行较顺畅，偶有腰酸痛。舌红苔薄白，脉弦。治以补肾养血，方选益五合方。药用：当归 10g，川芎 10g，熟地黄 12g，白芍 10g，丹参 20g，白术 9g，茺蔚子 12g，香附 10g，益母草 15g，覆盆子 10g，菟丝子 20g，枸杞子 20g，车前子 10g，五味子 9g，杜仲 12g，桑寄生 12g。14 剂。患者继服此方加减 30 余剂后，因月经到期未潮，测尿 HCG（+）。

按语 "求子之法，莫先调经"，此案中患者不孕与月经后期并见，二者皆由肝郁不疏所致，因此不妨从调经着手以助孕。刘老师自拟调经 I 号方治疗，方在逍遥散的基础上加减而来，用逍遥散疏肝扶脾，加香附、郁金增强疏肝行气之力，川芎、益母草行气活血调经，另加络石藤、王不留行、怀牛膝、苏木、泽兰以增强活血通经之力；二诊患者见带下色黄、有臭味等湿热下注之症，仍以前方加味蒲公英、败酱草、白花蛇舌草兼以清热利湿；三诊患者月经已潮，但仍有瘀血之症，方拟益母生化汤加味。此方由生化汤加味益母草而成，以通因通用之法调畅经血，同时辅以茜草炭、乌贼骨，取其行中有收之意；四诊时，患者月经已尽，因接近排卵期，当以补肾养血助孕为要。方用益五合方加味，方中四物汤合丹参养血活血，另配五子衍宗丸补益肾精以种子。全方点睛之处在于白术与香附同用。香附为"气病之总司，女科之主帅"，用以疏肝理气开郁；白术健脾以益生化之源，二药同用肝脾同调。诸药共奏补肾养血调肝健脾之效。此案体现了刘老师祛邪与调补并重的治疗思路，以调经着手，再驱散外来之邪，最后行助孕之功。药后经水调畅，外邪得散，精血充沛，孕育自成。

参 考 文 献

[1] 黄缨. 刘云鹏治疗多囊卵巢综合征的经验[J]. 湖北中医杂志，2014，36（11）：22-23.

[2] 刘颖，刘云鹏. 中西医结合治疗卵巢过度刺激综合征体会[J]. 中国中医药信息，2004，11（11）：1011-1012.

[3] 张家玮，余婷，黄缨. 刘云鹏教授辨治不孕症六法[J]. 湖南中医药大学学报，2018，38（08）：900-902.

20. 罗颂平验案实录

罗颂平 教授，博士生导师，国家级重点学科中医妇科学学科带头人，国家级精品课程《中医妇科学》负责人，全国百名杰出女中医师，全国模范教师，全国著名中医妇科学家罗元恺教授的学术经验继承人，获国务院颁发的政府特殊津贴，国家级有突出贡献的中青年专家。其主编有《中医妇科学》《中医妇科学（案例版）》《中西医结合妇产科学》等著作。

验案一：通经四物方加减、归肾丸加减、滋肾育胎丸等治不孕[1]

涂某，女，28 岁。2009 年 3 月 18 日就诊。

主诉：月经后期、量少 2 年，自然停闭经 1 年。患者既往月经规则，13 岁月经初潮，经期 4～5 天，周期 30 天，量中，色暗红，无痛经及腰酸。2000 年人工流产 1 次；2007 年孕 50 天自然流产 1 次，行清宫术，术后出现月经量少色淡，伴月经后期，1～2 个月一行。2008 年 2 月最后一次自然行经，以后需予激素治疗月经来潮。末次月经为 2008 年 12 月 23 日（己烯雌酚合黄体酮诱经）。请罗教授诊治。诊见：带下量少，烦躁，无明显潮热盗汗、性欲减退等症状，纳佳寐可，二便调，口苦。舌淡红、苔薄白，脉细。妇科检查：外阴萎缩，阴毛稀少，阴道通畅，分泌物少，宫颈偏小，宫体前位，偏小，无压痛，双附件区未扪及明显异常。2008 年 7 月曾查内分泌激素示：FSH 117U/L，LH 30.2U/L，$E_2 <20pg/ml$，余基本正常。首诊当日复

查：FSH 122.76U/L，LH 34.7U/L，E_2 106.48pmol/L。西医诊断：卵巢早衰。中医诊断：闭经（肾虚型）。治宜补肾活血通经，方用通经四物方加减。处方：熟地黄、赤芍、丹参、路路通、怀牛膝、郁金各15g，当归、川芎、香附、淫羊藿各10g，鸡血藤、益母草各30g。12剂，每日1剂，水煎服。配合口服中成药胎宝胶囊、温胆片、血府逐瘀颗粒。

二诊（4月7日）：盆腔彩色B超检查示：子宫卵巢血流阻力升高。诊见：烦躁，尿频，晨起口苦，带下量少。舌淡红、苔白，脉细。辨证为肾阴虚为主。治宜滋阴养血，活血通经为主，并加用枸杞子、杜仲、巴戟天等温补肾阳药物以达"阳中求阴"之效。并加服醋酸甲羟孕酮片以促月经来潮。

三诊（4月29日），诉烦躁、尿频等症缓解，但月经仍未来潮，考虑内源性雌激素偏低，治疗仍守上方加减，并加用己烯雌酚片（雌孕激素联合治疗，共5天）。

四诊（5月27日）：5月10日有少量撤退性出血，诉尿频、烦躁、阴道干涩等症状较前明显缓解，但带下量仍少，二便调。舌淡、苔薄，脉细。中药处方仍以归肾丸加减，并继续配合雌孕激素联合人工周期治疗，以建立月经周期，尽快恢复卵巢排卵功能。

五诊（6月10日）：6月8日月经复潮，经量较前增多。继予归肾丸加减，并配合胎宝胶囊及龟鹿补肾丸治疗，以加强滋肾养血之功。

六诊（7月29日）：诉7月8日自测尿妊娠试验弱阳性。7月22日外院B超检查发现宫内妊娠约5周。诊见：恶心欲吐，乳房胀痛，偶有腰酸，无腹痛，无阴道出血，胃脘不适，寐一般，大便每天3次，小便黄。舌淡红、苔薄白，脉细滑。即查妊娠3项：β-HCG 61 804.1U/L，E_2 2529.08pmol/L，P 44.8nmol/L。诊断：宫内早孕。治宜补肾健脾，养血安胎。处方：菟丝子、桑寄生各20g，续断、山药、杜仲、女贞子、覆盆子、党参、黄芪、白术、白芍各15g，砂仁6g。中成药：滋肾育胎丸、多维元素片。考虑P偏低，加用黄体酮注射液20mg，肌内注射，每日1次，共用7天。嘱注意休息，避免劳累，隔周复查妊娠3项以监测胚胎发育情况。

七诊（8月5日）：复查妊娠3项，β-HCG 94 930.9U/L，E_2 3 751.4pmol/L，P 65.15nmol/L，B超：宫内妊娠6周（孕囊40mm×17mm×32mm），见胎心搏动。继续寿胎丸加减安胎治疗至孕12周，停服汤药。予滋肾育胎丸、多维元素片、碳酸钙D3口服，患者返家乡养胎。

按语 卵巢早衰指妇女在40岁以前发生以血清FSH升高（＞40U/L）和低雌激素水平为特征，临床表现为原发或继发性闭经、不孕、性欲减退、更年期综合征等一系列症状的疾病。有学者认为，对于有生育要求的患者，使用捐赠的卵母细胞进行体外受精-胚胎移植在自发卵巢早衰患者中是最佳、成功率最高的助孕方法。还有一些其他的不孕治疗，如促性腺激素治疗、口服氯米芬治疗等，但在排卵和不孕方面未能有显著的改善。本例患者就诊时查FSH、LH均显著升高，但E_2水平尚可，首诊时已3个月未行经，故促使其月经来潮为第一要务。综合病机和患者临床表现，罗教授辨证为肾虚型，遂以补肾活血通经为治则，方选归肾丸加减。以补肾养血的熟地黄为君；加用丹参、赤芍、川芎、路路通、牛膝、鸡血藤、益母草等活血通经的药物；并少佐郁金、香附理气活血。中成药辅以滋阴补肾的胎宝胶囊及活血通经的血府逐瘀颗粒。但因患者精亏血少，冲任血虚，胞宫失于濡养，经水断绝已久，不补足肾精阴血，月水难至。故复诊仍以归肾丸加减，但偏重其滋阴养血填精的作用，少用丹参、牛膝引血下行。同时患者体内雌激素水平极低，单用少量黄体酮反应不佳，经应用雌孕联合小周期疗法后有极少量的撤退性出血，表明卵巢尚有反应。在此基础上，继续以归肾丸填补肾精，并及时加用雌孕激素周期疗法，促使萎缩的子宫重新发育，卵巢恢复排卵，从而尽快建立下丘脑-垂体-卵巢轴的正负反馈机制。待月经恢复后，除继续补肾填精养血外，加用有促排卵功能的中药，一为有促卵泡发育功能的淫羊藿；二为郁金、香附等理气疏肝药物。肝主疏泄，女子以肝为先天，疏肝理气药既可活血通经，又有助于排卵。从而在保持其卵巢的良好反应的同时，积极促进其卵泡发育并排卵。患者经 3 月余系统治疗，7 月末七诊时已成功妊娠。但因患者有自然流产、卵巢早衰病史，因此，妊娠后需补肾安胎治疗以防肾虚不固再发堕胎，方选补肾安胎经典方之寿胎丸加减。并需动态监测内分泌激素情况，在发现 P 偏低时，及时补充黄体酮。在中西医结合安胎治疗的措施下，患者平安度过易发流产的早孕期，停用中西药返回家乡继续养胎。

验案二：归肾丸、寿胎丸、四君子汤等加减治不孕[2]

患者，女，26 岁，于 2010 年 12 月 29 日就诊。

主诉：结婚未避孕未孕 2 年，月经周期延长 2 年余。16 岁月经初潮，周期欠规律，25～120 天，经期 2～7 天，经量少，色暗红，无血块，无痛经。近年常用人工周期治疗。末次月经日期为 2010 年 8 月 24 日（人工周期），有生育要求，但从未妊娠。症见：带下量少，性欲淡漠，烦躁，纳可，夜寐多梦，四肢欠温，小便频，大便 2～3 日一行。舌红边有齿印，苔黄腻，脉细滑。妇科检查：外阴正常，阴毛偏少，阴道通畅，分泌物少；宫颈光滑，偏小；宫体后倾，偏小，质中，活动可，无压痛；双附件未扪及包块，无压痛。首诊当日查性激素 5 项示：FSH 62.67U/L，LH 17.33U/L，PRL 14.90ng/ml，E_2 59pg/ml，T 0.38ng/ml。西医诊断：卵巢功能早衰。中医诊断：闭经。辨证属肾阴不足证。治法为补肾活血、疏肝通络。方药：当归、川芎、香附各 10g，熟地黄、赤芍、丹参、路路通、牛膝、白扁豆、苍术、郁金各 15g，鸡血藤 30g。配合西药促月经来潮。

二诊（2011 年 1 月 12 日）：末次月经日期为 2011 年 1 月 9 日（人工周期），量少，色暗红，血块（+），痛经（+）。症见：烦躁，时觉疲倦，胃纳欠佳，夜寐不易入睡，小便调，大便时干时稀，2～3 日一行。舌红边有齿印，苔白，脉弦。辨证为肾阴不足证。治法为补肾活血，养肝调经，方拟归肾丸方加味。方为：熟地黄、山茱萸、枸杞子、山药、杜仲、郁金、丹参各 15g，菟丝子 20g，石菖蒲、佛手、广藿香各 10g，鸡血藤 30g。同时应用膏方治疗，处方为：党参、黄芪、山茱萸、白术、山药、熟地黄、白芍、何首乌、续断、杜仲、狗脊、覆盆子、女贞子、浮小麦、西洋参各 150g，菟丝子、桑寄生、肉苁蓉各 200g，当归、石斛、淫羊藿、藿香、香附、红参各 100g，黄精、鸡血藤各 300g，陈皮 60g，丹参 120g，用阿胶 250g，冰糖 500g，饴糖 200g，黑枣 100g 等收膏。并配合中成药胎宝胶囊、复方阿胶浆、龟鹿补肾丸调理。

五诊（2011 年 7 月 6 日）：末次月经日期为 2011 年 6 月 7 日（人工周期），量少，复查 FSH 40.38U/L，LH 11.77U/L，E_2<20pg/ml。症见：诉一周前白带夹有咖啡色分泌物，持续 3 天干净，伴乳房胀痛，现纳可，眠多梦，二便调。舌红，苔微黄，脉沉细。治宜补肾活血，养肝调经，并加上女贞子、淫羊藿滋阴温阳之品，以"阴中求阳，阳中求阴"，达到阴阳并补之功。

九诊（2011 年 11 月 15 日）：末次月经日期为 2011 年 9 月 23 日（自然周期），9 月 28 日复查 FSH 52.32U/L，LH 5.81U/L，E_2<20pg/ml。诉白带量较前增多，烦躁，腰酸，纳可，眠多梦，二便调。舌淡红，苔薄白，脉细。测基础体温（BBT）有升温趋势。故继续给予归肾丸方加味，并再次用膏方调理。配合中成药复方阿胶浆、胎宝胶囊治疗。

十一诊（2012 年 3 月 28 日）：末次月经日期 为 2012 年 2 月 27 日（自然周期），2 月 29 日复查 FSH 16.89U/L，LH 18U/L，E_2 49pg/ml。3 月 28 日彩超示：子宫内膜厚 11mm，子宫肌层血流 PI 2.29，RI 0.83，PS 0.36m/s，右卵巢内见环状血流：PI 0.70，RI 0.52，PS 0.25m/s，双附件未见包块，子宫大小正常。辨证仍为肾阴不足证，守上方继续内服，配以助孕丸调经助孕。

十二诊（2012 年 4 月 11 日）：停经 44 天，末次月经日期为 2012 年 2 月 27 日。4 月 7 日 B 超示宫内妊娠约 5 周（孕囊 16mm×16mm）。4 月 10 日妊娠三项：β-HCG 63 597U/L，P 22.12ng/ml，E_2 944pg/ml。症见：近 1 周腰骶痛，右下腹偶有隐痛，乳房胀，纳、眠可，小便频，大便调。舌淡红，苔薄白，脉细滑。诊断为早期妊娠，证属肾阴不足，治则以固冲安胎、补肾益气为法，方拟寿胎丸方和四君子汤加减。处方如下：菟丝子、桑寄生各 20g，续断、女贞子、白芍、杜仲、金樱子、覆盆子、党参各 15g，阿胶、青皮各 10g，山药 30g。并加中成药助孕丸以助孕安胎。

十三诊（2012 年 4 月 28 日）：停经 61 天，查妊娠三项：β-HCG 141 195U/L，P 27.94ng/ml，E_2 2 563pg/ml。B 超示宫内妊娠 8 周余（活胎），见胎心搏动。治疗上继续予以寿胎丸方和四君子汤加减安胎治疗，配合中成药助孕丸、复合维生素片调经助孕至 12 周。

按语 患者就诊时 FSH、LH 升高，E_2 水平下降，出现了卵巢早衰的临床症状和表现，故卵巢功能早衰诊断明确。治疗上予以中药、膏方及人工周期疗法。为患者处方，治则以补肾填精、健脾益气为主，方由八珍汤益气补血、归肾丸（出自《景岳全书》卷五十一）方补肾填精、寿胎丸（出自《医学衷中参西录》）方安胎助孕、二至九方滋肾阴为主方加减，加上黄精、山茱萸、杜仲、石斛、淫羊藿等滋阴补肾、阴阳并补，鸡血藤养血活血，香附、广藿香等理气之药。患者首诊时停经时间较长，长达 4 个月，故急需恢复月经周期，据临床表现，辨证属肾阴不足证，治疗上始终以活血通络、补肾填精为法，方以熟地黄、赤芍、当归、川芎补血养血，丹参、路路通通经活血通络，牛膝补肝肾、活血通经，合用丹参、牛膝引经血下行。白扁豆、苍术健脾化湿，佐以郁金、香附理气活血，女子以肝为先天，肝气疏畅，有助于通经。配合人工周期，使其月经来潮。二诊时，患者月经已来潮，但经量少，夹杂血块，且伴有痛经，说明经血下行尚未通畅，瘀血留滞体内，故以补肾活血为主，方拟归肾丸方加减，以熟地黄补肾养阴活血，山茱萸、杜仲、山药、黄精、菟丝子补肾阳，枸杞子、女贞子补肾阴，鸡血藤、当归养血活血，阴阳并补，寓通于补，补以通之，贯彻张景岳"善补阳者，必于阴中求阳，则阳得阴助而生化无穷；善补阴者，必于阳中求阴，则阴得阳升而泉源不竭"之思想。配合成药胎宝胶囊、复方阿胶浆、龟鹿补肾丸养血补肾治疗，并用大剂之膏方整体调理，使阴阳气血渐复，脏腑渐调。患者恢复月经并逐渐建立自然周期后，继续予以归肾丸方加味补肾填精，活血通络，并适时加用本院制剂助孕丸调经助孕。于九诊时再次配合膏方治疗。经过治疗，患者血清 FSH、LH 基本恢复至正常水平，最后成功怀孕。妊娠后，罗教授则以固肾安胎、补肾益气为法，拟补肾安胎之寿胎丸方合四君子汤加减，助患者固冲任安胎，补肾益气以调理胎元气机，滋助胎儿生长。

验案三：寿胎丸、四君子汤等加减治不孕症[3]

女，30 岁。2011 年 11 月 16 日初诊。

主诉：反复月经后期 3 年，同居有正常性生活，未避孕未孕 2 年。患者 16 岁月经初潮，月经时常 2 个月一行，量中，色红，伴有腰酸、小腹下坠。2008 年始由于工作压力较大，出现月经进行性推迟，最长有 6 个月时间月经未行，常以黄体酮维持方能来潮。2009 年 3 月外院就诊，查 B 超示子宫稍小，双侧卵巢呈多囊样改变，给予中药调理，症状稍有好转；2011 年初尝试针灸促排，均未见优势卵泡。现未避孕，有生育要求。末次月经为 2011 年 10 月 17 日，5 天净，量少，色红，伴有腰酸。10 月 30 日阴道少量咖啡色分泌物，2 天即净，前次月经为 8 月 17 日。现患者纳少，腹胀，时有便秘，小便气秽，夜寐欠安。舌尖红苔腻，脉细滑。辅助检查：2011 年 11 月 1 日 B 超未见优势卵泡，子宫内膜厚 6mm。妇科检查：宫颈偏小，宫体前位偏小，余未见异常。嘱监测 BBT，查性激素 6 项。中医诊断：月经先后不定期（虚热证）。西医诊断：①原发性不孕；②多囊卵巢综合征。治以补肾健脾、益气填精为法，方选寿胎丸合四君子汤加减。处方：党参 15g，桑寄生 20g，续断 15g，山药 15g，杜仲 15g，覆盆子 15g，菟丝子 20g，黄芪 15g，白术 15g，陈皮 5g，茯苓 15g，丹参 15g。共 14 剂，并配合服用助孕丸，每次 6g，每日 3 次，多维元素片 1 片，每日 1 次，温胆片每次 4 片，每日 3 次。

二诊（2011 年 11 月 30 日）：月经逾期未行，末次月经为 2011 年 10 月 17 日。患者仍纳少，不易入睡，大便秘结、色黑，口疮，口干咽痛。舌尖红苔黄厚，脉沉细。治宜疏肝清热，活血通络。方选丹栀逍遥丸加益母草 30g，鸡血藤 30g，丹参 15g，牛膝 15g，皂角刺 15g，枳壳 15g，地骨皮 15g。7 剂，配合中成药逍遥丸、血府逐瘀颗粒。

三诊（2011 年 12 月 21 日）：月经逾期未行，BBT 单相。即查 B 超示双侧卵巢多囊样改变，子宫内膜厚 5mm。12 月 17 日查性激素 6 项：FSH 5.92U/L，

LH 15.73U/L，T 0.7ng/ml，P 0.18ng/ml，余未见异常。咽痛、口干、便秘等症缓解。治以化痰活血通络之法，方选苍附导痰汤加皂角刺15g，泽兰15g，鸡血藤30g，桃仁15g，地骨皮15g，7剂。药后12月30日月经来潮，量中，色质如常。

四诊（2012年2月22日）：末次月经为2月2日，6日净，量少，色暗红，血块少量。经间期仍有少量褐色分泌物，无不适主诉。嘱下周期卵泡监测。处方予寿胎丸合四君子汤加阿胶珠15g，陈皮5g，醋香附10g。14剂。配合服用助孕丸调经助孕。

五诊（2012年3月20日）：末次月经为3月4日，3天净，量稍多，褐色，便秘好转。3月卵泡监测未见优势卵泡。BBT单相，但整体体温偏高，建议测甲状腺功能5项。考虑患者为持续性无排卵，下周期配合氯米芬促排卵治疗。治以健脾活血、化痰通络为法，方选苍附导痰汤加皂角刺15g，泽兰15g，鸡血藤30g，柴胡10g，丹参15g，7剂。

六诊（2012年4月11日）：周期第5天开始用氯米芬促排卵，并配合中药周期疗法治疗：经后期给予左归丸加酒黄精30g，鸡血藤30g，郁金15g，石菖蒲10g，淫羊藿10g，柴胡10g；经间期以定经汤加盐巴戟天15g，白术15g，淫羊藿15g，丹参15g，鸡血藤30g，合欢花10g；经前期若见优势卵泡以寿胎丸合四君子汤助其受孕。配合成药逍遥丸、温胆片服用。

七诊（2012年10月9日）：患者已用氯米芬促排3个周期，仅于第2个周期见优势卵泡，子宫内膜达8mm，但未受孕。近3个周期无经间期出血。末次月经为9月5日，5天净，量少增多。本周期BBT单相。下周期改用来曲唑。方予苍附导痰汤加鸡血藤30g，丹参15g，盐牛膝15g，地骨皮15g。7剂。并嘱排卵后加服地屈孕酮片7天（1片，每日2次）。

八诊（2012年11月24日）：停经40天，阴道出血1周，末次月经为10月14日，本周期卵泡监测见优势卵泡，第17天子宫内膜厚7mm。11月17日，自测尿MT（＋）；11月23日：β-HCG11 878mU/ml，P 50.79nmol/L；12月11日起口服地屈孕酮（1片，每日2次）。现乏力眠差，纳可，大便欠畅，小便频数。舌红苔薄黄，脉滑。BBT已持续高相20天。嘱患者10天后复查B超，每周复查血β-HCG、P、E_2。诊断：早期妊娠，虚热证。治宜补肾安胎，养阴清热，方选寿胎丸合四君子汤加减。处方：熟党参15g，桑寄生20g，续断15g，山药15g，盐杜仲15，金樱子15g，覆盆子15g，盐菟丝子15g，黄芪15g，白术15g，女贞子15g，石斛10g。配合肌内注射黄体酮、口服助孕丸、复合维生素片等治疗。用药1周后阴道出血止，2012年12月6日B超见胎心搏动，提示7周活胎。

按语　患者反复月经后期3年，未避孕未孕2年。患者初潮年龄较晚，子宫发育不良，为禀赋不足、肾气薄弱之征，故月经稀发、量少伴有腰酸等冲任不盛之证，治疗上始终以补肾填精为前提。同时患者有平素易便秘、经间期易出血、舌尖红等症，此乃气阴不足，肝郁日久化火之证，并伴有形体肥胖、食少、易胀气、舌苔腻、脉细滑等脾虚湿蕴等证。因此治疗上以益肾填精、清热养阴为主，待其肾气渐充，促阴阳转化，再适时佐以化痰活血通经。经过3个周期治疗，患者能自主恢复月经周期，经量较前增多，经间期出血缓解，阴虚火旺等症状均有好转，但仍未见体温双相。罗师把握时机，予以促排卵药物帮助排卵，仍配合中药周期疗法。经过数个周期调摄，患者虽内膜较前增厚，但对氯米芬不敏感，遂改用来曲唑促排卵，并嘱患者口服地屈孕酮加强黄体功能。患者成功受孕但有先兆流产症状，阴道出血伴下腹坠胀、大便欠畅、小便频数、舌红苔薄黄等肾虚内热等症，故治疗上配合补肾安胎、养阴清热，并随证加减方药，帮助患者顺利度过早孕期，使妊娠得以继续。

参 考 文 献

[1] 朱淑惠，刘新玉，罗颂平，等. 罗颂平教授辨治疑难不育症验案 2 则[J]. 新中医，2011，43（11）：154-155.

[2] 高飞霞，罗颂平. 卵巢功能早衰验案 2 例[J]. 环球中医药，2012，5（10）：748-750.

[3] 冯婷，管雁丞，罗颂平，等. 罗颂平教授治疗多囊卵巢综合征经验撷粹[J]. 时珍国医国药，2014，25（1）：237-239.

21. 李丽芸验案实录

李丽芸简介见第一章李丽芸相关内容。

验案一：启宫丸合苍附导痰丸加减治不孕症[1]

毛某，女，29 岁。2007 年 11 月 30 日初诊。

主诉： 结婚同居未避孕 2 年未孕。患者曾经在某医院诊治，服用炔雌醇环丙孕酮及多个周期氯米芬促排卵治疗，仍未孕。月经（5～6）天/（35～60）天。量中，色暗红。2006 年查内分泌：LH 15.17U/L，FSH 7.10U/L，T 4.93nmol/L。诊见：形体肥胖，纳差，疲倦，腰酸。舌暗，苔薄白，脉沉滑。妇科检查示：外阴阴毛浓密，阴道通畅，宫颈轻度炎症，子宫颈腺囊肿，子宫前位、常大、欠活动，轻压痛，双附件未扪及明显异常。中医诊断：不孕症。西医诊断：原发性不孕症；多囊卵巢综合征。证型：脾虚痰湿。

治疗第一阶段：先进行孕前调理，予启宫丸合苍附导痰丸加减治疗（自拟导痰种子方）。处方：茯苓、白术、布渣叶、厚朴、苍术、天南星、郁金、丹参、薏苡仁各15g，青皮 10g，炙甘草 5g。7 剂，每日 1 剂，水煎服。治后月经于 12 月 21 日来潮。

治疗第二阶段：计划妊娠阶段，拟根据月经周期特点用药。

二诊（2007 年 12 月 28 日）：末次月经为 12 月 21 日，5 天干净。腰痛，怕冷，纳、眠差。舌暗红，苔薄黄，脉细弱。此时为排卵前（卵泡发育期），计划怀孕。先予序贯疗法，灵术颗粒口服，每次 1 袋，每天 3 次，口服。参芪胶囊健脾益气，活血养血，每次 4 粒，每天 3 次，口服。同时予温肾育卵汤以滋阴养血活血、温肾育卵，促进卵泡发育。处方：淫羊藿、巴戟天、当归各 10g，黄芪、牛膝、鹿角霜、枸杞子、丹参各 15g，熟地黄、菟丝子各 20g，紫河车、川芎各 5g。7 剂，每日 1 剂，水煎服。

治疗第三阶段。

三诊（2008 年 1 月 18 日）：腰酸，口干，纳、眠差。舌尖红，苔薄白，脉细滑。

此为排卵后期（黄体期），治宜补肾健脾、益气养血，为胎孕做准备。处方：桑寄生、续断、墨旱莲、菟丝子、太子参各 15g，白芍、麦冬各 10g，熟地黄 20g，砂仁（后下）5g。7 剂，每日 1 剂，水煎服。按此法治疗两个月经周期。

四诊（2008 年 3 月 13 日）：心烦，易发脾气，疲倦乏力，腰酸。舌红边有齿印，苔薄白，脉细。复查内分泌：LH 10.08U/L，FSH 6.82U/L，T 2.19nmol/L。末次月经为 10 月 3 日，BBT 双相。中药予温肾育卵汤酌加疏肝理气之品，促进卵泡发育。

五诊（2008 年 4 月 11 日）：已经停经 41 天。4 月 10 日查 β-人绒毛膜促性腺激素（β-HCG）：182.4U/L，4 月 8 日查 P 69.9nmol/L。诊断为：早孕。

4 月 28 日 B 超：早孕，宫内双活胎。

按语　李丽芸教授治疗多囊卵巢综合征以分期诊治、序贯疗法为治疗特点。第一阶段，进行孕前调理：标实为痰湿，治法当以祛痰湿为主，予自拟导痰种子方（启宫丸合苍附导痰丸）加减治疗，以共奏化痰除湿、理气通络、健脾调经之功效。第二阶段，月经来潮后，计划怀孕，拟根据排卵前后月经周期特点用药。在月经（或撤血）第 5～14 天予以补肾健脾、活血化瘀、理气导痰、疏通胞络，使经脉自通，排卵通畅，第 14 天后或排卵后予以健脾益气、活血养血。同时予温肾育卵汤以滋阴养血活血、温肾育卵，促进卵泡发育。三诊排卵后（黄体期），治宜补肾健脾、益气养血，为胎孕做准备。

验案二：排卵障碍性不孕[2]

刘某，38 岁，就诊日期：2011 年 2 月。

主诉：已婚 3 年余，孕 1 产 0 自然流产 1 次，2009 年孕 2 个月时胚胎停育行清宫术，至今未孕。

2012 年 1 月行 IVF-ET 失败。平素月经后期，30～45 天一潮，7～9 天净，色淡，少量瘀血。面色黯，易怒，舌质淡，脉细。BBT 单相。2010 年 HSG：左侧输卵管上举。首诊查性激素：FSH 12.00U/L，抗精子抗体阳性，诊断为卵巢储备功能降低，排卵障碍性不孕；证型：肾虚型。治则：补肾填精，益气血。处方：淫羊藿 10g，紫河车 5g，黄芪 15g，巴戟天 10g，当归 10g，鹿角霜 15g，枸杞子 15g，川芎 5g，怀牛膝 15g，熟地黄 20g，菟丝子 20g，丹参 15g，本例配合氯米芬、人绒毛膜促性腺激素，同时服用益真Ⅰ、Ⅱ号（本院制剂）。益真Ⅰ号：仙芪益真胶囊，主要成分为黄芪、当归、巴戟天、肉苁蓉等，功效：益肾壮阳，补气养血，调理冲任，主要用于脾肾两虚，月经失调，宫冷不孕。益真Ⅱ号：仙子益真胶囊，主要成分熟地黄、菟丝子、鸡血藤等，功效：滋养肝肾，填精益髓，调理冲任，主要用于肝肾亏虚，月经失调，子宫发育不良，不孕症。

二诊（2011 年 3 月 30 日）：因患者抗精子抗体阳性，嘱避孕套避孕，予维生素 C 片，每次 0.1g，每日 3 次，维生素 E 胶囊 1 粒，每日 3 次，口服治疗，以减少抗原的产生，加速抗体的消除。正值患者月经过后，血海空虚，冲任不足，此时为冲任、胞宫气血复常之时，阴阳气血处于长的过程，治以滋补肝肾之阴、益肾填精为大法。予原方继续诊治，方中淫羊藿补肾阳，温而不燥，不似附子燥烈、肉桂温热，此合扶阳育阴于一法，其目的在于协调阴阳，使阴生阳长，阴阳平衡。

三诊（2011 年 4 月 29 日）：LMP：13/4，封闭抗体（－），复查性激素正常，现无特殊不适，舌质淡红，苔薄白，脉细。超提示：右侧见优势卵泡 17mm×15mm×16mm，EN=7。患者此次就诊，是月经第 17 天，测 BBT 仍呈低温相，尚未排卵。治疗上温补肾阳、益气活血以促进卵泡生长发育并排出。处方：熟附子 15g（先煎），羊藿叶 15g，当归 15g，川芎 5g，巴戟天 15g，肉苁蓉 15g，党参 15g，黄芪 15g，白芍 15g，共 7 剂。予上述中药调周法再治疗几个周期后，监测 BBT 不典型双相，3 个月后妊娠。

按语 此例为排卵障碍性不孕患者，诊治时间较长，李教授认为月经期经血下泄，机体阴阳处于"消"的过程，月经过后血海空虚，冲任不足，因此经后期至排卵期前，为冲任、胞宫气血复常之时，阴血渐长，治应在补肾阴的基础上温肾活血，阳中求阴，故治以滋肾育阴、养血活血为主，以此促进卵泡发育。当肾中阴阳气血增长到一定程度，排卵期重阴必阳，气血凝滞则转化不利，应在补肾健脾的基础上适当选用行气活血之品以促进排卵，常用桃仁、鸡血藤、赤芍、川芎、当归等药。黄体期阳气渐长，其肾中之阳一方面可温煦脾土，使脾土生化气血更旺，血海得以充盈，为孕育提供物质，应平调肾之阴阳，补肾疏肝健脾为主。另一方面阳化气，若胎元已结，气血同聚于下以养胎；若未受孕，气从冲脉走肝经，肝主疏泄，使藏于肝之血得以顺利下泄而为月经。此期应在补肾阳的基础上滋肾健脾，育阴养血，阴中求阳，促进黄体成熟。若患者未能受孕，经血来潮，行经期胞宫经血外泄，既不可一味攻伐，也不可用滋腻之品，治疗上则宜补肾活血通经，以防虚虚实实之弊。同时在临证中重视基础体温的测量。基础体温的产生乃由阴阳、气血的消长、转化、氤氲之气熏蒸于肤使然，《灵枢·决气》篇曰："何谓气……上焦开发，宣五谷味，熏肤充身泽毛，若雾露之溉，是谓气。"故基础体温之变化，在一定程度上可以反映月经周期的规律，反映血海是否充实、肾气是否旺盛，反映有无排卵，有助于诊断及疗效判定，为中医辨证提供望、闻、问、切之外的客观信息，提高不孕患者的妊娠成功率。

验案三：多囊卵巢综合征性不孕[3]

王某，32 岁，2009 年 11 月 19 日初诊。

主诉：同居未避孕 8 年未孕，停经 2 月余。病史：患者平时月经后期，周期 35～90 天，有闭经病史。8 年前开始未避孕未怀孕，曾在外院多方诊治，丈夫查精液分析正常，患者曾查基础性激素 LH/FSH＞3，反复查血清睾酮均大于 2.6nmol/L，外院监测排卵提示卵泡发育障碍。来诊时停经已 2 月余，无乳房胀痛和腰酸腹胀之感。舌淡红，苔薄白，脉细。既往史：否认重大疾病史。经带胎产史：14 岁月经 初潮，平时月经后期，周期 35～90 天，有闭经病史，末次月经为 2009 年 9 月，确切日期不详。9 年前结婚，孕 1 产 0，流产 1 次（2000 年完全自然流产 1 次)。妇科检查:外阴阴道正常,分泌物量中等,宫颈轻度糜烂,宫体前位,常大,质中,活动可,无压痛,双侧附件未扪及包块。辅助检查:阴道 B 超提示双侧卵巢呈多囊性改变。子宫输卵管造影:左侧输卵管通畅,右侧输卵管远端阻塞。诊断:①继发不孕;②多囊卵巢综合征;③右侧输卵管阻塞。治法:补肾活血,调经助孕。处方 1:桑寄生 15g,续断 15g,墨旱莲 15g,菟丝子 15g,白芍 10g,春砂仁(后下)5g,太子参 15g,熟地黄 20g,当归 15g。每日 1 剂,水煎服,共 5 剂。处方 2:当归 10g,赤芍 10g,桃仁 5g,红花 10g,牡丹皮 10g,丹参 15g,香附 10g,郁金 10g,鸡血藤 20g,益母草 20g。每日 1 剂,水煎服,共 2 剂。先服处方 1,再服处方 2。

二诊(2009 年 12 月 2 日):月经来潮,末次月经为 2009 年 11 月 27 日,持续 4天,量、色、质如常。现睡眠差,烦躁。舌红,边尖红甚,苔薄白,脉细。治法:补肾滋阴,清热止血。予灵术颗粒内服。处方:制何首乌 20g,白芍 10g,珍珠母(先煎)20g,墨旱莲 15g,牡丹皮 10g,岗稔根 20g,紫珠叶 15g,太子参 15g,阿胶(另烊)15g,益母草 30g,淫羊藿 10g。每日 1 剂,水煎服,共 7 剂。

三诊(2009 年 12 月 18 日):月经周期第 22 天,因患者既往月经后期,故延迟至今监测排卵。舌淡红,苔薄白,脉细。辅助检查:阴道 B 超测排卵发现左卵巢成熟卵泡 18mm×19mm×19mm。处方:淫羊藿 10g,仙茅 10g,熟地黄 20g,鸡血藤 30g,菟丝子 20g,鹿角霜 15g,当归 10g,枸杞子 15g,白芍 10g。每日 1 剂,水煎服,共 7 剂。

四诊(2009 年 12 月 20 日):监测阴道 B 超提示已排卵。予参芪胶囊 5 粒,每日 3 次,口服,月经来潮后停药。治疗后月经规则。

于 2010 年 3 月 12 日复诊,查妊娠试验阳性,妇科 B 超证实宫内活胎。

参 考 文 献

[1] 韩延华,胡国华. 妇科名家诊治多囊卵巢综合征临证经验[M]. 北京:人民卫生出版社,2014:88-92.

[2] 徐珉,温丹婷,黄健玲. 李丽芸教授论痰浊与不孕[J]. 时珍国医国药,2013,24(12):3037-3039.

[3] 钟秀驰,邓伟明. 李丽芸治疗多囊卵巢综合征经验[J]. 湖南中医杂志,2011,27(06):35-36.

22. 刘瑞芬验案实录

刘瑞芬简介见第一章刘瑞芬相关内容。

验案一:止痛调血方、少腹逐瘀汤加减治不孕[1]

周某,女,35 岁,已婚。2011 年 10 月 7 日初诊。

主诉:患者近 2 年每逢经前经期均小腹坠痛,头晕恶心,大汗淋漓,大便稀,自服元胡止痛片,效果欠佳。末次月经为 2011 年 9 月 8 日,周期 30 天,经行 7 天净,量多,色暗红,有血块,小腹坠痛,白带量多,色淡黄,小腹隐痛。既往月经

7天/30天。孕3产1，顺产1次，流产3次，两次胚胎停育史。饮食、睡眠一般，二便调。暗红舌，薄白苔，脉沉涩。今日B超：子宫腺肌瘤。采用周期序贯疗法。非经期投止痛调血方治疗。处方：益母草、茯苓、生牡蛎、炙鳖甲、生蒲黄、五灵脂、续断、三七粉（冲服）、甘草。水煎服。每天1剂，12剂，经前3～4天及经期用少腹逐瘀汤加味治疗。处方：当归、川芎、赤芍、吴茱萸、小茴香、肉桂、炮姜、蒲黄、炒五灵脂、香附、竹茹、三七粉（冲服）、延胡索、甘草。7剂，每天1剂，水煎服。药后经量较前减少一半，色红，有血块，小腹坠痛较前减轻，无须服用镇痛药，尚可忍受腰酸痛，经前乳胀，白带量中，色淡黄，小腹隐痛缓解，纳可，眠差，多梦，二便调。舌暗红，脉沉涩。继用原方法守方治疗。药后经量多，色鲜红，有血块，经前及经行时小腹绞痛，服镇痛药缓解，腰痛，经期乳胀，白带正常。经期前方加乌药15g，白芷12g，炒山药15g，每日1剂，水煎服。7剂。非经期前方加白芷12g。每日1剂，水煎服。10剂。

四诊（2012年2月26日）：现停经45天，5天前自测尿HCG阳性，右侧小腹略胀痛，停经30天阴道有少许咖啡色分泌物，现无阴道出血，白带正常，纳差，眠差，多梦，二便调。舌暗红，苔少、剥脱，脉沉涩。B超：宫内早孕，孕囊位置偏低，建议观察。诊断：先兆流产。投补肾安胎方加苎麻根12g，香附9g，陈皮9g，每天1剂，水煎服，6剂。因患者既往有两次胚胎停育史，建议住院保胎治疗，定期门诊复查，不适随诊。

按语 婚后未避孕、有正常性生活、同居2年而未受孕者为不孕症。本例经前经期小腹疼痛，经血色暗红，有血块，源于瘀血阻滞，冲任不畅，不通则痛。因瘀阻胞宫，血不归经，故月经量多。舌暗红，脉沉涩也是瘀血停滞之征。妇科B超示子宫腺肌瘤，提示脏腑功能失常，气机阻滞，瘀血凝结不散，停聚胞宫，胞宫、胞脉阻滞不通导致不孕。刘瑞芬教授临证根据月经周期性特点擅长采用周期序贯疗法，收效颇好。非经期采用经验方止痛调血方补肾健脾、疏肝行气、活血化瘀。方中益母草活血调经；茯苓健脾化痰祛湿；生牡蛎化瘀散结；炙鳖甲通脉散结；失笑散祛瘀止痛；续断平补肝肾；甘草调和诸药。诸药合用，活血化瘀，散结镇痛，兼具补肾之效。经前3～4天及经期前3天采用少腹逐瘀汤加减以温经化瘀止痛为主，方中小茴香、肉桂、炮姜理气活血，温通血脉；当归、川芎、赤芍活血祛瘀；延胡索活血行气止痛；蒲黄、炒五灵脂活血化瘀；吴茱萸散寒止痛；香附行气止痛调经；三七粉止血；乌药温肾散寒；白芷辛散温通，长于止痛；甘草调和诸药。方之效验，在于灵活，妙在加减。临证时小腹剧痛者可加活血镇痛药（如制乳香、制没药）以增强止痛之效；月经量多、经期延长者加茜草以化瘀止血；呕吐甚者可加竹茹；体虚大便稀溏者加炒白术、党参、黄芪以健脾益气；腰酸痛者加炒川续断、杜仲以补肝肾；经前乳胀者加柴胡以疏肝解郁行气。经期及经前应避风寒，畅情志，忌食生冷寒凉、辛辣厚味之品。刘老师认为，瘀滞胞宫、血瘀偏寒者，除平时服药外，尤以经前3～4天及经期前3天连续服药，调经助孕，收效良好。张景岳曰："种子之方本无定轨，因人而药各有所宜"，可见临床治疗继发性不孕症除重视一般治疗外，尤应突出辨证论治，经调病除，胎孕可成。

验案二：调经 1 号方加减治不孕[2]

患者，女，36 岁。2006 年 3 月 1 日初诊。

主诉：停经 3 个月，未避孕未再孕 3 年。月经周期 45 天至 5 个月，多为 2~3 个月，经期 3~4 天，量少，色暗红，有血块，经行腰酸。白带量少，色白，性欲减退，腰膝酸软。纳、眠可，二便调。舌暗，苔薄白，脉沉细。妇科检查及 B 超均未见异常。配偶精液检查正常。诊断：月经后期；月经量少；继发性不孕症。证属肾虚血瘀，治当补肾活血、调经助孕。方用调经 1 号方加减：当归 12g，枸杞子 12g，熟地黄 15g，桑葚 30g，川续断 18g，菟丝子 15g，紫石英 30g，淫羊藿 30g，紫河车粉（冲）3g，桃仁 12g，红花 12g，川牛膝 15g，香附 12g，砂仁 6g，牡丹皮 6g，甘草 6g。

二诊（2006 年 3 月 9 日）：患者服药 3 天后月经来潮，量稍增多，眼角发红，大便略干。舌质红，苔薄白，脉细。上方淫羊藿改为 15g，加生地黄 12g，水煎服，每日 1 剂。

三诊（2006 年 4 月 10 日）：上述症状已基本消失，测基础体温双相。治疗 5 个月后妊娠，随访分娩一健康女婴。

按语 种子重在调经，《万氏妇人科》中指出："女子无子，多因经候不调……此调经为种子紧要也。"刘教授认为，治疗不能图功心切，妄事攻伐，否则经水非但不通，精血反被其伤，应本着"若欲通之，必先充之"的原则，通过补益之法，使气血恢复，脏腑平衡，血海充盛，则经自调，经调则种子之期可待。方中当归、枸杞子、熟地黄、桑葚补肾滋阴养血，紫河车粉为血肉有情之品，大补肾元，养血调经，药理研究证实有增强性功能、促排卵、健黄体的功效；紫石英、淫羊藿温肾助阳；川续断、菟丝子平补肾阴肾阳；香附、川牛膝、红花理气活血，引血下行；牡丹皮凉血活血消瘀，使全方温而不燥；砂仁理气和胃，顾护胃气；甘草调和诸药。全方双补肾阴肾阳，养血活血，调经助孕，临床多获良效。

验案三：输卵管阻塞不孕治验[3]

王某，女，32 岁。2014 年 4 月 4 日初诊。

主诉：未避孕未孕 8 年。2010 年 7~8 月两次体外受精-胚胎移植术（IVF-ET）失败史。既往月经规律，月经周期 28~30 天，行经期 3 天，量少，经行腹部隐痛，无孕产史，男方正常。2012 年 10 月于当地医院行腹腔镜下通两侧输卵管，至今未孕，有盆腔炎史，余皆正常。患者自感 IVF-ET 治疗效果不明显，遂求于中医药调理。平素腹部有冷感，腰部酸坠，失眠。刻下症：现无明显不适主诉。舌淡暗，苔白，脉沉弦。末次月经为 2014 年 3 月 28 日。刘教授自拟调经 1 号方加味。处方：当归 12g，熟地黄 18g，山药 18g，枸杞子 12g，川续断 30g，菟丝子 18g，淫羊藿 18g，紫石英 60g，阿胶 11g，鹿角胶 12g，紫河车粉 3g，川牛膝 15g，茯苓 15g，柴胡 12g，香附 12g，丹参 18g，百合 12g，延胡索 15g，党参 30g，炙黄芪 30g，柏子仁 12g。

7 剂，水煎服，每天 1 剂，分 2 次服。

二诊（4 月 17 日）：服药后腹部冷感较前减轻，舌淡红，苔薄，脉沉细缓。处方：上方加制鳖甲 12g，薏苡仁 18g，茯苓改为 18g，以滋阴潜阳、健脾除湿且有通利之性。14 剂，水煎服，每天 1 剂，分 2 次服，经期停服。

三诊（5 月 1 日）：服药后感经期较前延长，月经总量增多，末次月经为 2014 年 4 月 27 日，现行经第 5 天，总量适中，诸症改善。舌淡，苔薄，脉缓。处方：上方加炮穿山甲（代）3g，蜈蚣 1 条，川牛膝改为 18g，去薏苡仁，以加强活血通络之功，引药下行，疏通两侧输卵管，促进子宫内膜生长和卵泡发育。继服 7 剂。

四诊（5 月 21 日）：服药后全身乏力减轻，刻下症：情志不畅。舌淡，苔白，脉弦细。处方：上方加玫瑰花 12g 以疏肝解郁。继服 7 剂。

五诊（6 月 3 日）：停经 38 天，妊娠试验阳性。嘱注意饮食、休息，慎重养其胎。

按语　患者通过多次 IVF-ET 治疗后，非但没有妊娠，反而加重了病情。在多次超促排卵的情况下，干预正常的排卵、孕育功能，损伤人体元气、阴精，导致肾中精气亏虚，出现腰膝酸软、畏寒肢冷、心悸气短、乏力等一系列症状。在身体极度虚弱的状况下，先天之本难以维系，气虚无力推动血液，血行瘀滞，阻于胞宫、胞络，加之心理上的失望忧愁，使肝气不疏，气滞于内，心气闭阻，气血运行失常，瘀于胞脉，致使胎孕难成。刘教授针对肾虚为本，血瘀为标的病机本质，多采用补肾化瘀为主，兼顾疏肝理气、养心安神之法。只有先天之气充盛，血海满溢，才具备妊娠的基础。治以调经 1 号方加减，方中当归、熟地黄、山药、川续断、枸杞子、菟丝子、淫羊藿、紫石英养血补肾益精，香附、丹参、柴胡、延胡索、川牛膝活血通络，疏肝理气，引血下行；茯苓、山药益气健脾，理气和胃，顾护脾胃；党参、黄芪补益肾气，气能生血，血能养气，气足则血充，气行则血行；佐以柏子仁、百合养心安神；甘草调和诸药。酌用阿胶、鹿角胶、紫河车等血肉有情之品，以及大剂量紫石英以调补肾之阴阳、通补奇经以助子宫内膜发育，后期加用炮穿山甲以增强活血通络之功，可促排卵以助孕。补肾药与调理气血药相须为用，滋补肾精，疏达肝气，通调气血，共同调节子宫及卵巢功能，在用药上具有补而不滞、温而不燥、滋而不腻、济阴和阳之特点，既能使患者"肾气盛、精血充"，为月经胎孕准备好物质基础，又能使"任通冲盛"、功能协调，使卵子顺利排出。本案患者以肾虚为主，故以补肾为纲，予血肉有情之品为首要。患者首诊用药后腹部冷感症状缓解，说明肾气精血得以滋养；然本病日久，累心耗神，肝气不疏，导致心无所养，气滞于内，症见失眠、抑郁，故加疏肝理气、养心安神之药，使心有所养，肝气条达。经四诊调治，诸症皆消，心情舒畅，喜获妊娠。

参 考 文 献

[1] 张晓斐，刘瑞芬. 刘瑞芬教授治疗继发性不孕症经验[J]. 湖南中医杂志，2012，28（04）：23.

[2] 李霞，杨晓娜，彭爱新. 刘瑞芬辨治不孕症经验[J]. 山东中医杂志，2008（03）：198-199.

[3] 周慧，刘瑞芬. 刘瑞芬运用补肾化瘀法治疗输卵管性不孕症验案举隅[J]. 湖南中医杂志，2015，31（08）：103-104.

23. 吕绍光验案实录

吕绍光 主任医师，第三、四批全国老中医药专家学术经验继承工作指导老师。吕老师从事临床及教学工作 40 年余，临床经验丰富，擅长治疗妇科疾病，尤其是在不孕症的诊疗中有独到之处。其先后发表学术论文 30 余篇，获省级科技成果奖两项。

验案一：多囊卵巢综合征不孕症治验[1]

患者，女，26 岁。2016 年 3 月 10 日初诊。

主诉：婚后 2 年同居未避孕未孕。末次月经为 2016 年 3 月 8 日，初潮 14 岁，开始尚规则，18 岁后至今月经失调，表现为月经后期，周期为 30~50 天，每次来潮 3~5 天，量少色暗红，夹有血块，腰酸怕冷，无痛经，偶有经前乳房胀痛，两颊痤疮明显，两侧嘴角多毛，口不干不苦，体胖（身高 156cm，体重 62kg），嗜食肥甘厚腻，寐尚可，大便质偏稀，夜尿多。舌淡，苔厚腻，脉沉细。曾于外院做 B 超提示卵巢多囊样改变，女性性激素检查：LH/FSH＞3，睾酮升高。诊断为"多囊卵巢综合征"。女方代诉其丈夫精液检查正常。吕主任观察后，辨证为脾肾阳虚、痰瘀互结，治以养血活血、补肾健脾、化痰祛瘀之法。根据月经周期，认为患者目前处在卵泡发育期，拟调周治疗。方用：①促卵泡汤。药用：当归 10g，川芎 10g，熟地黄 15g，白芍 15g，丹参 10g，香附 10g，锁阳 10g，仙茅 15g，巴戟天 15g，赤芍 15g，红藤 15g，山药 15g，茯神 10g。9 剂。②促排卵汤。药用：当归 10g，川芎 10g，熟地黄 15g，白芍 15g，丹参 10g，香附 10g，锁阳 10g，黄芪 15g，山药 15g，茯神 10g，三棱 10g，莪术 10g。5 剂。共 14 剂。并嘱其每天晨起测量基础体温，并于 2016 年 3 月 20 日开始监测卵泡，同时坚持每天适当的锻炼。

二诊（2016 年 3 月 24 日）：B 超提示子宫内膜厚 8mm，左卵泡 10mm×10mm×11mm，右侧未见优势卵泡。基础体温单向。大便较之前成形，怕冷症状缓解。吕主任考虑患者此次周期卵泡应该长不大，遂用促黄体汤，以健全黄体功能，药用：炒白术 15g，杜仲 10g，枸杞子 15g，菟丝子 15g，山药 15g，茯神 10g，续断 10g，大腹皮 10g，油麻稿 15g。14 剂。并嘱继续监测基础体温和锻炼。

三诊（2016 年 4 月 8 日）：患者诉昨日月经来潮，经量较之前多，血块减少，无明显腰酸及乳房胀痛，大便成形。吕主任考虑患者进入卵泡发育期，遂守 3 月 10 日①、②方，共 14 剂，并嘱继续测量基础体温，4 月 19 日开始 B 超监测排卵，并坚持身体锻炼。

四诊（2016 年 4 月 22 日）：B 超提示子宫内膜厚 9mm，左卵泡 18mm×20mm，右侧未见优势卵泡。基础体温下降 0.2℃。吕主任认为患者卵泡已经成熟，嘱患者今晚先同房一次，待卵泡排出后再同房一次，考虑进入黄体期及有可能怀孕的情况，方用促黄体汤，假设患者怀孕，尚有保胎作用，药用：炒白术 15g，杜仲 10g，枸杞子 15g，菟丝子 15g，山药 15g，茯神 10g，续断 10g，芡实 10g，桑寄生 10g。14 剂。

五诊（2016 年 5 月 6 日）：患者月经尚未来潮，观察基础体温，持续高温，考虑患者有可能怀孕，予查尿妊娠试验，提示阳性。

验案二：输卵管阻塞性不孕症治验[2]

杨某，女，30 岁。2011 年 12 月 15 日就诊。

主诉：孕 2 产 0，自然流产 1 次，胎停人工流产 1 次。自 2011 年 10 月胎停人工流产后未避孕 1 年余未孕。爱人精液常规检查正常，子宫输卵管碘油造影示子宫形态大小未见异常，双侧输卵管通而不畅。末次月经为 2012 年 12 月 7 日。月经初潮 14 岁，自胎停人工流产后月经周期延后 10 天左右，35～40 天一行，经期 3～5 天，经量偏少、色偏暗、时夹血块，经行第 1 天小腹疼痛，偶有腰酸，时觉少腹两侧拘挛刺痛感，不伴乳房胀痛，白带时带黄、量稍多、味腥臭，夜寐安，纳尚可。舌暗苔黄腻，脉弦细。吕老诊察后，认为主要以血瘀为主，兼有湿热。此时尚在卵泡发育期，拟用简化中药人工周期序贯疗法。治以补肾养血、活血化瘀、温养卵泡，兼清热利湿止带法。用促卵泡汤合通管汤去炮穿山甲、皂角刺，加女贞子 15g，墨旱莲 10g，淫羊藿 20g，锁阳 15g，鸡冠花 10g，椿根皮 15g，鬼针草 15g。8 剂，水煎服，每日 1 剂，早、晚各 1 次。药渣盐炒外敷少腹两侧各 1 小时左右。12 月 16 日起每天早晨测量基础体温，12 月 20 日起 B 超监测卵泡，其爱人每周吃 1 次鸽子或水鸭母。

二诊（2012 年 12 月 22 日）：BBT 仍在 36.5℃，12 月 20 日 B 超示子宫内膜厚 70mm，左卵巢见一卵泡 15mm×14mm，右卵巢未见优势卵泡。白带量多、色清，腥味减轻，余症同前。吕老认为此时卵泡生长迅速，为卵泡生长后半期，即将排卵，故用通管灌肠汤加丹参 15g，路路通 15g，王不留行 10g，香附 15g，6 剂，水煎服。药渣盐炒外敷少腹。嘱明日再 B 超监测卵泡，若卵泡达 17mm×17mm 时当天同房 1 次，接着每天 1 次 B 超监测直至卵泡排出，排出当晚再同房 1 次。

三诊（2012 年 12 月 8 日）：BBT 已经升至 36.8℃，26 日 B 超示卵泡已排出，当晚同房 1 次。吕老认为排卵后已进入黄体期，用药宜以补肾固冲任为主，故用黄体汤。14 剂，水煎服，早、晚分次服，并停用外敷法。

四诊（2013 年 1 月 11 日）：高温相已有 15 日，认为是早孕迹象，查尿妊娠试验为阳性，确诊为怀孕，继续行保胎治疗，后顺产一女婴。

验案三：多囊卵巢综合征治验[3]

患者，女，24 岁。2011 年 3 月 10 日初诊。

主诉：婚后 2 年同居未避孕未怀孕。患者 14 岁月经初潮，开始尚规律，近 2 年来月经后期，40～70 天来潮，每次 3～5 天。曾于外院做 B 超显示：双侧卵巢增大，内有多囊性卵泡,提示多囊卵巢。2010 年 10 月 12 日在福州市某医院查血:LH/FSH ＞ 3,睾酮增高。诊断为"多囊卵巢综合征"。自述基础体温单相,输卵管碘油造影未见异常,男方精液检查正常。患者末次月经为 2011 年 3 月 8 日,经量中等,色暗,夹少量血块,经前腹痛,伴乳房胀,腰酸,痤疮,体毛长,体胖(身高 156cm,体重 70kg),口不干,夜寐可,大便稀、日行 2 次,小便可,白带正常。舌淡、苔薄白,脉沉细。吕老师诊察后,认为患者处于卵泡发育期,拟调周治疗,治宜养血补肾,益气健脾,化湿祛痰。方药:当归 20g,川芎 10g,赤芍 10g,丹参 15g,香附 10g,枸杞子 15g,菟丝子 15g,锁阳 15g,党参 15g,黄芪 30g,苍术 15g,匏壳 15g,油麻稿 15g。12 剂。并嘱其 2011 年 3 月 18 日开始 B 超监测卵泡,每天晨起测量基础体温。

二诊(2011 年 3 月 22 日):B 超提示子宫内膜厚 11mm,右卵泡 15mm×14mm,左未见优势卵泡。基础体温单相,余症同前。吕老师认为,温阳活血有助于排卵,守上方加淫羊藿 15g,仙茅 15g,莪术 10g,三棱 10g,3 剂。并嘱患者同房。

三诊(2011 年 3 月 25 日):患者体温已上升至 36.9℃,并持续 2 天,B 超提示右卵泡已排出。舌淡红,苔白,脉细。患者已进入黄体形成期,治宜养血固冲任补脾益肾。方药:白术 10g,杜仲 15g,枸杞子 15g,菟丝子 15g,桑寄生 15g,党参 15g,黄芪 15g,芡实 15g,山药 30g。14 剂。

四诊(2011 年 4 月 7 日):月经 2011 年 4 月 5 日来潮。守上法调周治疗 2 个周期后,患者便溏改善。治疗 4 个周期后,基础体温高温相持续 17 天,查尿妊娠试验阳性。于 2012 年 4 月 12 日顺产一子。

按语 本例为多囊卵巢综合征所致不孕症,吕老师在调周治疗的基础上,根据体质辨证,即形体胖瘦辨证用药。体胖者一般表现为月经后期或闭经,辨证考虑脾虚痰湿,佐以益气健脾、化湿祛痰,常用药如苍术、匏壳、大腹皮、油麻稿。其中匏壳、油麻稿为福建民间草药,可治疗周身浮肿。体瘦者一般表现为月经先期或崩漏,辨证考虑肝肾阴虚血热,治以补益肝肾,养阴清热,常用药如熟地黄、黄精、何首乌、沙参、麦冬等。患者体胖、月经后期,便稀,舌淡、苔薄白,脉沉细,辨证考虑脾肾阳虚,痰凝血瘀,治疗在促卵汤的基础上加党参、黄芪、苍术、匏壳、油麻稿以健脾化痰,排卵后改黄体合剂治疗,仍重用党参、黄芪、白术、山药、芡实以健脾补肾,守方继进,患者成功妊娠。

参 考 文 献

[1] 彭娟娟,吴同玉,吕绍光. 吕绍光治疗多囊卵巢综合征不孕症经验[J]. 中医药通报,2018,17(03):17-18+21.

[2] 张秋连. 吕绍光治疗输卵管通而不畅性不孕症经验[J]. 实用中医药杂志,2014,30(05):453-454.

[3] 张秋仔,吕绍光. 吕绍光治疗不孕症经验[J]. 中医杂志,2013,54(23):1989-1991.

24. 门成福验案实录

门成福简介见第一章门成福相关内容。

验案一：桃红四物汤加减治不孕[1]

张某，女，32 岁，郑州人。2014 年 12 月 1 日初诊。

主诉： 患者结婚 9 年，近 6 年来未避孕未怀孕。症见：末次月经为 2014 年 11 月 9 日，平素月经规律，量、色可，偶有血块，痛经。曾行输卵管造影：右侧伞端粘连，左侧通而不畅。舌暗红，苔薄，脉细涩。丈夫精液常规检查未见明显异常。中医诊断为不孕症，证属肾虚血瘀，给予桃红四物汤去熟地黄加三棱 15g，莪术 15g，薏苡仁 25g，鸡血藤 25g，益母草 30g，香附 15g，丹参 30g，车前子（包煎）30g，7 剂。

二诊（2014 年 12 月 8 日）：症见：末次月经为 2014 年 12 月 8 日，月经第一天，腰部酸困。舌质红，苔薄黄，脉细沉无力。给予生化汤加丹参 25g，益母草 30g，香附 15g，桑寄生 30g，盐杜仲 25g，黄芪 30g，6 剂，经期服用。并配合盆腔特色五联治疗（经期穴位封闭、灌肠等）。

三诊（2014 年 12 月 15 日）：症见：患者口腻，舌质红，苔黄腻，脉细滑。给予桂枝茯苓汤加川牛膝 15g，丹参 25g，车前子（包煎）30g，薏苡仁 25g，三棱 15g，莪术 15g，鸡血藤 30g，香附 15g，当归 25g，黄芩 12g，10 剂。

规律服用 3 个月经周期，平素桂枝茯苓汤加味，经期服用生化汤加味，配合经期五联疗法。

四诊（2015 年 3 月 24 日）：监测卵泡发育正常（23mm×19mm 已破）。舌质淡，苔薄，脉细沉无力。采用上法继续规律治疗。

于 2015 年 7 月 20 日月经逾期未至，自测尿 HCG 阳性，给予安胎治疗，后随访足月顺产一女婴。

按语 该病为输卵管炎性不孕症，门师辨证为肾虚血瘀；首诊时患者月经将至，"以通则不痛"立法，经前宜攻，给予桃红四物汤加味以活血通经、逐瘀通络，可缓解痛经症状。二诊时考虑患者正值经期，宜因势利导，引血下行，祛瘀生新，促使经血排出，故用生化汤加味。方中当归补血活血，川芎活血行气，桃仁活血化瘀，黄芪益气养血，气为血之帅，血为气之母，气行则血行，气滞则血瘀，故经期使用达到气血双补之效，考虑患者经期腰酸，用杜仲、桑寄生补益肾气，肾气足，气帅血行，使经血顺势排出，配合盆腔五联疗法，缓解盆腔粘连，消除炎症。三诊时方选桂枝茯苓汤加味，门师认为目前血瘀为本病重要病机，宜化瘀通络。患者输卵管通而不畅，瘀滞胞宫，故有血块，不通则痛，故见痛经。规律调整 3 个月，经水准期，也无痛经，卵泡发育正常。平素给予桂枝茯苓丸加减，经期继续给予生化汤进行调理，后受孕成功。

验案二：肝郁脾虚不孕[2]

马某，女，28 岁 2004 年 2 月 5 日初诊。

主诉：结婚 5 年不孕，月经先后无定期，量少，时而夹带血块，经期小腹胀痛，经前胸胁胀满，心情烦躁，胸闷，纳差，体倦，乏力，体质消瘦，大便不实，小便清长。舌质暗淡、舌苔薄白，脉弦细。末次月经时间为 1 月 18 日。方药：当归、黄芪各 25g，川芎、川牛膝、路路通、三棱、莪术、延胡索各 15g，赤芍 12g，甘草 6g。6 剂，水煎服。

二诊（2 月 12 日）：主诉自觉胸胁胀满减轻，饮食及气力增加，但是大便溏薄，舌脉同前。门老嘱其照上方加党参 24g，白术 15g，6 剂，水煎服。

三诊（2 月 21 日）：主诉月经按时而至，前述经期症状均已消失。门老嘱患者此后平时用益母草适量水煎，冲服逍遥丸。

6 月 28 日患者来诊，停经已 45 天，妊娠试验阳性。

按语 月经先后无定期，时而夹带血块，经期小腹胀痛，经前胸胁胀满，心情烦躁、胸闷，舌质暗淡，皆为肝血瘀滞之象。纳差，体倦，乏力，体质消瘦，大便不实，小便清长，皆为脾气亏虚之象。体质消瘦兼月经量少乃属血虚，体质消瘦兼体倦乏力为正气亏虚。婚后日久不孕，月经错乱亦说明久病伤肾，肾气亦亏。总之，该患者肝瘀血虚，脾虚肾虚兼而有之，属于虚中有实，虚实交错之证。治疗中当注意补益而不留瘀滞，祛瘀而不伤正气。方中当归、川芎活血补血调经止痛，为君药；三棱、莪术、延胡索、路路通、赤芍入肝经，破瘀滞、行肝气、疏肝络、止疼痛，脾虚日久必累及肝肾，故用川牛膝既能活血通经，又能滋补肝肾，共为臣药；黄芪补气为佐，使无形之气可以速生。用甘草调和诸药，使之不争。二诊胸胁满等肝郁症状已大为减轻，但大便溏薄等脾虚症状不减，仍用一诊方加党参、白术以增强益气健脾之力。三诊主诉月经按时而至，经前及经期症状均已消失。门老嘱咐患者每日用益母草适量水煎，冲服逍遥丸。益母草活血祛瘀调经止痛，为妇科之良药，配逍遥丸疏肝解郁，二者一汤一丸、一速一缓，相得益彰，为治疗妇科肝瘀血滞、月经失常、胸胁及少腹疼痛之佳配。如此肝郁得疏、脾肾得补、气血充盈、月事按时而至，不孕症之愈自在情理之中。

验案三：四二五合方加减治不孕[2]

王某，女，26 岁。2004 年 5 月 12 日初诊。

主诉：患者结婚 3 年未孕，月经量少质稀，色淡，伴见腰膝酸软，体倦乏力。月经初潮 16 岁，周期为 42～50 天，每次持续 2～3 天。舌质淡红、苔薄白，脉沉细。妇科检查：子宫体后位，幼稚子宫。门老为其开列了处方如下。处方 1：菟丝子 30g，仙茅、熟地黄各 24g，当归、淫羊藿各 20g，白芍、覆盆子、枸杞子各 15g，川芎 12g，五味子、甘草各 6g；处方 2：益母草、丹参各 30g，当归 20g，赤芍、川牛膝、红花、枸杞子各 15g，川芎、甘草各 6g。门老嘱其以上两方每方服用 1 个月，两方交替服用，待病情有了转机后再来就诊。

4 个月后,患者再来门诊,主诉月经周期已正常。门老嘱其将处方 1 制成丸剂,长期服用。2005 年 3 月 9 日患者又来,诉说已确诊妊娠 50 余天。

按语 患者月经量少质稀,色淡,月经周期时间长,每次持续天数短,均为肝血不足之象。然肝肾同源,其婚久不孕,月经初潮晚,腰膝酸软,体倦乏力,舌质淡红、苔薄白,脉沉细,亦为肾虚之症状。其妇科检查子宫体后位,幼稚子宫,更显其先天禀赋不足乃至后天发育不良之象。因此确定治则为滋补肝肾,调理冲任。基本方药以四二五合方加减:处方 1 中当归、川芎、白芍、熟地黄滋补肝血为主;淫羊藿、仙茅、菟丝子、枸杞子、五味子、覆盆子以补肾为主;甘草 6g 调和诸药,共奏肝肾同补之效。处方 2 中当归、川牛膝、枸杞子、益母草以滋补肝肾为主;川芎、赤芍、红花、丹参活血祛瘀,调理冲任;甘草为使,调和诸药。此类患者一般治疗周期较长,为防补药滋补之腻,故在处方 2 中增加活血祛瘀之品,在病情好转、月经正常之后,将处方 1 制成丸剂,便于服用,以利缓补。

参 考 文 献

[1] 门波,付晓君,梁卓. 门成福教授治疗输卵管性不孕经验[J]. 光明中医,2017,32(08):1098-1099.

[2] 游志恒,汤红琴,朱聪明,等. 门成福教授治疗不孕症医案举隅[J]. 陕西中医,2008(03):325-326.

25. 欧阳惠卿验案实录

欧阳惠卿 教授,主任医师,广东省名中医,广州中医药大学中医妇科学学术带头人,首届全国名中医,第三批全国老中医药专家学术经验继承工作指导老师。其主编、参编《实用中医妇科学》《妇女病自然饮食疗法》等论著 8 部。欧阳教授从医 40 余载,擅长治疗月经病和妇科杂病,尤对不孕症这一疑难病有深入的研究。其认为:原发性不孕见子宫发育不良者,多为先天不足,肾虚血瘀;卵巢功能异常、月经先后不定者,多为肾虚肝郁。而继发性不孕见输卵管阻塞者,多为经期产后,感受外邪,与血相搏成瘀,瘀滞胞宫、胞脉,两精不能相搏而致不孕。多囊卵巢综合征所致不孕者,常因脾肾阳虚痰湿内阻或肝经湿热所致。免疫因素(抗精子抗体阳性)引起不孕者,多为肾阴虚血瘀或血热。

验案一:补肾化瘀方加减治不孕症[1]

汤某,女,33 岁,已婚。初诊日期:2008 年 9 月 26 日。

主诉:患者以"经行腹痛 5 年,发现盆腔包块 1 个月"为主诉就诊。月经史:14 岁月经初潮,34~37 天一个周期,经行 8~9 天。近 5 年经行腹痛,经后期较重,量偏多,色暗红,有血块,需服镇痛药物。末次月经时间为 2008 年 9 月 15 日。患者结婚 3 年，未避孕从未受孕。8 月 B 超发现双侧盆腔包块，左侧 70mm×60mm×40mm，右侧 50mm×40mm×30mm，拟诊：双侧卵巢巧克力囊肿。收入住院部，腹腔镜提示：双侧卵巢巧克力囊肿，子宫直肠陷凹见多个紫蓝色小结节，双侧输卵管外观尚正常。行亚甲蓝通畅度试验，提示双侧输卵管通畅。术后由于患者求子心切，拒绝西药后续治疗。

二诊（2008 年 11 月 15 日）：末次月经时间为 2008 年 10 月 24 日，经行腹痛，腰部坠痛，月经量少，有块，经前乳胀、大便溏。舌淡黯见瘀斑、苔薄白，脉沉细。证属肾虚血瘀，治宜补肾化瘀散结，方用补肾化瘀方。方用：补骨脂 20g，淫羊藿 15g；续断 15g，桃仁 10g，莪术 10g，益母草 30g，枳壳 10g，丹参 15g。8 剂，水煎，分 2 次温服。

三诊（2008 年 11 月 23 日）：药后无特殊不适，口干，仍感腰酸，舌脉同前。月经将至，上方去桃仁，加失笑散以加强祛瘀止痛之效。6 剂，水煎，分 2 次温服。

四诊（2008 年 12 月 5 日）：末次月经时间为 2008 年 11 月 26 日～12 月 2 日，痛经减轻，脉弦细，舌暗，苔薄黄。方用：怀山药 20g，牡丹皮 12g，山楂 9g，补骨脂 15g，续断 15g，桃仁 10g，淫羊藿 15g。7 剂，水煎，分 2 次温服。

五、六、七诊均按原方加减，仍会出现痛经，但已无须服用镇痛药。

八诊（2009 年 7 月 9 日）：停经已 45 天，尿妊娠试验阳性。

按语 欧阳惠卿教授认为，子宫内膜异位症不孕的病机不离肾虚血瘀。补肾化瘀方是欧阳惠卿教授辨治子宫内膜异位症不孕的经验方。本方补肾与化瘀并重，温肾阳以补骨脂为主，配伍淫羊藿、续断以补肾助阳，温通冲任，并以其温运协助祛瘀；莪术、桃仁、益母草专攻冲任血瘀癥瘕；枳壳疏肝行气通腑，腑气通畅则气行血行，从而改善下焦血瘀状况。全方选药精当，力有所专，配伍严谨，息息与病机相符。肾阳充裕，生精化气，瘀去冲任胞宫血脉温通流畅，而生一片孕育之机，从而能够摄精成孕。

验案二：定经汤、促月经来潮方治不孕[2]

黄某，32 岁，已婚。2001 年 8 月 26 日初诊。

主诉：月经后期，甚至 3～4 个月行经 1 次，经量偏少，经行有血块，腰酸乏力，偶发痛经。结婚 4 年未孕。本次月经为 8 月 24 日。察其舌质暗，舌体略胖，边见瘀点，苔薄白，脉细弦。妇科检查：子宫后位，稍细，活动尚可，右附件稍增厚压痛。女性内分泌检查：雌、孕激素水平低下。基础体温单相型。四诊合参，证属肾虚血瘀，治宜补肾活血。循时用药如下：现为经行第 3 日，量少。处方：益母草 30g，枳壳 20g，当归 15g，川芎 10g，桃仁 10g，川续断 10g，熟地黄 20g。4 剂，每日 1 剂，水煎服。

二诊（9 月 1 日）：月经已干净，遂以定经汤加减：菟丝子 20g，当归 15g，柴胡 10g，怀山药 20g，白芍 15g，熟地黄 20g，茯苓 20g，茺蔚子 10g，覆盆子 20g，枳壳 20g，甘草 5g。7 剂，每日 1 剂，水煎服。

三诊（9月8日）：上方去白芍、柴胡、茯苓，加紫河车 10g，川红花 10g，马鞭草 30g，连服 2 周。患者基础体温呈现双相。

9月22日改用促月经来潮方：益母草 30g，鸡内金 15g，柴胡 10g，当归 12g，菟丝子 20g，川红花 10g，枳壳 20g，熟地黄 20g。连用 3 天。

9月26日月经来潮，较以前经量增多。此法调经 3 个月，患者月经周期基本正常，基础体温示双相有排卵。

12月15日，停经 42 天，基础体温高温相持续 22 天不降，查尿妊娠试验阳性。

验案三：柏子仁丸加味、寿胎丸加减治不孕[3]

郑某，女，34 岁。2004 年 11 月 8 日就诊。

主诉：月经周期延后 6 年，婚后同居 4 年余未避孕而未受孕。患者既往月经尚规则，1998 年起月经周期延后，2～5 个月一至，常需肌内注射黄体酮撤退性出血，持续 4～5 天，量少，色瘀黑，夹血块，轻微痛经，末次月经为 6 月 20 日，平时腰痛，夜尿，多梦，经前乳房胀痛，烦躁易怒。妇科检查：外阴阴道发育正常，宫颈光滑，宫体后倾，常大，活动好，双附件未见异常。9 月 10 日查内分泌：FSH 50U/L，LH 24U/L，E_2 194pmol/L，P＜0.64nmol/L，PRL 12μg/L，T 1.07nmol/L。患者曾行子宫输卵管造影术，示双侧输卵管通畅。AsAb 为阴性。欧阳教授诊断患者为原发性不孕、月经后期，其证为肾虚血瘀肝郁，治疗上以补肾活血养血通经为主，投以柏子仁丸加味：柏子仁 20g，熟地黄 20g，泽兰 15g，牛膝 15g，卷柏 15g，续断 15g，山药 20g，益母草 30g，菟丝子 20g，熟附子（先煎）10g，赤芍 15g，甘草 5g。连服 14 剂。

二诊（11月25日）：末次月经为 11 月 22 日，将净，量中等，色暗红，无痛经，腰痛。舌质暗淡，苔薄白，脉弦细。治疗仍以补肾活血为主，守上方去熟附子、山药、赤芍，加用紫河车（先煎）15g，白芍 15g，柴胡 10g 以加强补肾疏肝之功。连服 3 周。

三诊（12月23日）：患者诉 12 月 23 日阴道少量出血，小腹隐痛。舌暗淡，苔少，脉细滑。基础体温升高 14 天。治疗以健脾补肾、养血止血为主，方以寿胎丸加减：桑寄生 15g，川续断 15g，菟丝子 20g，覆盆子 15g，莲子须 15g，熟地黄 15g，丹参 15g，白芍 15g，甘草 6g，紫河车（先煎）15g，杜仲 10g，阿胶（烊化）15g。

四诊（12月30日）：患者诉纳差，恶心欲呕，无阴道出血。舌质暗，苔薄白，脉细滑。查尿妊娠试验示阳性，基础体温高相＞14 天。治疗基本同前原则，守上方。

患者于 2005 年 1 月 20 日查 B 超：宫内妊娠 8 周，活胎。

按语 柏子仁丸出自《妇人良方大全》由柏子仁、熟地黄、泽兰、牛膝、卷柏、续断组成，有滋阴补肾、宁心调经之功。柏子仁养心安神，清润生津；熟地黄滋阴养血，大补肝肾；续断补肾助阳，兼有活血调经之用；卷柏、牛膝、泽兰导血下行，通畅血脉。欧阳教授认为本方有补肾活血之功，不仅可用于月经不调等疾病，对于肾虚血瘀的不孕患者，有调经种子之功效。不孕症从中医病因病机来分析有肾虚、肝郁、痰湿、血瘀等证型。其中肾虚者往往还有月经后期、量少甚或闭经等症状。

在临床的应用上，欧阳教授在柏子仁丸的基础上根据患者病情特点进行适当的加减。如患者出现比较明显的血瘀症状，可适当增加丹参、赤芍等以增加活血化瘀力度。如患者有较明显的肾虚表现，则可以加用紫河车、鹿角霜等血肉有情之品，以及菟丝子、桑寄生、杜仲、仙茅、巴戟天等温阳补肾的药物。同时，不孕症患者往往在情志方面有些焦虑，柏子仁有养心安神的作用，如果患者有较明显的情志改变，出现失眠等症状时，可适当加用酸枣仁、茯神等药物。

参 考 文 献

[1] 黄洁明. 欧阳惠卿教授治疗子宫内膜异位症不孕经验[J]. 河南中医，2011，31（01）：20-21.
[2] 王慧颖. 欧阳惠卿教授治疗月经病经验举隅[J]. 广州中医药大学学报，2002（03）：226-227.
[3] 李坤寅. 欧阳惠卿教授辨治不孕症经验[J]. 河南中医，2005，25（7）：17-18.

26. 沈坚华验案实录

沈坚华 主任中医师，享受国务院特殊津贴专家，广东省名中医，全国老中医药专家学术经验继承工作指导老师，"十五""十一五"国家中医重点专科学术经验带头人。其长期从事中医妇科、男科、内科的临床工作，在大量临床实践经验中总结出"三步六法十八方"学术思想体系，擅长运用纯中医综合疗法治疗妇科疑难杂证。

验案一：温经汤、资生汤合肾气丸加减治不孕[1]

吴某，女，26 岁。2015 年 1 月 27 日初诊。

主诉：痛经 3 年伴进行性加重，平素月经欠规则，28～40 天一行，量中，色暗，血块较多，经期下腹疼痛剧烈，严重影响工作与生活，服用非甾体抗炎药未能明显缓解。2014 年 12 月外院 B 超示右侧卵巢巧克力囊肿（84mm×66mm）。末次月经为 1 月 12 日，平素畏寒，手足冷，疲倦，兼头晕，腰酸脚软，经前乳房胀痛，口淡，纳尚可，眠差，小便清长，大便日 1～2 行，质溏。唇色紫暗，舌淡红，边有齿痕，苔白，脉沉细无力。辨证为阳虚寒凝血瘀，予金匮温经汤加减。处方：吴茱萸 6g，川芎 10g，当归 10g，牡丹皮 10g，桂枝 15g，干姜 10g，姜半夏 10g，麦冬 10g，党参 15g，炙甘草 10g，熟附子（先煎）15g，枳壳 15g，乌药 15g，小茴香 15g。7 剂，水煎服，每日 1 剂，每日 2 次，温服。

2 月 11 日二诊：末次月经为 2 月 6 日，经期刚过，诉本周期痛经较前明显减轻，未服用镇痛药，血块仍多，畏寒减轻，无明显口淡，舌淡红苔薄白，寒凝血瘀之象渐减，以气血不足为主，予资生汤合肾气丸加减，兼顾消癥散结。处方：党参 20g，白术 10g，茯苓 20g，甘草 6g，陈皮 5g，白芍 10g，山茱萸 10g，熟地黄 20g，牡丹皮 10g，泽泻 10g，山药 10g，黄柏 10g，砂仁 10g，土鳖虫 15g，莪术 10g，三七（先煎）10g，干姜 10g，熟附子（先煎）10g。7 剂，水煎服，每日 1 剂，每日 2 次，温服。

守法加减调理数月，平时予以益气养血、消癥散结之法，经前及经期予金匮温经汤加减散寒逐瘀，后未再有明显痛经，至 5 月初复诊查尿妊娠试验阳性。2016 年随访生下一女。

> **按语** 本案患者初诊时畏寒疲倦、手足冷、口淡、小便清长、大便稀溏、苔白、脉沉细无力，阳虚寒凝见症较多；经色暗、血块多、疼痛剧烈、唇色紫暗，血瘀之证亦典型。结合女性生理周期特点，经期宜通宜散，用吴茱萸、川芎、桂枝、乌药、小茴香等以散寒，经后复诊寒凝血瘀之象减轻，以气血亏虚为主要表现，故用参、苓、术、地黄等健脾补肾，结合癥瘕的病证特点，参以消癥散结之土鳖虫、莪术，全过程的治疗不离附、姜以温阳，谨守病机，随证施药，除较快缓解痛经外，更达到妊娠之目的，疗效颇佳。

验案二：金匮温经汤加减、四逆汤加减等治不孕[2]

杨某，女，32 岁。2014 年 7 月 22 日初诊。

主诉： 25 岁结婚，孕 3 产 0，流产 3 次。2009 年孕 8 周胎停行清宫术，2010 年起于外院长期采取中西医治疗，2012 年、2013 年分别于孕 8 周再次胎停行清宫术。丈夫查精液常规未见异常。患者近年月经周期尚规律，24～26 天一行，量少（卫生巾每天 2 片），第 3 天起用护垫，5 天净，经色暗，血块（－），痛经（－），经期腰酸甚，经前时有乳房胀痛。基础体温不典型双相。末次月经为 2014 年 7 月 19 日。平素精神疲倦，畏寒，冬天手足冰冷，晨起时手指肿胀痛，腰酸足软，时胃痛，口略干，喜温饮，纳、眠可，小便清长兼有夜尿，大便每天 1～2 次、质烂。舌淡暗、舌下络脉纡曲、苔薄白，脉沉细涩。诊断为滑胎，辨证为阳虚寒凝血瘀，予金匮温经汤加减。处方：当归 20g，川芎、赤芍、香附、牡丹皮、桂枝、炙甘草各 10g，桃仁、麦冬、党参、枳壳各 15g，干姜、熟附子（先煎）各 30g，黄芪 40g，红花、吴茱萸各 6g，三七（先煎）5g。5 剂，每天 1 剂，水煎温服，每天 2 次。

8 月患者因暑期外出，2014 年 9 月 24 日二诊：脉转沉弦，舌淡红、舌下络脉无明显纡曲，兼少许胃痛，空调环境下较别人畏寒，于室外时汗多。诊断为脾肾阳气不足，予四逆汤加减。处方：熟附子（先煎）、黄芪、干姜、炙甘草、鸡血藤各 30g，山茱萸、乌梅、延胡索、枳壳各 15g，桂枝、赤芍、三七（先煎）各 10g。7 剂，每两天 1 剂，水煎温服，每天 1 次。

2014 年 10 月 21 日三诊：诉近期无明显畏寒，近两个周期基础体温逐渐改善，双相较典型，排卵后升温幅度仍欠佳，月经量较前略多，口略干，腰酸。舌淡红、苔薄白，脉沉。诊断为肾精不足，予引火汤合潜阳封髓丹加减，并配合补肾调肝合剂口服。处方：熟地黄 60g，天冬、麦冬、巴戟天各 30g，茯苓 20g，五味子、黄柏、砂仁（后下）、龟甲（先煎）、炙甘草、三七（先煎）、土鳖虫各 10g，熟附子（先煎）、淫羊藿、补骨脂、菟丝子、枸杞子、干姜各 15g。7 剂，每 2 天 1 剂，水煎服，温服每天 1 次。补肾调肝合剂每次 60ml，每天 2 次。

2014 年 12 月 20 日四诊：诉上 1 周期排卵 1 天后基础体温可上升 0.5℃，月经量可（卫生巾每天 4～5 片），色鲜红。查性激素：LH/FSH=3.2/7.5，E_2 56.7pg/ml。抗苗勒管激素（AMH）：1.6ng/ml。甲状腺功能检查、抗心磷脂抗体、凝血、D2 聚体等未见异常，遂告知患者可开始试孕。中药守前法加减。

2015 年 3 月 27 日五诊：诉自测尿妊娠（+），就诊时觉腰酸及下腹隐痛，无阴道出血，无坠胀感，无口干，纳一般，眠尚可，小便调，大便略溏。舌淡红、苔略白厚，脉滑。诊断为脾肾两虚，予资生汤合寿胎丸加减。处方：党参 90g，桑寄生 45g，菟丝子、黄芪各 30g，熟地黄、山茱萸各 20g，续断、杜仲、巴戟天、当归各 15g，熟附子（先煎）、干姜、砂仁（后下）、白术、茯苓、白芍各 10g，甘草 6g，陈皮 5g。水煎服，每天 1 剂，每天 2 次。

后守方加减，定期复查人绒毛膜促性腺激素（HCG）及孕酮，7 周时 B 超见胎心搏动，至 12 周行 1 期唐氏筛查及 B 超测量胎儿颈项透明层（NT）后停中药。2015 年 11 月底报喜已产 1 女，2016 年初随访母女体健。

> **按语** 本案患者初诊时寒凝血瘀之象明显，遵"三步六法十八方"，予以"祛邪安正"，以温阳散寒活血化瘀为法，药用金匮温经汤加减，附子、干姜重用至 30g 以加强温阳散寒之效。9 月份复诊已无明显瘀象，温阳之余兼顾养血，守四逆汤，改温经汤为黄芪桂枝五物汤。10 月复诊，寒、瘀皆不明显，已进入"论病辨证施治"及"补肾调肝种子"阶段，考虑患者滑胎之病史、月经量少等证候，予大剂量的补肾填精之品以益肾精、养阴血、助生殖，并配合专科制剂"补肾调肝合剂"口服以尽快助孕。患者妊娠之后，沈主任强调"气能固摄"之功能，认为"有形之精血不能速生，无形之气当先急固"，予大剂量党参、黄芪等大补脾肾之气以固摄胎元，再合寿胎丸以补肾填精安胎，疗效甚佳。

验案三：开郁汤、四君子汤加六味地黄汤治不孕[3]

患者，女，28 岁。2007 年 8 月 20 日初诊。

主诉：自然流产后同居未避孕而不孕 2 年。患者平时自觉腰膝酸软，身倦乏力，白带不多，无异味，眠可，纳一般，二便调。舌质淡红苔薄白，舌底脉络纡曲，脉细弦。13 岁月经初潮，欠规律。30～32 天一行，量偏少，色暗红，经前腹胀、乳胀。2007 年 8 月 19 日末次月经。孕 1 自然流产 1。配偶精液正常，性生活每周 2 次。妇科检查：外阴已婚未产型，阴毛分布均匀，发育正常；阴道畅，可容二指；宫颈光滑，分泌物质黏稠；子宫前位，大小正常，活动可，无压痛；双侧附件无明显压痛，未扪及明显包块。辅助检查：外院通液术示输卵管畅。B 超示子宫形态大小正常，双附件区未见明显异常。抗精子抗体（-），抗子宫内膜抗体（-），BBT 不典型双相。中医诊断：不孕症（肾虚血瘀）。西医诊断：继发不孕；黄体功能不全。治则治法：先活血化瘀通经，再补肾调冲。方药：开郁汤加丹参 30g，七叶一枝花 30g，益母草 30g，牛膝 15g，没药 15g，4 剂。陈术健脾膏敷肚脐，双柏散瘀膏外敷下腹；海带赤小豆蝎子汤。

二诊（2007 年 8 月 25 日）：患者月经经净，腰膝酸软。舌淡红，舌底脉络纡曲，苔薄白，脉细。治宜补肾健脾，少佐疏肝理气活血化瘀之品，予四君子汤加六味地黄汤加丹参 25g，田七（先煎）10g，柴胡 10g，枳壳 15g，白芍 12g，菟丝子 15g，黄芪 15g，石斛 12g，7 剂。陈术健脾膏敷肚脐，双柏散瘀膏外敷下腹；血茸 3g 炖瘦肉。

三诊（2007 年 9 月 2 日）：腰膝酸软明显好转，白带增多。舌淡红，舌底脉络纡曲，苔薄白，脉细。治宜补肾健脾，加大疏肝理气活血化瘀药剂量，予四君子汤加六子汤加丹参 25g，淫羊藿 15g，香附 15g，王不留行 15g，柴胡 10g，枳壳 15g，白芍 12g，菟丝子 15g，黄芪 15g，石斛 12g，5 剂。陈术健脾膏敷肚脐，双柏散瘀膏外敷下腹；当归 10g 炖瘦肉。

四诊（2007 年 9 月 7 日）：明显腰膝酸软，眠可，纳可，二便调。舌淡红，苔薄白，脉细。治宜补肾健脾、疏肝理气活血化瘀，予四君子汤加六子汤加丹参 25g，当归 10g，淫羊藿 15g，香附 15g，郁金 15g，菟丝子 15g，黄芪 15g，石斛 12g，桑寄生 30g，川续断 15g，10 剂。陈术健脾膏敷肚脐，双柏散瘀膏外敷下腹；高丽参 5g 炖瘦肉。

守法加减，至 2007 年 11 月 26 日，BBT 高温相维持 16 天，查尿 HCG（+），腰酸，下腹隐痛，无阴道出血，舌淡红苔白脉细滑数，收入院系统安胎。诊断为胎动不安（肾虚），中药以补肾固冲安胎为法。拟方：党参 40g，白术 10g，云茯苓 15g，甘草 6g，桑寄生 30g，菟丝子 15g，川续断 15g，黄芩 15g，绵茵陈 15g，紫苏叶 10g，白芍 15g，川杜仲 15g，麦冬 15g。配合参麦针静脉滴注，安胎霜敷脐，10 天后 B 超：宫内妊娠 5 周。患者无不适，病情稳定出院。

后足月顺产一男婴，体健。

参 考 文 献

[1] 沈瑞扬，沈坚华. 沈坚华主任医师治疗痛经经验[J]. 光明中医，2017，32（16）：2320-2322.

[2] 沈瑞扬，沈坚华. 沈坚华治疗滑胎经验介绍[J]. 新中医，2016，48（12）：155-156.

[3] 杨洪伟，沈坚华. 沈坚华治疗黄体功能不全临证经验[J]. 世界中西医结合杂志，2010，5（07）：567-568，575.

27. 魏绍斌验案实录

魏绍斌 教授，主任医师，博士生导师，四川省名中医，第二批全国名老中医师带徒指导老师杨家林学术经验继承人。其从事中医妇科临床、教学、科研工作 30 余年。发表学术论文 30 多篇。

验案一：补肾疏肝调经法治不孕[1]

李某，女，28 岁，已婚孕 1 产 0，人工流产 1 次。于 2010 年 9 月 13 日初诊。

主诉： 月经周期推后 10 余年，未避孕未孕 4 年。既往月经周期推后，初潮 13 岁，经期 7 天，周期 40～60 天，量中，色红，无血块，经前乳房胀，腰酸胀痛，经行上述症状减轻。2006 年行人工流产 1 次。此后一直未避孕未孕，2007 年 6 月在外院行"输卵管碘油造影"未见异常。末次月经为 2007 年 9 月 9 日，4 天净，量少色暗红，血块少。经前乳房胀，腰酸胀痛。白带量多，色淡黄，无异味及瘙痒。现觉畏寒，疲乏无力，情绪欠佳，纳、眠可，大小便正常。舌淡苔白，脉弦细。诊断：月经后期；不孕症。辨证：肝郁肾虚。治法：补肾疏肝，活血调经助孕。方拟四逆四子汤加减。处方：柴胡 10g，白芍 15g，枳壳 10g，覆盆子 15g，菟丝子 15g，桑葚 15g，枸杞子 10g，太子参 30g，当归 10g，鸡血藤 15g，莲子 15g，荆芥 15g，怀山药 15g，石斛 15g。6 剂，水煎服，每次 100 ml，每日 3 次。

二诊（2010 年 10 月 14 日）：服药后无不适，现周期 35 天，症状如前所诉。舌淡苔白，脉弦细。方拟寿胎圣愈汤加减。处方：桑寄生 15g，续断 20g，菟丝子 15g，阿胶（烊化）10g，党参 20g，黄芪 20g，当归 10g，熟地黄 10g，川芎 10g，白芍 15g，石斛 15g，巴戟天 10g，制香附 10g。6 剂。嘱：测 BBT；1 周后监测卵泡。

三诊（2010 年 10 月 23 日）：停经 44 天。现感冒（咽痒、鼻塞、微咳嗽），今晨感腹胀，怕冷，纳、眠可，二便正常。舌淡苔白微腻，脉浮。本院 B 超提示：子宫前后径 36mm，子宫内膜厚 6mm（双层），探及最大卵泡 9mm×8mm。因患者感冒，夹有湿邪。故治法为疏肝理气，燥湿化痰。方拟四逆二陈汤加减。处方：柴胡 10g，枳壳 10g，白芍 15g，陈皮 15g，法半夏 15g，茯苓 15g，荆芥 15g，薄荷（后下）10g，白芷 10g，泽兰 15g，川芎 10g，羌活 10g。8 剂。嘱：测 BBT。

四诊（2010 年 11 月 13 日）：停经 56 天，BBT 升高 15 天。纳、眠可，二便正常。舌淡苔白，脉细滑。今日激素：P 17.9ng/ml，E_2 281.9pg/ml，血 HCG 36.3mU/ml。诊断：早孕；异位妊娠待排。方拟寿胎四君汤加减。处方：桑寄生 15g，续断 20g，菟丝子 15g，太子参 20g，白术 15g，茯苓 15g，覆盆子 15g，石斛 15g，怀山药 15g，黄芩 10g，女贞子 15g，生地黄 10g，陈皮 10g。6 剂。嘱：3 天后复查血激素；若出现明显的腹痛、阴道出血，及时就诊。

按语 《素问·上古天真论篇》首先提出了"肾气盛，天癸至，任通冲盛，月事以时下，故有子"的受孕生理理论。肾虚阳气虚弱，生化失期，不能摄精成孕。在《万氏妇人科》中指出"女子无子，多因经候不调……此调经为女子种子紧要也"。肝血下注冲脉，司血海之定期蓄溢。肝气郁结，冲任不能相资，不能摄精成孕。此案为肝郁肾虚导致的月经不调、不孕症，通过补肾疏肝、活血调经得以受孕。选方四逆散解郁疏畅气机。寿胎四子汤滋补肾精，圣愈汤即参芪四物汤，补益元气，助气血生化。加用巴戟天温肾益精，制香附疏肝理气调经，泽兰活血通络调经。通过上述诸药加减运用，共奏补肾益精、疏肝理气、养血调经助孕之功。肾中精气充足，肝气疏泄条达，冲任得养胎孕可成，病归痊愈。

验案二：补肾疏肝健脾法治疗免疫因素引起的不孕症[2]

某女，26岁，已婚，孕1产0。2013年10月29日初诊。

主诉：发现不孕不育抗体阳性6月余，要求中药孕前调理。平素月经周期规律，月经经期3～4天，周期28～30天，量偏少，色红，无血块，无痛经。2010年行人工流产1次。此后一直使用避孕套避孕，2013年9月29日孕前相关检查以备孕，TORCH检查未见异常，不孕不育相关抗体提示：抗精子抗体（+），抗子宫内膜抗体（+），抗心磷脂抗体（+），抗HCG抗体（+）。末次月经为2013年10月16日，4天净，量偏少，色红，无血块，无痛经。白带量中，色白，无异味及瘙痒。现觉纳少，不欲饮食，眠欠佳，梦多，情绪易怒，尤其因为不孕不育抗体查及阳性后情绪焦虑，怕冷，大小便正常。舌质红，苔薄黄，脉弦细。西医诊断：不孕不育抗体阳性。中医诊断：肝郁脾虚。治法：疏肝健脾，益气温阳。予四逆四君玉屏风汤。处方：柴胡10g，白芍15g，枳壳10g，南沙参20g，炒白术15g，茯苓10g，蜜甘草5g，生黄芪15g，防风10g，巴戟天、葛根各15g，红景天10g，山药、莲子（去心）、百合各15g。8剂，两日1剂，水煎100ml，每日3次。逍遥丸每次8丸，每日3次。耳穴治疗1次（扶正）。

二诊（2013年11月13日）：服药后无不适，现周期29天，严格使用避孕套，症状如前所诉。舌红苔薄黄，脉弦细。继服上方，8剂，3日2剂，继服逍遥丸，服法同上，继续耳穴扶正治疗。嘱：患者下次就诊时复查不孕不育抗体。

三诊（2013年11月20日）：服药后纳食好转，眠欠佳，复查不孕不育抗体提示上述四项指标均转阴。现周期第2天，量偏少，色暗红，夹少量血块，经前乳房胀。刻下见：情绪急躁，疲倦乏力，怕冷，二便调。舌质红，苔薄黄，脉弦细。继续服用二诊未服完方药；食疗方五味：太子参、山药、黄芪各15g，枸杞子10g，莲子15g。4剂，同排骨炖汤，两日1剂。补益调经合剂每日3次，每次10ml。

四诊（2013年11月26日）：服药后纳、眠可，现周期8天，严格使用避孕套，症状同前，今日B超监测卵泡提示子宫前后径24mm，子宫内膜厚1.5mm，双侧卵巢探及数个小卵泡，最大约9mm×8mm。考虑到患者处于经后期（滤泡期），治法宜温阳健脾，疏肝活血，予四逆健固汤。处方：柴胡10g，白芍15g，枳壳10g，南沙参20g，炒白术15g，薏苡仁20g，生甘草6g，巴戟天15g，鸡血藤20g，当归、枸杞子、生黄芪、肉苁蓉各15g。6剂，每日1剂，水煎150ml；紫河车最细粉，6剂，每日1剂，每次1g。继服食疗五味方，耳穴2次（促进卵泡发育）。嘱：测BBT。

五诊（2013年12月9日）：现周期21天，严格套避孕，BBT升高为36.7℃。易疲倦，纳、眠可，情绪可，二便调。舌红苔白，脉沉细。现为经前期（黄体期），治宜补肾健脾，益气养阴，予寿胎四君汤处方：桑寄生15g，续断20g，菟丝子15g，南沙参20g，炒白术15g，茯苓10g，生黄芪15g，蜜甘草5g，女贞子15g，墨旱莲、覆盆子、怀山药各15g，枸杞子10g。6剂，水煎100ml，每日1剂，每日3次。继服助孕食疗五味方4剂，服法同上。维生素E胶丸每次1粒，每日1次；叶酸每次1粒，每日1次以备孕。

按语 根据"免疫性不孕症"临床表现可归属于"全不产""断续"及"无子"范畴，治疗应从补肾调冲任着手；病位在肝、脾、肾及冲任，且以肾及冲任为主；病理因素与湿热痰瘀有关。肾藏先后天之精，肾气盛，则冲任盛才能摄精受孕，肝藏血，主疏泄，肝气疏，则冲任相资，脾为气血生化之源，后天之本，脾旺则冲任得养。此案为肝郁脾肾虚导致的免疫性不孕症，通过补肾健脾疏肝使免疫性不孕抗体转阴以备孕。选方寿胎丸补肾益精、固肾安胎，四君子汤合玉屏风补气健脾固表、扶正祛邪。玉屏风散其临床适应证多与免疫力低下或变态反应有关，不仅可以用来治疗各种呼吸道疾病、肾炎、病毒性心肌炎、过敏性鼻炎、荨麻疹等疾病，还可用于肿瘤患者化疗时的辅助治疗，提高癌症患者的生存质量。导师常根据患者月经周期因时制宜，灵活变通方药组成及剂量。上述诸方加减运用，共奏补肾益精、疏肝理气、健脾益气、扶正祛邪之功。肾中精气充足，肝气疏泄条达，脾气健运，冲任相资，摄精受孕，已达到免疫性不孕抗体转阴以备孕之目的。

验案三：寿胎薏苡方加减[3]

刘某，26 岁。2015 年 12 月 5 日初诊。

主诉：因"月经周期推后 7 年余，现停经 45 天"就诊，有生育要求。患者平素月经周期 40 天至 2 个月，经期 6～7 天，量中，色红，少块，经期小腹隐痛，患者体胖，近 3 年体重增加约 10kg，纳、眠可，情绪尚调，大便不成形，每日 1 次，小便调。舌红，苔薄白，脉沉。查 TORCH、不孕不育抗体及甲状腺功能未见明显异常，B 超：子宫前后径 29mm，子宫内膜厚 3.5mm（单层），双侧卵巢探及十数个小卵泡，最大约 9mm×8mm。血激素全套示：PRL 330μU/L，FSH 5.22mU/ml，LH 16.34mU/ml，E_2 41.33pg/ml，P 0.85pg/ml，HCG 0.1m U/ml，T 48.68ng/dl，FT 8.28ng/dl，DHEA-S 412.67ng/dl。胰岛素（INS）释放试验示：空腹 INS 42.34mU/L，1 小时 INS 461.1mU/L，2 小时 INS 440.2mU/L，3 小时 INS 209.5mU/L。中医诊断：月经后期。辨证：脾肾不足夹痰湿。西医诊断：PCOS；高胰岛素血症。治宜补肾健脾除湿，益气活血。予寿胎薏苡方加减治疗（大菟丝子、续断、桑寄生、巴戟天、粉葛根、泽兰、薏苡仁、南沙参、生黄芪、香附、当归、川芎、鸡血藤、生白芍）、通脉大生片、黄体酮胶丸、二甲双胍等，配合耳针、穴位埋线调经减肥对症治疗。

二诊（2015 年 12 月 23 日）：患者月经周期第 10 天，大便成形，查肝肾功及血脂，TG：2.13mmol/L，继予上方，配合中医特色疗法及食疗方。

三诊（2016 年 1 月 13 日）：月经周期第 31 天，B 超：子宫前后径 30mm，子宫内膜厚 3mm（单层），双侧卵巢探及十数个小卵泡，最大约 8mm×6mm。继予上方加减，余治疗同前。

四诊（2016 年 1 月 28 日）：月经周期第 2 天，量极少，褐色，腰酸，怕冷，大便不成形，予健固四物汤加减、补益调经合剂、二甲双胍口服治疗，继予穴位埋线治疗。

五诊（2016 年 2 月 24 日）：月经周期第 5 天，予健固寿胎方加减治疗、二甲双胍及食疗方、耳针艾灸等。

六诊（2016 年 3 月 4 日）：月经周期第 14 天，B 超：双侧卵巢探及数个小卵泡，右侧最大约 17mm×13mm。复查肝肾功未见明显异常，予寿胎四逆圣愈汤加减、叶酸片、定坤丹、二甲双胍口服治疗，同时指导同房时间。

八诊：患者月经 37 天未潮，自测尿妊娠试验阳性，偶感小腹隐痛，腰酸，无阴道出血。血激素：E_2 432.4pg/ml，P 37.86ng/ml，HCG 5 656mU/ml，予寿胎四君子汤加减、安胎食疗方治疗，复查血激素 3 项。

按语 肥胖型 PCOS 患者月经异常、排卵障碍所致不孕的核心病机是肾虚痰湿夹瘀，肾虚为本，痰瘀为标，因虚致实，因实致虚。魏教授根据多年的临床经验，辨证与辨病结合，从肾虚痰湿夹瘀入手，补泻兼施，标本同治，自创"寿胎薏苡汤"加减，其方组成为南沙参、黄芪、菟丝子、桑寄生、续断、薏苡仁、赤小豆、荷叶、粉葛根、淡竹叶、覆盆子、白扁豆、鸡血藤、茺蔚子、佛手等。方中寿胎丸具有补益肝肾、益精固冲任之效，除去阿胶防止其滋腻易生痰湿，阻碍气机；赤小豆、淡竹叶、荷叶均具有淡渗利湿消肿之功效。现代药理研究显示上述中药都具有降脂减肥、调节内分泌的作用。导师认为利用这类降脂渗湿药能起到调节胰岛素的代谢作用。薏苡仁、白扁豆健脾渗湿，从根本上防止痰湿再生，葛根含有丰富的葛根素、葛根素本糖苷、大豆异黄酮等，具有调节雌激素水平、改善循环、降脂减肥、调节血压等多种保健功能；佛手、鸡血藤、茺蔚子等疏肝行气活血调经，体现治痰要"顺气为先"及"治痰要活血，血活则痰化"的原则；南沙参、黄芪益气扶正，全方补泻兼施，标本同治，共奏补肾除湿、益气活血之功效。导师认为，不孕重在调经，月经规律通常是有正常排卵之征，乃受孕的首要条件。中药补肾除湿，益气活血，配合定坤丹调节免疫，促排卵，通脉大生片及补益调经合剂（院内制剂）补肾益精，益气养血，调经助孕，以助中药汤剂药力。二甲双胍有调节胰岛素的代谢作用，黄体酮胶丸补充卵巢黄体功能，配合穴位埋线调经减肥，尽快使患者月经规律，并在调经助孕期间密切监测卵泡发育及排卵情况，适时予促卵泡发育、促排卵的方案。同时指导患者同房，寿胎四君子汤加减补肾健脾，补充卵巢黄体功能，帮助受精卵着床。

参 考 文 献

[1] 刘龙，黄金燕，胡云华，等.魏绍斌教授采用补肾疏肝调经法治疗不孕症的经验[J]. 云南中医中药杂志，2011，32（06）：3-5.

[2] 张佳丽，解娟，魏绍斌.魏绍斌补肾健脾法治疗免疫性不孕症[J]. 实用中医内科杂志，2014，28（07）：17-19.

[3] 王增珍，莫冬梅，唐英，等.魏绍斌治疗排卵障碍性不孕病案举隅[J]. 中医药临床杂志，2016，28（09）：1243-1245.

28. 吴熙验案实录

吴熙简介见第一章吴熙相关内容。

验案一：防己黄芪汤加味治不孕症[1]

史某，女，32 岁。2008 年 9 月 20 日就诊。

主诉： 自然流产后未避孕未孕 2 年余。病史：末次月经为 2008 年 9 月 9 日，平素月经规律，15 岁月经初潮，平时月经多提前 3～5 天，色暗红，量中，无血块，经前腹痛乳胀，经行腰酸。白带量多，色黄，无异味。2006 年 5 月孕 50 余天自然流产 1 次，避孕 3 个月，后未避孕未孕。形体肥胖，面色欠华，腰酸，带多便溏，经前腹痛乳胀。曾有盆腔炎史。舌淡胖边有瘀斑，苔薄白，脉沉细涩。体格检查：形体肥胖，面色欠华，妇科检查：外阴（一）；阴道通畅，见黄色分泌物，稍多；宫颈轻度糜烂；宫体前位，常大，轻压痛；右侧附件区可触及一肿物，径约 30mm，质软，界清，活动可，压痛（一）；左侧附件（一）。辅助检查：男方精液检查正常。（2008 年 8 月）子宫双附件 B 超：右卵巢增大，45.7mm×37mm，盆腔少量积液。中医诊断：不孕症（湿瘀内结型）；癥瘕（湿瘀内结型）。西医诊断：继发性不孕；右附件肿物。辨证分析：脾虚生内湿，湿邪重浊黏腻，郁滞下焦胞宫，阻遏气机，故带多便溏，经前腹痛乳胀，腰酸，不能孕；舌淡胖边有瘀斑，苔薄白，脉沉细涩为气滞瘀阻、湿瘀内结之征。治法：健脾活血，散瘀消结。方药：防己黄芪汤加味。方药组成：生黄芪 15g，防己 15g，炒白术 15g，茯苓皮 15g，当归 10g，牡丹皮 6g，赤芍 10g，生地黄 12g，制大黄 9g，红藤 30g，败酱草 30g，桔梗 5g，夏枯草 10g，海藻 12g，桃仁 6g。

二诊（2008 年 12 月 14 日）：如此调治 2 个月。B 超：右卵巢较前已略小，38mm×22mm，盆腔少量积液。基础体温示黄体功能不足。B 超监测示卵泡发育至 20mm 后排出。予健脾补肾，前方去夏枯草、海藻、桔梗、桃仁，加川续断 10g，炒杜仲 12g，巴戟天 12g，14 剂。

三诊（2009 年 3 月 7 日）：患者坚持服用上方 4 个月，复查 B 超示子宫附件未见异常，盆腔少量积液。基础体温双相，右下腹时有掣痛，原方加苦参 6g，再进 1 个月。

四诊（2009 年 5 月 12 日）：末次月经为 4 月 8 日，月经愆期，以尿妊娠试验阳性而告妊娠。继予健脾补肾安胎论治。

按语 该患者系脾虚生内湿，湿邪重浊黏腻，瘀滞下焦胞宫，阻遏气机所致。经方防己黄芪汤健脾利水，通阳化气。方中以防己祛风行水，黄芪益气固表，且能行水消肿，两者配伍，祛风不伤表，固表不留邪，且又行水气，而共为君药；臣以白术补气健脾祛湿，与黄芪为伍则益气固表之力增，与防己相配则祛湿行水之功倍，加入夏枯草、海藻、桔梗、桃仁活血消癥，待湿邪消退，加川续断、巴戟天、杜仲等脾肾同治，故能受孕。该病例充分体现了吴熙教授在论治不孕症中善于应用"祛邪、调经、助孕、保胎"的思想。

验案二：自拟活血化瘀饮治不孕症[2]

郑某，女，26 岁。1973 年 10 月 3 日初诊。

主诉： 患者 14 岁月经初潮，痛经 6 年，结婚 4 年未孕。以往月经后期，量少色紫，伴有黑块，腰酸，近 2 年来疼痛加剧，影响劳动。妇科检查：外阴、阴道正常，宫颈轻度糜烂，宫体前位，子宫发育稍小，双侧附件增厚，双侧输卵管不通。舌暗，边有瘀斑，苔薄白，脉象沉缓。辨证：气滞血瘀，故见行经滞涩不畅，有血块，痛经，胞络失畅，故月经后延；瘀血阻滞，不通则痛；气滞血阻，冲任失调，故久不受孕。治则：疏肝理气，活血化瘀。处方（活血化瘀饮）：川芎5g，当归9g，赤芍6g，生地黄9g，延胡索9g，鸡血藤9g，益母草9g，月季花6g，木香6g，炒枳壳6g，白芍9g，柴胡6g。

服上方 7 剂后，月经适来，仍有血块。守上方去丹参、月季花，加川续断12g，杜仲30g，连服 3 剂，并嘱每月经前服原方 3 剂。

6 个月后，月经逾期未至，经妇科检查，诊为早孕。妊娠 4 个月，患者突然少腹痛，予保产无忧汤 3 剂后，腹痛愈。足月分娩一女婴。

> **按语** 活血化瘀饮具有调整全身血液循环、祛除血脉瘀滞因素、促进血脉流通、提高脏腑功能、增加机体抵抗力、促进机体康复的作用；由于妇科瘀血症状多端，病因、病史及患者的体质均不尽相同，所以在不孕症的治疗中，本方宜与理气行气药、补气温阳养血药等配合使用，以期收到预期的疗效；活血化瘀法属于中医治则八法中的"消法"，因消法具有伐克的特性，最易损耗气血，所以在运用本方时，应做到中病即止，以免损伤正气。

参 考 文 献

[1] 严炜，吴熙. 吴熙教授中医诊治不孕症特色[J]. 中医药通报，2011，10（2）：13-15.

[2] 吴熙，陈昭珠，林淑芳，等."活血化瘀饮"治疗各种妇科病症 508 例[J]. 广西中医药，1982，1：29-32.

29. 王小云验案实录

王小云　教授，第五批全国老中医药专家学术经验继承工作指导老师，师从广东省名老中医李丽芸教授、国医大师路志正教授、腹针创始人薄智云教授。其创立了"中医情志疗法"操作规范，长期从事中西医妇科临床、科研及教学工作，发挥中医综合疗法的优势，采用内外合治、针药并施、食药配合、身心同治等方法治疗疾病。王教授对妇科辨证论治颇有建树，尤擅长以中医药各种方法治疗女性内分泌疑难病症。其主持和参与国家级、部省级、厅局级、院级科研课题共 10 多项，出版学术专著30 部，发表相关论文近 100 余篇，获科技成果奖 13 项。

验案一：四物汤加减治不孕症[1]

患者，女，32 岁，2012 年 10 月初诊。

主诉：闭经 3 月余。患者 17 岁初潮，月经稀发，30～90 天一行，三四天净，量少。末次月经为 2012 年 7 月 8 日。平素情绪抑郁，易疲倦，潮热汗出明显，带下量少，阴道干涩，性欲下降，记忆力明显减退，腰酸，纳一般，眠差、多梦易醒，二便调。舌暗红、苔薄黄，脉细数。既往史：平素身体健康。婚产史：已婚，孕 0。此次月经停闭后多处求治无效。初诊作血液生殖激素水平测定，结果：$E_2$11pg/ml，FSH 98.29U/L，LH 24.55U/L。B 超：子宫后位，大小 41mm×32mm×45mm，子宫内膜厚 5mm，左卵巢 24mm×15mm，右卵巢 26mm×15mm，双卵巢偏小，内均未见优势卵泡回声。时隔 2 个月后复测血液生殖激素水平，结果：E_2 28pg/ml，FSH 68.24U/L，LH 22.41U/L。西医诊断：卵巢早衰。中医诊断：月经后期。辨证：肾虚肝郁型。药用：熟地黄 30g，鹿角胶 15g（烊化），女贞子 30g，山茱萸 25g，当归 10g，郁金 10g，牡丹皮 15g，茯苓 15g。14 剂，水煎服；配合服用中成药养阴舒肝胶囊每次 4 粒，每日 3 次；并予中医情志治疗。

二诊：服药后精神好转，潮热汗出明显减轻，但月经尚未来潮。在上方的基础上将女贞子改为 15g，减去鹿角胶、山茱萸、牡丹皮，酌加墨旱莲 15g，生地黄 15g，麦冬 15g，赤芍 15g，地骨皮 10g，又服 21 剂后，诸症减轻，月经于 2013 年 1 月 31 日来潮。

此后又连服初诊方加减用药 3 个月，月经每月按时来潮。末次月经为 2013 年 4 月 10 日，监测基础体温示高温相持续 23 天未降，遂于 2013 年 5 月 13 日查血 HCG 6 987.2U/L，P 106.07nmol/L，提示妊娠。足月顺产一孩，身体健康。

按语 本案中患者素情绪抑郁，故治疗从温肾疏肝着手，中药以四物汤、二至丸加减化裁；方中熟地黄、鹿角胶两药补肾填精为君药，女贞子、山茱萸在增强补肾作用的同时尚可清热；酌加郁金、牡丹皮、当归补而不滞，活血理气，以防脉络瘀滞；再配合情志疗法，强调从肝论治，"万病不离乎郁，诸郁皆属于肝"。多管齐下，从根本上滋肾温阳，疏肝解郁，改善体质，激发肾主生殖的功能，促进卵巢功能的恢复，帮助排卵，从而促成生育。

验案二：卵巢储备功能下降验案[2]

患者某，女，35 岁。初诊日期：2013 年 4 月 4 日。

主诉：已婚 6 年同居未避孕未孕。分别于 2009 年、2011 年行人工授精 3 次及胚胎移植术均失败。月经周期规律，30 天左右一行，经期 5～7 天。末次月经为 2013 年 3 月 22 日，5 天干净，量中，色暗红，血块稍多，无腹痛。刻下症：求子压力大，精神疲倦，偶有腹部怕冷，口咽干痛，时有腰痛，纳、眠尚可，二便调。舌暗红，苔白腻根微厚，脉弦细。既往史：2010 年 7 月查子宫输卵管造影双侧输卵管通畅；2011 年 1 月行宫腔镜检查未见异常；2011 年 8 月查性激素六项：FSH 15.60U/L，LH 5.01U/L，PRL 33.47mU/L，T 1.03nmol/L，P 0.56nmol/L，E_2 210.22pmol/L；2013 年 3 月 21 日查性激素六项：FSH 17.30U/L，LH 5.32U/L，PRL 26.33mU/L，T 0.86nmol/L，P 0.79nmol/L，E_2 240.51pmol/L。同时妇科 B 超检查：子宫、双附件未见异常，子宫内膜厚（EN）4mm，颈动脉收缩期最大流速（PSV）7.03cm/s，阻力指数（RI）0.61。

2013 年 1 月查男方精液分析结果正常。西医诊断：卵巢储备功能下降；女性不孕症。中医诊断：不孕症。证型：肾阴阳两虚夹湿瘀。治法：益气养阴，祛湿化瘀。处方：黄芪 30g，石斛 15g，白术 15g，麦冬 15g，赤芍 15g，知母 5g，天冬 15g，砂仁（后下）5g。14 剂，水煎服，早、晚各 1 次。中医情志治疗 1 次。

二诊（2013 年 4 月 19 日）：服药后诸症好转，现腹部怕冷，带下稀薄，量多，偶有口干，时有腰痛，小便可，大便质烂。舌暗淡，苔薄白，脉弦细。处方：艾叶 15g，制香附 10g，黄芪 30g，熟附子 30g，炙甘草 30g，制何首乌 15g，酒黄精 30g，肉苁蓉 15g。14 剂，水煎服，早、晚各 1 次。

三诊（2013 年 5 月 10）：末次月经为 4 月 19 日，5 天干净，量中，色暗红，血块少许，无腹痛。现时有腹部怕冷，偶有口干，腰痛，二便调。舌暗红，苔薄白，脉弦细。处方：熟地黄 20g，麦冬 20g，肉桂 10g，当归 5g，续断 15g，紫河车 15g，山药 30g，香附 10g。7 剂，水煎服，早、晚各 1 次。

四诊（2013 年 5 月 19 日）：末次月经为 5 月 16 日，现月经第 4 天，量如常，色鲜红，血块少许，无腹痛，口干，腰痛缓解，大便秘结。舌暗尖偏红、质干、苔薄白，脉弦细数。2013 年 5 月 17 日妇科 B 超检查：子宫、双附件未见异常，EN 6mm，PSV 9.58cm/s，RI0.52。性激素六项：FSH 9.81U/L，LH 8.54U/L，PRL 25.33mU/L，T 1.24nmol/L，P 1.12nmol/L，E_2 260.34pmol/L。处方：生地黄 15g，女贞子 15g，墨旱莲 15g，白芍 15g，桑叶 15g，枸杞子 5g，茯苓 15g，牡丹皮 15g。14 剂，水煎服，早、晚各 1 次。

五诊（2013 年 6 月 15 日）：末次月经为 6 月 14 日，现月经第 2 天，量中等（日用 4~5 片卫生巾），色鲜红，有血块，无腹痛。现间断腰痛、口干，纳、眠可，二便调，舌暗苔薄白，脉滑细。今日查性激素 6 项：FSH 9.32U/L，LH 7.68U/L，E_2 245.36pmol/L。处方：熟地黄 15g，山茱萸 10g，山药 15g，墨旱莲 15g，枸杞子 15g，茯苓 15g，当归 10g，川芎 10g。14 剂，水煎服，早、晚各 1 次。嘱咐见拉丝状白带时同房。

六诊（2013 年 7 月 20 日）：停经 36 天，今日查：血 β-HCG 10 900U/L，PRG 104nmol/L。现无阴道出血，无腹痛，腰痛，纳一般，眠可，二便调。舌暗红苔薄白，脉滑。处方：菟丝子 30g，续断 15g，当归 10g，杜仲 30g，阿胶 15g，茯苓 10g，陈皮 10g。7 剂，水煎服，早、晚各 1 次。嘱咐卧床休息。

患者 2013 年 7 月 28 日停经 40 多天，查 B 超提示宫内活胎。守上方服药至妊娠 12 周。后电话随访得知其于 2014 年顺产一子，子健。

按语 患者已婚 6 年同居未避孕未孕，宫腔镜检查和子宫输卵管造影正常，两次 FSH 值都大于 10U/L，西医诊断为卵巢储备功能下降。卵巢功能减退之势不能迅速扭转，应辨证施治。患者求子心切，肾阴阳失调暗耗阴血，气血津液运化失调，王教授认为此例属虚中夹湿瘀。患者精神疲倦，基于"攘外必先安内"的原则，先以益气养阴药为主导，佐赤芍养血活血，白术、砂仁健脾祛湿而不伤气阴；待正气恢复，再驱邪外出，选用艾附暖宫丸加减，艾叶纯阳之性可逐寒湿，制香附乃血中气药可调气解郁，黄芪补中益气健脾，加熟附子、肉苁蓉健肾助阳，制何首乌、酒黄精补益肝肾。

当湿邪已除，应着重养虚祛瘀，结合患者所处月经分期，经前期以温肾活血为主，用熟地黄配以麦冬滋肾养阴，肉桂温肾壮阳，续断温阳活血，当归活血调经，增血肉有情之品紫河车，甘温补肾益精以利经水生化有源，加山药健脾、香附行气以防熟地黄、麦冬滋腻伤胃。卵泡期结合患者症状以滋阴清热活血为主，方中生地黄益肾水、凉血热，牡丹皮活血祛瘀兼清血中之瘀热，女贞子、墨旱莲滋阴养血，枸杞子滋肝肾之阴，白芍养肝阴，桑叶润燥凉血，茯苓健脾祛湿以防滋阴药引起水湿停滞。治疗期两次复查 FSH、LH 降至正常范围，故嘱咐患者见排卵征兆时同房。怀孕后患者虽无阴道出血，无腹痛，但王教授认为怀孕机会宝贵，现应以预防胎堕、顾护母亲为首要，故用寿胎丸加减补肾固冲，菟丝子、杜仲补肾益精，固摄胎元；续断强腰固肾，系胎止痛；阿胶、当归补血滋阴以养血海胞宫，配茯苓、陈皮健脾益气，全方同补先后天，补而不滞，母体气血足则胎元固。

验案三：子宫内膜容受性降低验案[3]

张某，女，31 岁。

主诉： 夫妻同居未避孕未孕 5 年，因双侧输卵管堵塞在外院行 IVF 治疗，取卵日子宫内膜厚 6mm，遂取消新鲜胚胎移植，3 个月后拟行冻融胚胎移植，第一周期为自然周期，排卵日子宫内膜厚 6mm，再次取消胚胎移植，后 2 个周期均为激素替代治疗，戊酸雌二醇每天 6～8mg，用药 20 天，子宫内膜厚 7mm，故均取消胚胎移植，遂来本院寻求中医治疗。患者既往月经正常，近 3 年来月经量渐少，色红，质稠，经行下腹隐痛，腰酸膝软，精神疲倦，眼眶暗黑，头晕耳鸣，两目干涩，睡眠欠佳，夜尿多。舌偏红，苔薄白，舌底静脉纡怒，脉沉涩。诊断：不孕症。辨证：肾虚血瘀。治法：补肾活血，调经种子。处方：当归 10g，熟地黄 15g，黄精 15g，紫河车 15g，白芍 15g，香附 5g，怀山药 30g，合欢花 10g。水煎服，每天 1 剂，共服 14 剂。

二诊： 服药后，下腹痛、腰酸、头晕耳鸣等症改善，月经按时来潮，量稍多，色鲜红。睡眠、食欲正常。前方去合欢花，加川续断 15g，川芎 5g，续服 14 剂。

三诊： 服药后，腰酸、头晕耳鸣等症进一步改善，性欲改善，睡眠好。查超声见优势卵泡，子宫内膜厚 8.5mm，查尿 LH 试纸阳性。建议患者行冻融胚胎移植。排卵 3 天后在外院行胚胎移植，14 天后查血 HCG 提示妊娠，目前孕 6 个月，产科检产未见异常。

按语 本案中患者辨证属肝肾阴虚，故治疗以滋肾养肝着手，中药以四物汤加减化裁；方中熟地黄、黄精两药补肾填精为君药，另外补阴的同时加入少量紫河车，目的在于阳中求阴，动态补阴，提高肾阴癸水水平，既可滋养卵泡，促进卵泡发育成熟，亦可促进子宫内膜生长，奠定了丰富的子宫内膜基础，更为排卵受孕做好准备；酌加香附、白芍、当归等活血化瘀之品，补而不滞，活血理气；加强子宫、卵巢局部的气血活动，促进子宫内膜的生长，推动卵巢排卵；再配合补脾安神之品，多管齐下，从根本上滋肾养肝，使血气调和，肾、肝、脾相互协调，从而促成生育。

参 考 文 献

[1] 曹晓静，王小云. 王小云辨治卵巢早衰经验[J]. 中医杂志，2015，56（5）：372-375.

[2] 顿晶晶，王小云. 王小云治疗本虚挟瘀型卵巢储备功能下降验案举隅[J]. 中华中医药杂志，2016，31（04）：1304-1306.

[3] 卢兴宏，曹晓静，王小云. 王小云教授治疗子宫内膜容受性降低的临床经验[J]. 中华中医药学刊，2015，33（08）：2005-2007.

❈ 30. 肖承悰验案实录 ❈

肖承悰　教授，主任医师，第四、六批全国老中医药专家学术经验继承工作指导老师，首都国医名师。肖教授为京城名医萧龙友先生的嫡孙女及其学术经验传承人，燕京医学流派主要传承人，从事临床、教学、科研工作 50 余年，对妇科疑难杂症有独到认识和丰富的辨治经验。其出版中医妇科教材及论著 10 余部，发表相关学术论文 50 余篇。

验案一：七子益肾理冲汤加减治不孕[1]

患者，女，36 岁。2017 年 11 月 8 日初诊。

主诉：月经量少 2 年，加重 3 个月。患者既往月经规律，28 天一行，近 2 年自觉月经量较前减少，近 3 个月来无明显诱因加重。现月经量较前减少一半，色暗红，有少量血块，无经行腹痛，3 天即止，末次月经为 2017 年 10 月 20 日。患者未避孕未孕 1 年，配偶精液常规正常，孕 0 产 0。刻诊：腰酸，耳鸣，燥热，盗汗，经期大便干结，纳可，多梦而易醒。舌红苔黄，脉细弦。2017 年 10 月 22 日性激素 6 项检查结果：FSH 15.23 mU/ml，LH 4.15 U/ml，E_2 88 pmol/L，T 0.68 nmol/L，PRL 216.4μU/ml，P 0.45ng/ml。西医诊断：卵巢储备功能下降；原发性不孕。中医诊断：月经过少（肾阴虚证）；不孕。治法：滋补肝肾，养血理冲。处方以七子益肾理冲汤加减：女贞子 15g，菟丝子 15g，沙苑子 15g，枸杞子 15g，桑寄生 15g，续断 15g，巴戟天 15g，覆盆子 15g，桑葚 15g，制香附 12g，茯苓 15g，合欢皮 10g。21 剂，每日 1 剂，水煎，分早、晚 2 次口服。并嘱暂时避孕。

二诊（2017 年 11 月 30 日）：服药后腰酸耳鸣症状明显缓解，燥热、盗汗症状有所减轻，2017 年 11 月 19 日月经来潮，经期 6 天，量较前稍多，色红无血块，睡眠易醒，大便偏干，每日 1 次。舌暗尖红、苔薄黄，脉细滑。在上方的基础上加入炒酸枣仁 15g 以安神定志，28 剂，每日 1 剂，水煎，分早、晚两次口服。并嘱暂时避孕。

三诊（2017 年 12 月 30 日）：患者自觉症状好转大半。2017 年 12 月 18 日月经来潮，经期 6 天，血色红，少量血块，腰酸症状基本消失，夜间偶有盗汗，无燥热，大便正常，睡眠可，无明显不适。舌质正常，舌尖略红、苔薄白，脉和缓略滑。嘱其下次月经来潮 2～4 天复查性激素 6 项，再服二诊处方 7 剂。

四诊（2018 年 1 月 23 日）：2018 年 1 月 19 日月经来潮，经血量正常，经期 6 天，有少量血块，无腹痛、腰酸，无潮热及盗汗症状，食欲可，大便正常，睡眠可。舌质正常、苔薄白，脉和缓。2018 年 1 月 22 日复查性激素结果显示：FSH 7.5mU/ml，LH 6.2mU/ml，E_2 70pmol/L，T 0.60nmol/L，PRL 201.8μU/ml，P 0.6ng/ml。性激素检查结果均正常，嘱其可不避孕。患者失眠等症状已消失，故以二诊方去炒酸枣仁、合欢皮，因患者经后备孕，故去茯苓以避其渗利之弊。

2 个月后，患者自测尿妊娠试验阳性，结合超声，提示宫内早孕，2018 年 11 月 28 日足月顺产一健康男婴。

> **按语** 患者近 2 年月经量少，同时出现腰酸、耳鸣、燥热、盗汗等症状，考虑为肾精血不足，冲脉无以滋养，太冲脉虚损，故月经量少；阴血本不足，又值经期血海下注冲任，阴血亏虚加重，大肠失于濡润，故出现经期便秘；阴血不足，虚热产生，扰乱心神，故出现多梦易醒。性激素 6 项检查结果提示卵巢储备功能下降。治疗宜滋补肝肾、养血理冲为主，以七子益肾理冲汤加减，使肾精充足，冲脉气血旺盛，太冲脉盛，又加入茯苓、合欢皮以交通心肾。二诊为加强安神之功加入炒酸枣仁以补心安神，治疗月经量增多，结合舌脉变化，均提示肾精充盛、冲脉调畅而适合准备妊娠。三诊患者自觉症状好转大半，效不更方。四诊后患者备孕，以七子理冲汤为基础方治疗，以期无孕调经、有孕则安胎，2 个月后患者顺利妊娠，后足月顺产。肖老师对于有妊娠需求的患者，往往先嘱其避孕，待时机成熟，再行备孕。七子益肾理冲汤是肖老师根据多年来的临床经验总结出的验方，从冲脉入手，重视肾、冲脉在女性生理病理中的重要地位，结合辨证，凡辨证为肝肾不足、冲脉失调的疾病均可应用。

验案二：多囊卵巢综合征治验[2]

患某，女，28 岁。初诊 2008 年 5 月 9 日。

主诉：主因经期延后 5 年余来诊。患者 2003 年因环境改变出现经期延后，月经周期 30～60 天，行经 3～5 天，月经量少、色暗、无血块，无痛经。末次月经为 2008 年 3 月 9 日。5 月 3 日于北京某妇产医院查血：LH 11.07 mU/ml，FSH 3.78 mU/ml，E_2 60pg/ml，P 0.34ng/ml，T 72ng/L（增高），PRL 13.26ng/ml。B 超：子宫内膜厚 6mm，双侧卵巢内均可见 10 个以上小的无回声区，提示双卵巢多囊样改变。刻下症：月经延后，阴道分泌物量中，腰酸，乏力，纳差，眠安，二便调。身高 155cm，体重 67.5kg。舌淡红、苔白腻，脉沉滑、尺弱。西医诊断：多囊卵巢综合征。中医诊断：月经后期（肾虚痰瘀证）。本病例根据四诊辨证为肾虚痰瘀。初诊以补肾养血、健脾祛湿、活血通经为主。

二诊（5月30日）：月经已来潮，以补肾健脾、滋阴养血为主，促进卵泡发育。

三诊（7月18日）：8月26日四诊以补肺启肾、养血通经为主。处方：女贞子15g，生地黄15g，熟地黄15g，桑寄生10g，川续断10g，川牛膝15g，鸡血藤15g，赤芍10g，川芎10g，丹参15g，炒白术10g，茯苓15g，生薏苡仁15g，枳实15g，泽兰10g，海藻15g，苏木10g，土鳖虫10g。临床以上方随症加减。经四诊治疗，月经分别于5月29日、7月15日、8月20日来潮，体重较前减轻6.5 kg。

8月23日查：LH 5.23mU/ml，FSH 4.02mU/ml，E₂ 100pg/ml，P 0.33ng/ml，T 35ng/L，PRL 12.57ng/ml。上方去香附，加北沙参15g。四诊服药20剂后妊娠，次年足月产一子。

按语 本例睾酮高，故运用女贞子、生地黄、熟地黄、山茱萸、制何首乌、白芍、当归以补肾滋阴养血；配伍桑寄生、川续断、菟丝子、覆盆子、沙苑子等平和的补益脾肾阳气的药物以阳中求阴，以免更灼阴液；运用北沙参以金生水，补肺启肾；炒白术、茯苓、生薏苡仁健脾祛湿；川牛膝、鸡血藤、赤芍、川芎、丹参、生山楂、泽兰活血通经。因多囊卵巢综合征患者的卵巢功能减弱，若因闭经而过用活血化瘀药，易伤及冲任，故运用上述较柔和的活血养血通经药，既能调经，又不伤及冲任，使机体阴阳维持一个相对平衡的状态而不大起大落。

验案三：多囊卵巢综合征治验[3]

某患者，女，27岁，已婚。初诊时间：2012年7月31日。

主诉：身高1.60cm，体重60kg，腰围82cm，体重指数（BMI）23.43，偏胖，腹形肥胖。主诉：月经周期后错1年，伴阴道淋漓出血（不规则出血）1月余。末次月经为7月17日，至今淋漓不尽，时出时止，量或多或少，颜色以暗红为主，质稀。前前次月经为6月26日，阴道褐色分泌物持续1周，月经方潮，又淋漓不尽近15天，与下次月经相接，前次月经的前次月经为5月14日，6日经净。患者近1年来月经不规律，20～80日一行，行经时间少则7日，多则10余日，量偏多，色暗红，伴有经前乳房胀痛，轻微腰酸。孕1产1（G1P1），双胎早产夭折。窦性心动过速史，心率约每分钟100次。素来脱发较严重，倦怠乏力，时感腰酸，纳谷馨，眠尚安，小便调，大便日1次，不成形。舌淡暗，有齿痕，苔薄白，脉沉滑数。查患者体毛较重，黑棘皮征(+)，腰臀稍丰，妇科B超：子宫大小为47mm×42mm×37mm，子宫内膜厚8mm，左卵巢大小为27mm×17mm×23mm，单切面卵泡数目为10个，较大卵泡直径为7mm，右卵巢大小为31mm×22mm×26mm，单切面卵泡数目为10个，较大卵泡直径为9mm。查性激素（7月15日）：E₂ 73.07pg/ml，FSH 6.8 mU/ml，LH 19.2U/ml，PRL 16.8ng/ml，P 0.16ng/ml；基础体温（BBT）单相。西医诊断：多囊卵巢综合征。中医诊断：月经后期（脾肾两虚型）。处方：巴戟天15g，淫羊藿15g，枸杞子15g，狗脊15g，益智15g，炒薏苡仁15g，炒白术15g，茯苓15g，女贞子15g，炙甘草6g，墨旱莲15g，白芍15g，炒杜仲15g，生龙骨15g，生牡蛎15g，党参15g。28剂，水煎服，每日2次，早、晚分服。

二诊（2012年8月28日）：末次月经为7月17日，患者诉服上方7剂血止，现偶有小腹坠胀，无腰酸及阴道出血，纳谷尚可，无恶心呕吐，眠安，大便日3～4次，不成形，小便调。舌淡暗，苔薄白，脉沉滑数。患者自测尿人绒毛膜促性腺激素（HCG）阳性，查血：P 18.73ng/ml，HCG 210.22U/ml。嘱患者1周后查妇科B超，排除异位妊娠可能。期间如有腹痛加重及阴道出血量多，于附近医院就诊。处方：桑寄生15g，川续断15g，菟丝子15g，阿胶10g，鹿角霜12g，紫河车10g，益智15g，淫羊藿15g，巴戟天15g，炒白术15g，女贞子15g，炒杜仲15g，党参15g，生黄芪15g，山茱萸15g，砂仁6g。30剂，水煎服，每日2次，早、晚分服。如早孕反应严重，嘱其少量频服。西药予黄体酮注射液20mg肌内注射，每日1次，黄体酮胶囊100mg口服，每日2次。定期复查血P和血HCG水平，调整黄体酮用量。

经随访知其足月分娩一女婴。

按语 多囊卵巢综合征为妇科内分泌常见疾病，其病理特点之一是卵巢内不能发育出优势卵泡，不能形成有排卵的规律月经，临床可以表现为无排卵性功血。四诊合参，审证求因，中医辨证为脾肾两虚，兼气阴双亏，立补肾健脾之法，佐以养血固气，7剂而血止，经调治一个月而妊娠。方中巴戟天、淫羊藿壮肾中阳气，再取二至丸滋养肝肾，枸杞子、狗脊同补肝肾，一平一温，一收一散，补中寓活，上六味同求阴阳互生，以固先天之本，又入四君子汤益气健脾，资后天之本，芍药甘草汤柔肝缓急，收敛止血，炒杜仲补肾气，与生龙骨、生牡蛎共奏止血之功，益智暖肾温脾，与健脾渗湿之炒薏苡仁同用治大便溏。国内外多项研究均表明，多囊卵巢综合征患者妊娠后流产率显著高于正常女性妊娠者，因此，在妊娠早期积极予中药辨证保胎治疗，对防止先兆流产的发生、提高妊娠成功率有重要的意义。患者孕酮值偏低，黄体功能欠佳，基础体温不能维持高温相，与脾肾阳虚证型表现类同。此时辨证为脾肾两虚，以阳虚为甚，肾虚系胎无力，胎元不固，有欲堕之势，则小腹坠胀；肾阳亏虚，不能温煦脾土，可见大便稀。立补肾健脾安胎之法，方选寿胎丸合四君子汤加减。寿胎丸原方补肾安胎，仅此四味药物药力稍弱，恐不胜复杂多变的临床病情，加鹿角霜、紫河车血肉有情之品，补肾阳，益精血，安冲任以固胎元，巴戟天、淫羊藿补肾壮阳，女贞子、山茱萸补滋补肝肾，同时制约上药之燥性，阴中求阳，使肾中阴阳调和，四君子去滑利之茯苓，添益气升提之黄芪，补气健脾益血之源以载胎，炒杜仲补肾安胎，砂仁温中行气安胎，益智暖脾温肾、止泻安胎。

参 考 文 献

[1] 王春梅，汤玲，肖承悰. 肖承悰运用益肾理冲法治疗卵巢储备功能下降经验[J]. 中医杂志，2019，60（14）：1188-1190.

[2] 王东红. 肖承悰教授治疗肾虚痰瘀型多囊卵巢综合征经验[J]. 环球中医药，2011，4（04）：297-299.

[3] 苏恒香，汤玲，刘雁峰，肖承悰. 肖承悰治疗多囊卵巢综合征经验[J]. 山东中医杂志，2015，34（03）：220-222.

31. 许润三验案实录

许润三　教授，主任医师，师从江苏名医崔省三，第三批全国老中医药专家学术经验继承工作指导老师。许教授从医 60 余年，临床经验丰富，内、妇、儿科均擅，尤其对于不孕不育、慢性盆腔炎等妇科疑难病的治疗有独到之处，在医疗界有"内、妇临床家"之称其承担的"四逆散加味治疗输卵管阻塞"课题于 1987 年通过局级专家鉴定，著有《中医妇产科学》《许润三——百年百名中医临床家丛书内科专家卷》等著作，发表论文 60 多篇。

验案一：犀角地黄汤加减治不孕[1]

束某，女，23 岁。2009 年 5 月 20 日初诊。

主诉： 患者 12 岁月经初潮，初潮后 5 年内月经规律。17 岁时因高考学习紧张，情绪波动大，易焦虑烦躁，月经开始不规律，或经闭不行数月，或经血非时而下，量时多时少，淋漓不断，色暗红，质黏，有血块，未行系统的检查和治疗。现阴道出血 18 天，色鲜红，量多少不定，近 2 天有增多趋势，血块不多，无腹痛，面部及后背痤疮明显、色红，脓头明显，形体壮实，烦躁易怒，口渴口苦，大便干结，3～4 天 1 次。舌质红，苔黄腻，脉弦滑有力。5 天前查性激素：E_2 101.10pmol/L，FSH 4.5U/ml，LH 16.9mU/ml，T 2.78nmol/L，PRL 124.00 mU/ml。盆腔 B 超：子宫 53mm×35mm×32mm，子宫内膜厚 4mm，左卵巢 39mm×25mm，右卵巢 37mm×28mm，左侧卵巢每切面卵泡数目为 12 个，右侧卵巢每切面卵泡数目为 10 个。中医诊断：崩漏。西医诊断：多囊卵巢综合征。辨证：肝经湿热。治法：清利肝胆湿热，调经固冲。处方：犀角地黄汤加味。处方：水牛角粉（包煎）15g，牡丹皮 10g，赤芍 30g，生地黄 25g，茜草 10g，乌贼骨 30g。5 剂，水煎服。服药 4 天阴道出血干净，面部痤疮减轻，大便通畅，每日 1～2 次，月经干净后以丹栀逍遥散加减。处方：牡丹皮 10g，栀子 3g，柴胡 6g，当归 15g，赤芍 30g，白芍 30g，茯苓 30g，生白术 30g，淫羊藿 30g，生地黄 20g，女贞子 30g，丹参 30g，皂角刺 10g，益母草 15g。

治疗 6 个月后，月经周期 35～45 天，量色正常，带经 6 天净。面部及后背痤疮明显改善。2010 年 3 月因先兆流产在门诊保胎治疗，2010 年 10 月剖宫产一男婴。

按语　患者表现为阴道出血不止，量多少不定，故当止血为先，用犀角地黄汤加味。血止后，再以丹栀逍遥散加减清利肝胆湿热为主，佐以补肾治其本。

验案二：闭经治验[2]

杨某，女，27 岁，已婚，干部。初诊日期：1982 年 8 月 31 日。

主诉： 月经后错 10 余年，倒经 3 个月。现病史：13 岁月经初潮，周期 40～80

天，经期8～10天，量多有块，每次月经前期腹痛、乳胀。去年3月自然流产1次，至今未孕。末次月经为5月18日，闭经期间，每月鼻出血1次，但与月经周期无关。1974年曾患过鼻出血，同时闭经，经调经治疗而愈。现症：小腹冷、白带全无、腰酸肢软、食纳尚可、体质一般、舌质稍淡、脉象细弱。妇科检查：盆腔正常。诊断：继发性闭经。辨证：肝肾不足，冲任亏损。治法：补肝肾，益冲任。处方：紫河车10g，当归10g，白芍10g，熟地黄10g，川芎10g，菟丝子30g，枸杞子20g，覆盆子10g，山茱萸10g，益母草15g。

治疗经过：9月20日患者复诊时称，服上方10剂后，月经于今晨来潮，量多，色暗红，有血块，小腹坠胀，舌质仍淡，脉象细滑。因患者服汤药不便，遂按前方药性改用丸药：人胎盘片6粒，每日2次，四物五子丸1丸，每日2次，连服一个周期。

10月25日，患者谓10月17日月经来潮，血量中等，色红无块，行经6天，小腹坠胀较前减轻，鼻出血已愈，精神好转，舌质正常，脉细弱。嘱其按上法再服用两个周期。

5月后患者函告：依法服用上丸两个周期，周期为28～32天，5天净，血量中等。现已停经50天，尿妊娠试验阳性。

按语　患者自13岁月经初潮起，一直周期后延，带经期长，量多有块，继而坠胎，又致不孕、闭经，结合白带全无、小腹发凉、腰酸肢软、舌淡、脉搏细弱，辨证为肝肾两虚，经用养肝补肾之法，月经即转正常。由此可见，肝主疏泄而司血海，肾为天癸之源，肝肾虚弱与月经关系至切，而肝肾又关乎冲任，冲任不足则月经后延，且易引起坠胎、闭经、不孕。故月经后期、闭经、不孕症三种病证的病因病机互有联系，应结合起来进行辨证论治。治其肝肾，即调冲任，冲任调则经期未有不准者，月经调则很少有不能生育者，故患者在月经正常数月之后而能再次妊娠。临床若不辨虚实，单纯以活血通经法为治，则难以收到应有的效果。

验案三：附子理中汤加味治不孕[3]

张某，女，28岁。2012年10月5日入院。

主诉：经行腹痛1年6个月。2011年4月因经期淋雨后连续腹痛10天，于某医院急诊诊断为"子宫内膜异位症、子宫腺肌病"。于2011年5月开始，经前一天开始下腹胀痛，伴胃痛、腹胀、肛门坠胀感，自觉排气后减轻。曾自服镇痛药无效，有深部性交痛。于我科门诊口服"内异煎"加减2个月有所缓解，为进一步治疗收入病房。入院时患者面色少华，体形较胖。恶寒喜暖，动辄汗出，平素喜食甜品，很少运动，常觉乏力，语声低微，气短，食欲不佳，但进食后常有腹胀，偶有泛酸，小便正常，大便溏泄，黏腻不爽，日2～3次，睡眠佳。舌质紫暗，胖大有齿痕，苔黄腻，脉细弱。既往史：2001年外院钡剂诊断为"胃溃疡、十二指肠溃疡"。月经婚育史：月经13岁来潮，（4～5）天/28天，量中等，痛经明显，服用多种镇痛药无效，末次月经为2012年9月28日；孕1产0，2011

年 8 月，怀孕 8 周自然流产，未行清宫术。妇科检查：外阴（−），阴道通畅；宫颈光滑，后穹窿可触及小结节，触痛；子宫前位，增大，后壁较厚，表面不光滑；附件（−）。其他检查：2012 年 8 月 18 日行 B 超检查示宫体前后壁肌层回声不均，探及散在增强光点，子宫内膜厚 15.1mm，宫体右侧探及 30mm×19mm 囊性包块，边界尚清晰，内部可见散在强回声点；CA125：37.87U/ml。中医诊断：痛经；癥瘕。西医诊断：子宫内膜异位症；子宫腺肌病。证型：脾肾阳虚，痰瘀互结。治则治法：温补脾肾，化瘀止痛；采取中药内服、保留灌肠及中药热敷、离子导入等方法。附子理中汤加味：附子 10g，党参 30g，炒白术 30g，炙甘草 10g，生薏苡仁 30g，荷梗 10g，黄连。灌肠方：桂枝 10g，赤芍 30g，皂角刺 30g，细辛 3g，莪术 30g，透骨草 30g，虎杖 30g，蒲公英 30g。内服、灌肠药各 7 剂。

2012 年 10 月 12 日，患者腹痛明显缓解，食欲增加，进食后未出现腹胀，大便成形，每日 2 次。患者 11 日阴道少量出血，患者自述其每月近排卵期都有不规则出血。脉细。上方有效，考虑患者阴道出血，于口服药中加入茜草 15g，乌贼骨 30g，灌肠方不变。7 剂。同时嘱患者清淡饮食，适量运动。

2012 年 10 月 17 日，患者服上药两剂即血止，现面色转润，自觉体力好转，饮食可，二便正常，偶有腹胀，但稍运动后即能缓解。舌质暗红，苔薄白，脉细滑。患者各项症状缓解，允其出院，以上方加减治疗。

2012 年 11 月初来病房告知已经妊娠。

按语　本案患者以子宫内膜异位症、子宫腺肌病收入院，B 超显示怀疑有巧克力囊肿，许老询问病情、察舌按脉之后，认为患者现阶段脾肾阳虚，巧克力囊肿也是由于脾肾阳虚，水运代谢失当而导致痰湿内生，故当以脾胃为先，以温补脾肾的附子理中汤加味内服，同时灌肠药物给予温经活血之品。患者病程较长，痰瘀下焦化热而致舌苔黄腻，于灌肠药中加入虎杖、蒲公英清利湿热。治疗半个月患者症状明显缓解，出院后检查妊娠。许老没有拘泥于子宫内膜异位症的一般治法，而是以整体辨证论治、方证相应的思路临证处方，同时局部针对子宫内膜异位症合并巧克力囊肿痰瘀互结的特点，利用灌肠药物内外结合、攻补兼施治疗，获得很好的疗效。

参 考 文 献

[1] 韩延华，胡国华. 妇科名家诊治多囊卵巢综合征临床经验[M]. 北京：人民卫生出版社，2014.
[2] 许润三. 医案五则[J]. 中级医刊，1984，5：36-38.
[3] 单梁. 许润三教授内外结合治疗子宫内膜异位症经验总结[D]. 北京：北京中医药大学，2013.

32. 徐志华验案实录

徐志华简介见第一章徐志华相关内容。

验案一：二丹四物汤、孕育汤治不孕[1]

王某，女 28 岁，干部，已婚。初诊日期：1973 年 3 月 5 日。

主诉：结婚 4 年未孕。17 岁月经初潮，月经周期 40～60 天，行经 2～3 天，经量少，经色紫红，无血块。末次月经为 2 月 25 日。平素腰酸，小腹发凉，纳差，大便时溏。妇科检查：子宫小于正常。基础体温单相。丈夫身体健康，精液检查正常。舌苔薄白，舌质淡红有齿痕，脉沉细无力。此为宫寒不孕。治法：温肾摄精。处方：熟地黄 15g，当归 10g，白术 10g，关沙苑 10g，肉苁蓉 10g，仙茅 5g，金樱子 10g，覆盆子 10g，芡实 10g，淫羊藿 5g，蛇床子 5g，枸杞子 10g，菟丝子 10g，狗脊 15g，补骨脂 10g，茺蔚子 10g。10 剂。

二诊（1973 年 3 月 17 日）：进上方后，腰酸、腹冷等症明显减轻，脉细有力。守方续服 10 剂。

三诊（1973 年 3 月 28 日）：月经昨日来潮，量增多，色红。经期宜疏宜通，方用二丹四物汤。处方：丹参 10g，当归 10g，白芍 10g，川芎 5g，生地黄 10g，玫瑰花 5g，月季花 5g，茺蔚子 10g，延胡索 10g，淮牛膝 10g，郁金 10g，制香附 10g，牡丹皮 10g。3 剂。平时服孕育汤，经期服二丹四物汤，共调治 3 个月，月经正常，测基础体温双相，嘱停药观察。

同年 9 月停经 40 天，查小便妊娠试验阳性，后足月分娩一女婴。

验案二：二丹败酱红藤汤、八正散加减治不孕[2]

杨某，女，33 岁，已婚，教师。初诊日期：1987 年 8 月 7 日。

主诉：患者 1983 年 2 次早孕后自然流产，未孕。1983 年 8 月，自然流产不全，行清宫术，至今 4 年未孕。月经史：初潮 16 岁，经期 3～4 天，周期 30 天，末次月经为 7 月 18 日，量少，色紫红，腰酸，小腹部隐痛。经前带下增多，色白微黄。经期前后尿频尿急，阴中灼痛。舌质光红，苔白，脉弦数。证属刮宫后胞脉损伤，病邪久留，瘀热湿为患，治宜化瘀清热利湿为法，用二丹败酱红藤汤（经验方）。处方：牡丹皮、丹参、败酱草、红藤、当归、赤芍、黄芩、三棱、莪术、延胡索各 10g，生薏苡仁 15g，甘草 5g，10 剂。

9 月 13 日：上方服后月经 8 月 18 日来潮，量少，4 天净。腹痛带下均减，膀胱刺激征未消失。改用八正散加减：板蓝根、瞿麦、萹蓄、金银花、紫花地丁、连翘、海金沙、石韦、白花蛇舌草、黄柏各 10g，土茯苓 15g，木通 4g，10 剂。

10 月 2 日：药后诸症向愈。月经 9 月 19～22 日来潮，量仍少。舌质淡红、苔白，脉细数。处以当归芍药散合益母胜金丹化裁：当归、白芍、茯苓、白术、泽泻、熟地黄、丹参、香附、益母草各 10g，川芎 5g，10 剂。

12 月 6 日：末次月经为 10 月 19 日，现已停经 49 天。肢软乏力，带下绵绵，恶心欲吐。舌淡苔薄，脉沉软滑。尿胶乳试验阳性，诊为早孕。

按语 行清宫术后盆腔炎症引起输卵管阻塞是继发不孕的主要原因。徐老认为，部分患者术后气结血滞，瘀阻不通，冲任损伤，胞脉失养，两精不能结合而致不孕。由清热解毒、活血化瘀药物组成的二丹败酱红藤汤，有化瘀利湿通络之功，有助于子宫内膜的周期性更新与输卵管炎症的消退。本案在先后两诊活血化瘀、清热利湿之后，再投补血和血、健脾祛湿、调经种子之归芍胜金汤，使两精相搏，故而受孕。

验案三：墓头回方、双阻汤治不孕[3]

患者，女，28岁。2010年7月11日初诊。

主诉：夫妻同居未避孕，未孕3年。患者诉结婚3年未避孕一直未孕，配偶生殖功能正常，一直未治疗。平素月经规则，16岁初潮，经期5天/（27~28）天，量中，色红，无痛经。末次月经为7月8日，期、量如常。近2~3个月白带多，时有阴痒。刻下正值经期，经量尚可，色暗质黏有血块，无痛经，睡眠、饮食可，二便调。舌质暗红、有瘀点，苔黄略腻，脉细涩。诊其为不孕症，证属湿热瘀结。患者经期前后，房事不节，湿热之邪乘虚而入，上犯胞宫、胞络，与血搏结，日久成瘀，瘀滞胞宫不能摄精成孕，表现为不孕。湿热蕴结于下，损伤冲任，故带下量多，色黄，时伴阴痒。舌质暗红有瘀点、苔黄略腻、脉细涩均为湿热瘀结之征。治宜清热利湿、化瘀调经。拟方墓头回方加减。处方：当归10g，白芍10g，川芎5g，红藤10g，败酱草10g，三棱10g，莪术10g，鱼腥草10g，延胡索10g，土茯苓15g，墓头回10g，白花蛇舌草10g，白英10g，椿白皮10g。水煎服，每日1剂，连服15剂。

二诊（2010年8月12日）：服药后经来1次，末次月经为8月2日，月经量多，有血块，经行腹部胀满不适，饮食、睡眠可。舌质暗红，尖有瘀点，苔薄黄，脉细涩。治宜活血化瘀，清热解毒，养血调经。拟方双阻汤加减。处方：金银花10g，连翘10g，红花10g，红藤10g，当归10g，白芍10g，紫花地丁10g，三棱10g，莪术10g，牡丹皮10g，石见穿10g，白英10g，积雪草10g，甘草10g。水煎服，每日1剂，连服15剂。

三诊（2010年9月3日）：服药后经来1次，末次月经为9月1日，舌质淡红稍暗，苔薄白，脉细。治宜活血化瘀，调经助孕。拟方血府逐瘀汤加减。处方：当归10g，白芍10g，川芎5g，红花10g，桃仁10g，生地黄10g，柴胡10g，桔梗10g，积壳10g，川牛膝10g，甘草5g。水煎服，每日1剂，连服15剂。

四诊（2010年10月9日）：末次月经为9月1日。停经38天，无腹痛、腰酸及阴道出血。当地医院测尿HCG（＋）。舌质淡红，苔薄白，脉细滑。治宜补气养血，固肾安胎。拟方安胎饮。处方：党参10g，黄芪10g，当归10g，白芍10g，生地黄10g，白术10g，黄芩10g，桑寄生10g，狗脊10g，菟丝子10g，川续断10g，苎麻根10g，杜仲10g。水煎服，每日1剂，连服15剂。

按语 "全不产"，病证名。出《备急千金要方》卷二"求子第一"，即原发性不孕症。中医学多从肾虚、肝郁、痰湿、血瘀等论治。从患者病史、舌脉证出发，以"日久不孕、经来腹部不适、白带量多色黄、舌质暗红有瘀点、苔黄略腻、脉细涩"为辨证要点，从"湿热瘀"着手，治疗首以清热利湿、活血化瘀为法，自拟墓头回方；复诊待湿渐去，瘀热为主，治宜清热解毒、化瘀通络，自拟经验方双阻汤，方中金银花、连翘、紫花地丁、红藤、白英清热解毒，当归、白芍养血调经，牡丹皮、三棱、莪术活血化瘀、调经散结，积雪草、石见穿清热利湿、散结止痛，甘草调和诸药。诸药合用，共奏清热化瘀通络之功。湿热去，气血调和，则受孕可待。后坚持认为"瘀"乃顽邪，在坚持活血化瘀过程中兼顾正气，力求做到活血化瘀而不伤正、疏肝理气而不耗气，达到运气活血、调经助孕的功效。在成功受孕后，导师以肾为根本，着重以补肾健脾为主，以"补肾""益气养血"为主法，使"载胎""养胎"正常以奏效，以消堕胎之虞。此乃治未病思想的体现。

参 考 文 献

[1] 徐云霞，徐经凤，李伟莉，等. 徐志华运用孕育丹糖浆治疗不孕症经验[J]. 中医药临床杂志，2017，29（11）：1829-1830.

[2] 罗显民. 徐志华治疗不孕症验案 2 则[J]. 安徽中医临床杂志，1998，10（5）：300.

[3] 储继军，李大剑，徐云霞，等. 徐志华从"湿、热、瘀"论治不孕症经验[J]. 中医药临床杂志，2011，23（10）：851-852.

33. 尤昭玲验案实录

尤昭玲 主任医师，教授，博士研究生导师，第四批全国老中医药专家学术经验继承工作指导老师，全国名老中医药专家，享受国务院政府特殊津贴专家，国家中医药管理局重点学科中医妇科学学术带头人。尤教授从事妇产科临床、教学、科研工作 40 余载，擅长卵巢早衰、多囊卵巢综合征、宫腔粘连等妇科疑难病症的治疗。其发表学术论文 500 余篇。

验案一：卵巢储备功能下降验案[1]

李某，女，36 岁。2016 年 7 月 8 日初诊。

主诉：结婚 5 年，夫妻性生活正常，未避孕，未孕 1 年余。自诉平素月经量少，5 天/（28～30）天，较规律，偶有推迟，经色暗红，无痛经、血块，经前有腰骶酸痛。2015 年 8 月在外院检查提示子宫肌瘤，右侧输卵管通而不畅，左侧输卵管梗阻，曾于年前行 IVF-ET 术，用超长方案，取卵少于 3 个，且均未着床。爱人行精液检查正常。现症见：神情疲惫，形体瘦弱，容易疲倦，性欲减退，手足发凉，纳可，寐一般，二便调，白带偏黄，无特殊异味。于医院检查性激素 6 项示：FSH/LH>2，AMH 1.19ng/ml。处方：熟地黄 10g，黄精 10g，紫河车 10g，石斛 10g，菟丝子 10g，枸杞子 10g，淫羊藿 10g，巴戟天 10g，桑葚 10g，覆盆子 10g，山药 10g，月季花 10g，益母草 10g，橘叶 10g，莲子 10g，百合 10g，牛膝 10g，红花 10g，益母草 10g，甘草 5g。14 剂，服完后复诊。

8 月 3 日二诊：患者经量仍少，色暗红，无血块、痛经，经期腰部酸痛减轻，寐一般。处方：熟地黄 10g，紫河车 10g，石斛 10g，菟丝子 10g，桑葚 10g，覆盆子 10g，橘叶 10g，山药 10g，莲子 10g，黄精 10g。14 剂，经后服用。同时嘱患者平时饮食忌发物，配合药膳，放松心情，调整心态，积极配合治疗。经中药治疗 3 个月经周期后，于 2017 年 2 月行 IVF-ET 拮抗剂方案，取卵 10 个，配 7 个优质胚胎，移植后 14 天测尿 HCG 示阳性，移植后 36 天 B 超检查见胎心搏动，促排、移植后及早孕期均辅以中医药治疗，告知患者注意休息，安心养胎。

按语 尤师在理论和实践中十分重视"肾"对女性不孕症的首要作用。女子属阴，以血为本，以气为用，在经、孕、产、乳的生理过程中皆赖其血，又常伤其血，使血常不足。患者年龄偏大，卵巢储备功能下降，卵子数目减少，质量低，故在诊治中应以补肾健脾为治疗大法，使得先后天相互资助，提高卵巢反应性。经后护卵汤加减能益肾健脾，暖巢增液，助养泡膜。尤师认为，此类患者一方面由自身先天不足等原因引起，另一方面则是因体外受精-胚胎移植术后引起的后遗症。肾主生殖，肾气亏虚是本病不孕的主要原因。肾阴不足，则发育不能成熟，亦可导致自身血海空虚，癸水不充，阴血失调，子宫不得涵养，故精卵无法在体内发育。肾阳不足乃至亏虚，则肾阴无法滋长及生化，卵子亦失去在体内发育成熟的机会。脾虚同样也为重要原因，脾为后天之本，脾与肾相互依存。治疗核心：补肾填精，辅以健脾。方中熟地黄味甘，性微温，归肝、肾经，可补阴养血、填精益髓，为养血补阴之要药；黄精、石斛、桑葚、覆盆子可共用来滋补肝肾，养阴补血，以助熟地黄滋养阴血之功效；淫羊藿、巴戟天均为辛温之要药，可补肾壮阳；菟丝子补肾固精。以上诸药同时兼具补肾阳、滋肾阴作用，正所谓："善补阳者，必于阴中求阳，则阳得阴助而生化无穷；善补阴者，必于阳中求阴，则阴得阳升而源泉不竭。"加百合、山药、莲子可同时健脾养胃，养心安神，调和心脾；加月季花、益母草、橘叶使全方补中有通，静中有动，以补肾为主，肝脾心共调，养血不忘活血，补气不忘行气，使得阴阳平衡，气血畅通。经后卵泡生长期，则予以助卵汤加减以暖巢助卵，调泡养泡。服用中药汤剂的同时让患者再配合耳穴、食疗等方法共同作用，共奏补肾健脾之功效。

验案二：内异方加减治不孕[2]

患者，女，24 岁。2015 年 3 月 25 日初诊。

主诉：经行腹部坠痛渐进加重 2 年，求生育。患者月经基本正常，经期 4 天，末次月经为 2015 年 3 月 21 日。现症：经前乳房胀痛，烦躁，睡眠差，平素易上火，大便干，小便可。舌体瘦小、质稍暗，苔薄黄，脉弦、滑数。彩超检查：右侧巧克力囊肿，大小约 53mm×41mm。生化血液检查：CA125 75U/ml。西医诊断：子宫内膜异位症。中医诊断：血瘕。辨证为肝经郁热、瘀阻冲任，治宜疏肝清热、化瘀消癥，给予内异方加减。处方：醋柴胡 10g，连翘 15g，土茯苓 10g，土贝母 10g，路路通 10g，珍珠母 20g，大血藤 15g，赤小豆 10g，鬼箭羽 15g，白术 10g，土鳖虫 10g，台乌药 10g，生牡蛎 20g，莲子心 15g，栀子 9g，地龙 10g，竹叶 10g。每日 1 剂，水煎，分 2 次温服。服药 5 剂，患者烦躁减轻，夜寐安，大便每日 1 次、质软。上方减地龙，加百合花 15g，茺蔚子 10g，沙苑子 15g，再服 7 剂，嘱经来复诊。因月经未潮，故于 2015 年 5 月 5 日复诊，经检查示血 HCG 为 9833U/L。嘱患者定期复查，给予安胎中药。

按语 本例患者素性抑郁，肝气不疏，经前气血壅滞，故出现经前乳房胀痛，烦躁；郁而化火生热，故易上火；热伤津液，则大便干、舌体瘦小、质稍暗，苔薄黄，脉弦、滑数。病机乃气机郁滞，运血无力，血行迟滞而成瘀；郁（瘀）久不化而生热成毒，毒热耗伤津液，津液不足加重郁（瘀）滞，胶结成血瘕，辨证为肝经郁热、瘀毒互结。采用内异方疏肝清热，化瘀消癥；加醋柴胡、栀子疏肝除烦，泻火泻热；莲子心、竹叶清心利尿，除烦；赤小豆、白术祛湿健脾；生牡蛎、路路通软坚消瘕。诸药合用，使热去、肝疏、癥消、冲任通，则孕乃成。

验案三：宫腔粘连导致不孕[3]

谢某，女，26 岁，已婚。2012 年 10 月 24 日初诊。

主诉： 月经量少 7 个月，要求尽快怀孕。现症：末次月经为 2012 年 10 月 16 日，量少，色鲜红，无血块，轻微痛经，伴乳房胀痛、下腹疼痛、下腹坠胀感。白带量、色、质正常。纳、寐可，二便调。舌暗红，苔薄白，脉弦细。既往行宫颈息肉摘除术。月经史：初潮 13 岁，周期 30~35 天，行经 5~6 天，量可，色鲜红，无血块，无痛经。孕产史：孕 4 流 4（其中人流 1 次，药流 1 次，孕 60 天左右稽留流产 2 次）。2012 年 4 月 5 日行 B 超检查：子宫内膜中下段厚 4mm，上段显示欠佳。2012 年 8 月 7 日行宫腔粘连分离加上环术 1 次，术中见：宫腔形态异常，周围致密肌性粘连，右侧宫腔三分之二闭锁，左侧宫角闭锁，宫腔呈窄桶状，宫角及输卵管开口可见。2012 年 9 月 13 日行 B 超复查示子宫内膜厚 3 mm，欠均匀。

尤师根据以上病史，推断其不孕的原因如下：①子宫条件差（内膜薄、内膜炎、宫腔粘连、宫腔粘连分离术、上环）；②宫颈因素（宫颈息肉并行手术）。对于术后上环的患者，尤师暂不考虑嘱其试孕，先调理其宫内环境，予以内炎方活血通络、清热散结，共 42 剂，每日 1 剂，水煎服，早、晚分服，配合院内制剂中成药盆炎丸清热燥湿。待其取环后，行经一次再进行试孕方案。

二诊（2013 年 1 月 23 日）：末次月经为 2013 年 1 月 22 日，量色可，少腹胀，白带可，纳可，寐欠佳，二便调。已于 2013 年 1 月 8 日行宫腔镜下取环、通水术：术中未见粘连，宫角及输卵管开口可见，左侧有阻力有回流，右侧无阻力少量回流。因取环后月经已来潮 1 次，可行试孕方案。予以自拟内炎方（金银花、连翘、野菊花、夏枯草、黄芪、党参、白术等）6 剂，每日 1 剂，水煎服；续予助卵汤 12 剂，每日 1 剂，水煎服，配合暖巢煲两个，7 天吃 1 个。同法连续治疗两个周期，并要求其测基础体温结合监测排卵，指导同房。

三诊（2013 年 3 月 27 日）：末次月经为 2013 年 2 月 23 日，已停经 33 日，自测尿 HCG 阳性，见少量咖啡色分泌物。查血：HCG 113.2μg/L，孕酮 10ng/ml。予以自拟中药养胎方 1 剂（由菟丝子、阿胶、党参、白芍、续断等组成）和安胎煲两个治疗，黄体酮每支 20mg，连续用 10 天。后复查血：HCG 8508.04μg/L，P 36.5ng/ml。续予安胎煲（党参、杜仲、菟丝子、枸杞子、莲子等）两个治疗。

2013 年 4 月 17 日复诊，妊娠 54 天，无不适。嘱其安心养胎，不适随诊。2013 年 12 月 30 日随诊，告知已剖宫产一子。

按语 本例患者妇科 B 超示上下段子宫内膜厚薄不均匀，可初步诊断为宫腔粘连，根据其宫腔镜检查结果，诊断为中度宫腔粘连，由于粘连部位在宫腔中部，对置环防粘连的反应较好，所以可行置环术。对于宫腔粘连分离术后予以上环预防再次粘连的患者，尤师认为试孕应在取环后行经一次开始进行。取环术后子宫需要休息，恢复宫腔环境，患者本身也需要一个调节心情，改善自我状态，调整从避孕到备孕的心理过渡阶段。此期宜避孕，治疗以清热散结为主，长养内膜为辅。行经后开始进行试孕方案。宫腔粘连总由肾虚，正气亏损，瘀血邪毒凑于胞宫为病。根据本病导致不孕症的病机特点，治以经期清热活血、补气祛邪为法，方用自拟内炎方加减。卵泡形成期治以补肾助卵、暖巢养膜为法，方用自拟助卵汤加减。分期治疗，各有侧重，体现了中医辨证论治的治疗原则。本例患者分期治疗 2 个月，并适时指导同房，成功受孕。但孕早期孕酮一直偏低，遂予保胎方和安胎煲健脾补肾安胎，配合黄体酮治疗，最终顺利生产。

参 考 文 献

[1] 莫雅雯，雷磊. 尤昭玲治疗妇科病验案 3 则[J]. 湖南中医杂志，2019，35（02）：80-81.

[2] 周艳艳，木哈代斯·阿不都热苏里，胡晓华. 尤昭玲教授治疗子宫内膜异位症经验[J]. 中医研究，2017，30（08）：32-33.

[3] 汪诗琪，林洁. 尤昭玲教授运用中医药对宫腔粘连致不孕症的诊疗特色[J]. 湖南中医药大学学报，2014，34（10）：30-33.

34. 张吉金验案实录

张吉金 教授，主任医师，天津市妇科名医，师从哈荔田、顾小痴等中医妇科名家，为哈氏妇科第四代传人。张教授从医 60 余年，创制出以"补肝肾"为中心的调整月经周期的治法，临证擅治月经病、不孕症、复发性流产诸疾。其著有《中医妇科炎方选》《哈荔田妇科医案医话选》《中医妇产科学》等，撰写论文 50 余篇。

验案一：自拟经验方治不孕[1]

赵某，女，34 岁，已婚。2015 年 9 月 29 日初诊。

主诉：月经错后 3 年余，未避孕未孕 2 年。患者诉因产后调理不当出现月经错后 3 年余，月经周期 46～60 天，经行 3～6 天。末次月经为 2015 年 8 月 15 日，经期 4 天，色暗红，有血块，量少，伴经期腰膝酸软，腰部冷痛。经多家医院治疗，未见明显疗效。刻下：腰膝酸软，怕冷，盗汗，纳差，寐欠安，易醒，大便日一行，质稍软，小便可。舌暗，苔薄稍白腻，脉沉细。查体：肥胖，面部散发痤疮，毛发浓密。彩超：子宫内膜厚 7mm，左侧卵巢 32mm×23mm，右侧卵巢 34mm×24mm，双卵巢内均见 10 个以上直径小于 8mm 的卵泡。查血清激素（月经周期第 2 天）：E_2 39.45pg/ml，PRL 29.03ng/ml，PRO 0.72ng/ml，FSH 3.75U/L，LH 10.88U/L，T 88.68ng/dl。西医诊断：多囊卵巢综合征；继发性不孕症。中医诊断：月经后期（肾阴阳两虚，痰瘀阻络证）；不孕症。治以培补肾中阴阳，兼以活血化痰调经，予经验方加减。处方：菟丝子、鹿角霜、淫羊藿、枸杞子、炒白术、丹参、制胆南星各 15g，巴戟天、当归、川芎各 10g，山茱萸、山药各 30g，制半夏 9g。每日 1 剂，水煎取汁 300ml，每次 150ml，分早、晚饭后 30 分钟服用。嘱患者注意锻炼，月经来潮时则来复诊。

二诊（10 月 15 日）：月经来潮第 1 天，有血块，月经量少，患者诉用药后腰膝酸软、怕冷、盗汗等症状较前好转，仍纳差，寐可，大便日一行，质稍软，小便可。舌暗，苔薄稍白腻，脉沉细。仍治以上法，以上方加用乳香、没药各 10g，以加强活血化瘀之效。嘱患者注意预防受凉，待月经干净后复诊。

三诊（10 月 21 日）：月经已经干净两天，诉此次月经量较前增多，服药前两天排出大量血块，后血块逐渐减少。继续治疗以培补肾中阴阳，兼以活血化痰调经为法，方以第一次处方加女贞子、墨旱莲、黄精各 15g。14 剂。嘱患者继续加强运动，待 14 剂服完后改为第一次处方治疗，服用至月经来潮则来复诊。

如此周期治疗 6 个月余，患者月经恢复正常，周期 28 天，经期 6 天，月经量可，无血块，色淡红。2016 年 3 月 17 日复诊，末次月经 2016 年 2 月 8 日，现停经 40 天，查尿 HCG（+），血 HCG 592.84U/L。提示患者已怀孕，嘱患者适当休息，注意养胎。

按语　该患者因产后调理不当导致肾虚精亏，痰瘀阻滞胞宫而导致疾病的发生。肾阴虚则见腰膝酸软；肾阳不足则见怕冷，盗汗；肾虚不能温暖脾土，则见纳差；肾虚心肾不交则见寐差；舌暗、苔薄稍白腻、脉沉细皆为肾虚精亏、痰瘀阻滞胞宫的表现。故初诊治以培补肾中阴阳、活血化痰调经之法，因在经前期，故以经验方加巴戟天、淫羊藿以加强温肾益气、通经助孕功效；二诊患者诸症好转，因患者处于月经期，故加入乳香、没药，以加强活血化痰功效，以期排出痰浊瘀血，消除卵巢病理产物；三诊月经过后，精血亏虚，故加入女贞子、墨旱莲、黄精等补肾填精药物。如此循环治疗 6 个月余而终得妊娠。

验案二：子宫肌瘤治验[2]

王某，38岁，工人。1989年9月初诊。

主诉： 婚后8年不孕，近2年现子宫肌瘤，月经先期，7天/20天，量多，色暗有血块，行经腹痛，平素腰痛，肢软乏力。舌质暗淡，苔薄黄，脉沉细略数。妇科检查：外阴正常，阴道通畅，宫颈光滑，子宫后位，不规则增大，如孕40余天大小，左宫角突出，如核桃大小，质硬，双附件(-)。B超：子宫体积80mm×61mm×41mm，表面凹凸不平，左角突出40mm×30mm×30mm，提示为多发性子宫肌瘤。临床诊断：不孕症并发子宫肌瘤，证属血瘀兼肾虚。患者正值经后期，予以软坚散结，活血化瘀，佐以益肾养血。方用：炙鳖甲24g，夏枯草15g，生贯众15g，山慈菇15g，紫丹参15g，莪术20g，海藻15g，半枝莲15g，制没药8g，鬼箭羽10g，急性子6g，女贞子15g，墨旱莲15g，山茱萸15g，配服消癥丸。待月经前期予以益肾调经，佐以软坚散结，方用：当归10g，生地黄12g，山茱萸15g，菟丝子15g，巴戟天12g，枸杞子15g，肉苁蓉15g，川楝子10g，夏枯草15g，生牡蛎50g，炙鳖甲15g，云茯苓15g。月经期中期予以化瘀止血，佐以益气固冲，方用：生黄芪30g，夏枯草15g，贯众炭15g，茜草20g，乌贼骨30g，煅牡蛎30g，花蕊石15g，炒蒲黄15g，阿胶珠15g，当归10g，汉三七（冲）5g。经净后，遵上法治疗3个月，月经过期未至而受孕，伴有阴道少量出血，予以益肾安胎，祛瘀止血，方用：炙黄芪30g，熟地黄15g，当归10g，白芍15g，阿胶珠25g，茜草炭20g，乌贼骨30g，煅牡蛎30g，艾炭10g，山茱萸15g，桑寄生15g。后顺产一男婴。

验案三：输卵管粘连验案[3]

患者，女性，32岁，已婚。

首诊（2013年4月20日）：未避孕未怀孕2年，平素月经4天/30天，量尚可，时偏少，血块少量，行经时有下腹痛不甚，腰酸痛，腰凉，偶有乏力，经前性情急躁易怒，末次月经为2013年4月8日。孕1产0，曾因唐氏筛查高风险行中期引产术1次。曾检查子宫输卵管造影显双侧输卵管通畅远端粘连，遂于2013年3月做体外受精-胚胎移植术（IVF-ET），以失败告终。早卵泡期（月经第2天）女性激素：FSH 5.2 mU/ml，LH 2.5mU/ml，E_2 25.2pg/ml，之前曾查催乳素与绒毛膜促甲状腺素正常（未带报告），自诉经前妇科彩超显示子宫内膜薄（未见其报告）。男方精液常规：正常。纳、寐可，二便调。舌暗红苔白，脉沉细。处方：柴胡10g，川楝子10g，薏苡仁30g，红藤30g，半边莲15g，山药15g，熟地黄15g，菟丝子15g，肉桂（后下）6g，补骨脂10g，桑寄生15g，杜仲15g，牛膝10g，续断10g，巴戟天15g。

嘱其自测基础体温（BBT），嘱其复查妇科彩超，后就诊时依据月经周期不同时期的肾阴肾阳转化，在此基础方上酌证加减。

至行经期处方： 当归10g，川芎10g，赤芍15g，益母草30g，丹参30g，鸡血藤30g，山楂15g，鸡内金15g，莪术10g，桑寄生15g，杜仲15g，牛膝10g，香附

10g。仅见经后服 3 剂。

分析：该患者为继发不孕，根据其病历可以分析影响其不孕的原因：第一，输卵管远端粘连。第二，患者月经量少，子宫内膜薄也是另一因素，如种之入土，土不沃而难芽。患者肝郁肾虚，肾为先天之本，主生殖，腰为肾之府，腰酸痛腰凉，肾已亏也，肝为女子之先天，肝主疏泄，肝郁而疏泄不畅。朱南孙言：凡遇经前乳胀者，多数兼有不孕症，患者专来医治经前乳胀者较少，多半是因为不孕就诊而询问症状时发现了本症。张景岳指出"情怀不畅，则冲任不充，冲任不充则胎孕不受"，据此治之以补肾时酌加行气开郁之品。韩延华论百灵调肝汤时云：肝本在志为怒，其病理变化为情志异常，女子素性抑郁，再加社会、家庭等因素，情绪易于波动，从而影响身心健康，使得人体气机紊乱，干扰脏腑气血阴阳而致病，周身经络气机不畅，冲任受阻，焉能受孕？

至行经期，以化瘀通经法少少与之，时不可久，三四剂足矣，若土之耕新，以备胎成。

5 月 8 日就诊：5 月 6 日行经，经量少，3 天净，余无不适。舌红苔白，脉沉细。处方：当归 10g，白芍 10g，熟地黄 15g，枸杞子 15g，菟丝子 15g，肉苁蓉 15g，鹿角霜 10g，山茱萸 15g，制何首乌 15g，紫石英 15g，太子参 15g，巴戟天 15g，桑寄生 15g，薏苡仁 30g，丹参 30g，紫河车 10g。服至氤氲之时。待氤氲期后，予以处方：山茱萸 15g，菟丝子 20g，肉苁蓉 15g，巴戟天 15g，淫羊藿 15g，鹿角片（先煎）10g，覆盆子 15g，金樱子 15g，仙茅 10g，桑寄生 15g，麦冬 15g，枸杞子 10g，太子参 15g，补骨脂 15g，紫河车 10g，续断 10g。此方服至经期，不可拘泥，亦随症加减。

分析：结合基础体温表可明辨卵泡的发育情况，并且通过基础体温测定可以了解其月经处于何期，以此作为调理月经周期的依据，适时遣药，如：经后期以枸杞子、女贞子、当归、熟地黄、黄精、葛根、鹿角霜等补肾填精之品；若适逢经间期，加二至丸以顺其阴阳转换；经前期酌加菟丝子、鹿角片、淫羊藿等温肾阳调经之品。然调理月经周期时亦不忘以薏苡仁、丹参利湿通络，为受孕做准备。

对于基础体温在不孕症中的应用，各医家治疗方式有所不同，丛氏等认为推拿手法可以促进卵巢功能的恢复，调整内分泌紊乱和基础体温异常，达到治疗女性不孕症的目的。

7 月 6 日就诊：经前妇科彩超子宫内膜厚 9mm。末次月经为 6 月 4 日，月经周期为 32 天，BBT 高，左腹胀痛，6 月 3 日自测尿妊娠试验阳性。嘱腹痛随诊，查人绒毛膜促性腺激素、孕酮、妇科彩超。

8 月 5 日就诊：因稽留流产于 7 月 29 日行清宫术，现血净，左少腹隐痛。舌红苔少，脉细。处方：太子参 15g，白术 10g，当归 10g，白芍 10g，生地黄 15g，桑寄生 15g，菟丝子 15g，鹿角霜 15g，牡丹皮 10g，蒲公英 15g，红藤 30g，川楝子 10g，何首乌 15g。并嘱其行"妊娠四毒"检查。

分析：治疗调理 2 个月余，患者尿妊娠试验阳性，已孕，足见以上利湿清热化瘀通络之法对于输卵管远端粘连有治疗效果，但考虑异位妊娠之患，嘱其做如上检查后再根据情况予以相应治疗，检查后发现孕胎未成。此次就诊，考虑到流产后的特殊时期，以流产后调理为主，治疗应以补肾健脾调冲为主，佐以清热。

9月2日就诊：末次月经为8月30日，量少，下腹痛较轻，查：单纯疱疹病毒阳性。舌红苔白，脉沉滑。处方：8月5日方加贯众15g。其后，根据月经周期调周补肾、健脾固冲，并辨证论治，随症加减。

分析："妊娠四毒"检查（包括单纯疱疹病毒、巨细胞病毒、弓形虫病毒、风疹病毒IgM及IgG的检查）可以检测病毒感染的时期，IgM阳性提示病毒急性感染，IgG阳性提示既往感染。现代医学认为，此四种病毒的感染与习惯流产、胎停育、胎儿畸形有一定的关系 故应引起相当重视并加以治疗。从中医学的角度，我们的治法从正邪两个方面考虑：一方面，对于外邪（病毒感染）我们治以清热解毒，而贯众一味，其效甚佳。另外，贯众合蒲公英更增清热解毒之功，临床亦多两者同用。另一方面，经云："正气存内，邪不可干，邪之所凑，其气必虚。"故从正气的角度我们扶正以祛邪。由于肾为先天之本，脾为后天之本，所以，益阴扶阳，培补脾肾，即可增强人体内在的抗病能力，促进生理功能的恢复，就可以达到正复邪退治疗疾病的目的。因而扶正固本，是中医治则的基本大法之一。扶正固本必究于脾肾。

10月26日就诊：末次月经为10月23日，量中，色暗，腰酸软，舌红苔白，脉细。处方：太子参15g，白术10g，茯苓10g，当归10g，熟地黄15g，白芍10g，鹿角霜15g，菟丝子20g，何首乌15g，桑寄生15g，巴戟天15g，黄精10g，紫河车10g，补骨脂10g，山茱萸15g。

分析：患者自诉未避孕，考虑到患者备孕，故经前用药不可化瘀引经，而应填补冲任，补肾强腰，如月之圆盈，水满自溢。有的医家结合现代医学从黄体功能不全等导致不孕方面考虑，认为黄体功能不全性不孕以肾虚为本，涉及肝、脾，有气、血、阴、阳亏虚之不同或并见，故黄体期以补肾健脾疏肝以助孕。另有报道认为：不孕以补肾为主，但在不同阶段用药又有其自身规律，如在排卵期和黄体期，以补肾阳药为主。此时补而不活，为助孕之道。

11月23日就诊：月经第32天未行经，基础体温高相，查血人绒毛膜促性腺激素（HCG）为840mU/ml，腰痛。舌红苔白，脉沉滑。处方：炙黄芪30g，太子参15g，炒白术15g，山茱萸15g，菟丝子25g，生地黄15g，阿胶15g，黄芩10g，桑寄生15g，炒续断10g，苎麻根15g。并嘱其行相关孕期检查，后间断复诊，仍以安胎为主，时有纳差、腹痛，加砂仁10g，白芍15g。间断保胎至孕20周，患者产后谢诊诉剖宫产双胎，一子一女。

分析：患者已孕，对于流产后的女性，一般要求流产后半年方可再次妊娠，对于此患者，流产后4个月既已再孕，且孕后腰痛，故中药保胎实为必要，以防止流产，更能体现中医治未病的思想。上方健脾补肾安胎，以助胎成。肾为先天之本，脾为后天之本，妊娠如万物般均禀受于先天，充养于后天，先后天强健方能使胎元苗壮稳固而不致枯萎下堕。

按语 引起女性不孕不育的原因有很多，必须根据其具体情况，整体把握，辨证论治，方可取得良好的疗效。本案病情复杂，治疗角度较多，治疗时所用之法尤其突出典型，源古说今，虽管中窥豹，仍可见一斑。一则，从现代医学的角度来看，患者因双侧输卵管远端粘连做体外受精-胚胎移植术，但亦未成功，遂以中医中药调理。本来期望改善子宫内膜情况，以期提高下次受孕成功率。以中药干预后，虽孕前未再次复查输卵管子宫造影，但可自行受孕，亦说明中医药对输卵管及子宫内膜状况改善的程度很大。二则，患者病毒感染，张教授的"正邪"理论在治疗病毒感染及免疫性不孕时均取得良好的效果。从中医学的角度讲，自古有"男精壮，女经调，有子之道也"之说，女经调，月经的量、色、质、期正常是受孕的基础，而与月经甚至孕育生理相关的脏腑应责之于肝、脾、肾三脏，此三脏功能正常是正常月经的基础，更是孕育的基础。

参 考 文 献

[1] 艾春红，张吉金. 张吉金教授治疗多囊卵巢综合征不孕经验[J]. 山西中医，2016，32（10）：3-5.

[2] 张吉金，夏阳，哈孝廉. 辨证治疗癥瘕所致不孕[J]. 北京中医，1995（04）：37-38.

[3] 哈虹. 张吉金教授治疗不孕症验案举隅与思路分析[J]. 天津中医药，2017，34（06）：367-369.

35. 张良英验案实录

张良英简介见第一章张良英相关内容。

验案一：助孕 I 号、助孕 II 号治不孕[1]

童某，29 岁，女，已婚。2008 年 8 月 9 日初诊。

主诉：结婚同居 3 年，未避孕未孕。患者素体尚健，然面色黄而晦暗，经期或前或后，行而不畅，血色暗红夹有小块，胸胁胀满，腰酸腿软，小腹冷痛，结婚 3 年未孕育。舌质淡苔白，脉结而迟。诊断为原发性不孕（肾虚型）。子脏虚寒，不能摄精成孕，治宜温经散寒、扶阳抑阴以暖胞宫。助孕 I 号方：菟丝子 15g，续断 15g，党参 15g，制何首乌 15g，覆盆子 15g，补骨脂 15g，紫石英 15g，女贞子 15g，当归 12g，熟地黄 15g，白术 12g，沙参 15g，白芍 12g，艾叶 10g，黄芪 12g，甘草 6g。4 剂。于排卵前开始服药，每剂药服 2 天。助孕 II 号方：当归 12g，川芎 15g，赤芍 15g，丹参 15g，桂枝 10g，丝瓜络 15g，路路通 10g，香附 10g，枳壳 10g 等。本方于月经干净后 3 天服药，每剂药服 2 天，连服 3 剂。

二诊：服上药后经期按时而至，血色红无块，腰酸腿软、小腹冷痛等症均有减轻。仍感胸胁胀闷，呃逆则舒，腰酸胀痛。此宫寒得暖而肝郁未畅，治以疏肝解郁益肾为法。守方继续用 2 个月，诸恙尽瘳，旋即受孕，逾十月顺产一女孩。

按语 女性不孕原因虽多，然不外乎两端：其一是先天性的生理缺陷，其二是后天的病理变化。肾气不足或冲任气血失调，皆能影响冲任的正常生理功能而致不孕。故《医宗金鉴·妇科心法要诀》云："女子不孕之故，由伤其冲任也……或因胞寒胞热，不能摄精成孕；或因体盛痰多，脂膜壅塞胞中而不孕，皆当细审其因，按证调治，自能有子也。"本案由于寒邪客于胞中，夹以肝郁不畅，致胞寒不孕。故治疗首用温经散寒暖胞宫以治其标，本复以疏肝解郁益肾以善其后。临证时，只要找出病机转变的关键所在，辨证确切，自能收到预期疗效。

验案二：多囊卵巢综合征不孕[2]

李某，女，已婚，29岁。2007年6月15日初诊。

主诉：诉婚后6年未孕。婚后6年与配偶性生活正常，未避孕而未孕。月经自17岁初潮开始就极不规律，周期长，3～6个月，甚至更长时间来潮1次。量少（每次用卫生巾不足5片）色暗红夹小血块，3天净。小腹胀痛，带下量多，自幼体胖。曾在某医院查睾酮（T）值偏高，诊为"多囊卵巢综合征"。西医用促排卵药、人工周期治疗，停药后月经仍稀少。后做"双侧卵巢楔形切除"。术后月经仍不规律，未怀孕。就诊时见其形体肥胖，多毛，情绪忧郁。述胸闷乳胀，口内咸腻。近来月经：3天/（3～6个）月，量少（每次用卫生巾不足半包）色暗红夹小血块，小腹胀痛，带下量多。末次月经为5月24日，白带量多。生育史：0-0-0-0。妇科检查：宫体后位、略大、质地中，后壁2～3个结节，双附件无异常。今日腹部B超：子宫腺肌病。中医诊断：不孕症（痰阻血瘀）。西医诊断：不孕症（多囊卵巢综合征）。治以实则泻之，宜化痰除湿，行气活血。方选助孕I号：党参10g，熟地黄15g，白术10g，菟丝子12g，覆盆子12g，补骨脂15g，续断15g，紫石英15g，当归12g，女贞子12g，制何首乌15g，甘草6g。4剂，每剂服2天，每天2次。排卵期前服完。平时服化湿调经方加减：苍术9g，香附12g，胆南星12g，茯苓12g，陈皮9g，川芎9g，丹参12g，乌药9g，炒白术12g，红花12g，益母草15g。3剂，水煎服，每剂服2天，每天2次，连服2个月。

二诊（2007年8月18日）：服药后经来1次，色稍转红，胸闷减，余症如前。守上方去红花，加仙茅12g，淫羊藿12g。4剂，每剂服2天，每天2次，连服3个月。

三诊（2007年11月30日）：经来1次，量稍多，带下减少，舌脉如前。上方加巴戟天12g，续服6个月。

四诊（2008年5月28日）：月经2～3个月1次，经色转红，量增加（用8片卫生巾），乳胀减。嘱上方不变，续服。

五诊（2008年6月5日）：已怀孕2月余，B超提示双胎。

按语 多囊卵巢综合征是一种发病多因性、临床表现呈多态性的内分泌综合征，以雄激素过多和持续无排卵为临床主要特征，以月经失调、不孕、肥胖、多毛等为主要临床症状。患者诊断符合以上特征。《女科切要》曰："肥白妇人，经闭而不通者，必是湿痰与脂膜壅塞之故也。"患者体形肥胖为痰湿之体，躯脂满溢，遮隔子宫，不能摄精成孕，或痰阻气机，气滞血瘀，痰瘀互结，不能启动氤氲乐育之气而致不孕。故临床多采用"化痰燥湿"法治疗。拟方化湿调经方加减。方中苍术、炒白术、茯苓燥湿健脾；香附、乌药、陈皮理气行滞；胆南星化痰；川芎、丹参、红花、益母草活血调经。全方共奏化痰除湿、行气活血之效。"久痰必瘀"，"痰湿非温不化"，"肾主生殖"。因痰为阴邪，伤人阳气，故二诊在化痰燥湿、活血调经方药中加"温补肾阳"之品，使痰湿化，瘀血去，阳气生而受孕。

验案三：助孕Ⅱ号方治不孕[3]

患者，女性，34 岁。首诊于 2017 年 10 月 31 日。

主诉：因结婚 10 年未避孕未孕 7 年就诊。平素月经规律，3 天/26 天，量少（每次行经浸透卫生巾少于 4 片），痛经（－），末次月经为 2017 年 10 月 6 日。性生活频率正常。平素感五心烦热，腰腿酸软，面部潮红，纳可，夜间易醒，二便调，白带（－）。孕产史：0-0-3-0（婚前人工流产 3 次）。2017 年 3 月外院输卵管碘油造影：左侧输卵管通而不畅，右侧堵塞。男方正常。舌暗红，苔少，脉弦细。西医诊断：继发性不孕。中医诊断：不孕症（肾虚血瘀证）。予助孕Ⅱ号方：当归 15g，川芎 15g，赤芍 15g，丹参 15g，枳壳 10g，香附 10g，路路通 10g，丝瓜络 10g，桂枝 10g，甘草 5g，川续断 15g，酸枣仁 15g。月经干净后 3 天开始服用，每天 2 次，每剂服 2 天，连服 3 剂。

2017 年 12 月 1 日、2018 年 1 月 3 日分别就诊，均予助孕Ⅱ号方，月经干净后 3 天开始服用，每天 2 次，每剂服 2 天，连服 3 剂；六味地黄丸加味：熟地黄 20g，怀山药 15g，黄芪 20g，党参 15g，茯苓 15g，陈皮 10g，山茱萸 15g，牡丹皮 15g，川续断 15g，女贞子 15g，制何首乌 15g，当归 15g，枸杞 15g，桑葚 15g，肉苁蓉 15g。助孕Ⅱ号方 3 剂服完后接服，每天 2 次，每剂服 2 天，连服 4 剂。

2018 年 2 月 6 日就诊，末次月经为 2017 年 12 月 30 日，告知停经 37 天，检查：尿 HCG 阳性，B 超提示宫内早孕。

按语 张良英教授认为，继发性不孕的病因大多与输卵管因素有关，特别是在人工流产、剖宫产等术后，致病菌、病原体入侵，导致输卵管炎、水肿，管腔通而不畅甚至阻塞。患者年龄 34 岁，未避孕未孕 7 年，病程较长。平素月经规律虽量少，但至少排卵正常。0 次生产史，却有 3 次人工流产，输卵管碘油造影显示左侧通而不畅，右侧堵塞，可以确定为输卵管存在问题，故予经验方助孕Ⅱ号调畅气机，活血化瘀、通络助孕。连服 3 个疗程后，患者就诊告知喜讯。

参 考 文 献

[1] 姜丽娟，卜德艳，雷佳丽，等. 张良英教授诊治不孕症经验集萃[J]. 光明中医，2013，28（07）：1327-1330.

[2] 姜丽娟，卜德艳. 张良英教授诊治不孕症临床经验[J]. 云南中医中药杂志，2013，34（05）：9-12.

[3] 高竹薇，高青，苗晓玲，等. 张良英教授辨治输卵管阻塞性不孕经验总结[J]. 中国民族民间医药，2018，27（09）：42-43.

36. 朱南孙验案实录

朱南孙 教授，主任医师，朱氏妇科第三代传人，享受国务院政府特殊津贴，上海市名中医，首批全国名老中医，第三届国医大师，全国老中医药专家学术经验继承工作指导老师。朱教授从医近80载，认为不孕症治疗宜掌握辨证和择期用药；注重补肾填精，促孕不忘调肝；强调整体治疗。其主编著作有《朱小南妇科经验》《朱小南妇科临床秘要》《妇科调经要旨》等。

验案一：六味地黄丸加减治不孕[1]

患者，女，37岁，已婚。2012年4月25日初诊。

主诉： 未避孕8月余未孕。2004年剖宫产。月经史：初潮14岁，经期2～3天，周期35～40天。痛经（-）。末次月经为2012年3月26日，量少，色暗有块。平素经前乳胀，夜寐多梦，便溏、日行1～2次。2011年8月未避孕未孕至今，适值经前，已有乳胀。脉弦细，舌淡暗，边略有齿印，苔薄腻。中医诊断为不孕。证属肝肾阴虚，精血不足。治拟滋养肝肾、填补精血之法。方药：全当归30g，丹参30g，牡丹皮15g，生地黄9g，熟地黄9g，女贞子12g，枸杞子12g，怀山药12g，山茱萸12g，合欢皮12g，广郁金6g，青皮6g，陈皮6g，茯苓12g，茯神12g。12剂，水煎服，每日2煎，每煎200ml口服。

二诊（2012年5月9日）：末次月经为2012年4月25日。脉细缓，舌质暗。将近月中。治拟补肾、益气养血促孕之法。方药：党参30g，黄芪30g，当归30g，熟地黄15g，枸杞子12g，菟丝子12g，覆盆子12g，巴戟天15g，淫羊藿15g，石楠叶9g，石菖蒲9g，川芎6g。7剂，水煎服，每日2煎，每煎200ml口服。

三诊（2012年6月6日）：末次月经为2012年5月30日，2天，量偏少，已净，无不适。脉细缓，舌淡暗，苔薄腻少津。证属肝肾不足，精血衰少。治拟补肾养肝填补精血之法。方药：党参30g，黄芪30g，当归30g，熟地黄15g，枸杞子12g，菟丝子12g，覆盆子12g，巴戟天15g，淫羊藿15g，石楠叶9g，石菖蒲9g，川芎6g。7剂，水煎服，每日2煎，每煎200ml口服。

2012年12月12日患者因偶感风热，胃脘不适就诊，停经5月余，末次月经为6月末。经朱老调治现已孕5月余，孕早期孕酮偏低，未服药。现胃脘不适，纳差，腰痛。上周有外感，流涕鼻塞，头胀喷嚏。脉细数，舌淡暗、胖，苔薄黄腻。证属外感风热、脾胃不和，治宜祛风清热，健脾和胃。方药：薄荷6g，钩藤12g，蔓荆子9g，首乌藤15g，白芍9g，白术9g，天麻9g，陈皮6g，茯神9g，谷芽9g，麦芽9g，炒川续断9g。12剂，水煎服，每日2煎，每煎200ml口服。

按语 女子不孕，肾虚者居多，既有温养冲任、填精益髓之法，又有滋补肝肾，养血调经之方。朱老认为，肾精是受孕的重要物质基础，肝血充足是血海充盛、月事如期而下的必要条件，故肾精肝血为调经种子之本。本案例，一诊该患者肝肾阴虚，精血不足，治拟滋养肝肾、填补精血之法，故予六味地黄丸加减。二诊患者值排卵期，此时血海渐盈，肾气渐充，卵泡已趋成熟，加用淫羊藿、石楠叶以增强温肾助阳之力，加用党参、黄芪以补气养血；三诊继以滋阴护阳为则，效宗前法，调经促孕，故而有子。

验案二：蒲丁藤酱消炎汤加减治不孕[2]

患者，女，28 岁。2015 年 11 月 11 日初诊。

主诉：腹痛伴腰酸 2 年余。现病史：患者 2 年前开始出现小腹隐痛伴腰酸。曾有经未净交媾史，2014 年 10 月曾因宫颈上皮内瘤变（CIN）2 级行宫颈环形电切术（LEEP 术）。0-0-0-0。MC：13，7 天/（25～35）天，平素经行量中，痛经（±），血块（+）。末次月经为 10 月 24 日，7 天。（2014 年 10 月）输卵管造影（HSG）：两侧通而不畅。刻下：乳胀，易怒，小腹隐痛，腰酸，尿频，大便调，多梦。舌暗尖红有齿印，苔薄黄腻，脉弦。证属湿热蕴阻冲任，肝气郁结。治拟清热利湿、疏肝调冲之法。方药：红藤 30g，蒲公英 30g，紫花地丁 20g，金钱草 15g，柴胡、延胡索各 6g，徐长卿 10g，川楝子 12g，香附 12g，桑枝、桑寄生各 12g，首乌藤 20g，合欢皮 12g。12 剂，水煎服，每日 1 剂。

二诊（2015 年 12 月 23 日）：末次月经为 12 月 12 日，6 天。量中，痛经（±），血块（-）。刻下：腰酸好转，小腹隐痛，乳胀，尿频，寐安。舌暗尖红有齿印，苔薄黄腻，脉细弦。治宗原法。方药：上方减首乌藤、合欢皮，加石见穿 15g，王不留行 15g，赤芍 15g，丹参 30g，牡丹皮 15g，车前草 15g。12 剂，水煎服，每日 1 剂。

三至四诊：临证见诸症好转，朱老嘱不更方，守法守方。

五诊（2016 年 3 月 23 日）：末次月经为 3 月 12 日，7 天。BBT 爬升，已无明显腹痛及腰酸，朱老嘱其试孕。刻下：舌红苔薄黄腻，脉细弦。证属湿热蕴阻冲任，肝肾耗损。治拟清肝益肾之法。方药：生地黄 12g，黄芩 6g，紫花地丁 10g，白术、白芍各 9g，女贞子 12g，墨旱莲 10g，川续断 12g，桑寄生 12g，菟丝子 12g，威灵仙 12g，淫羊藿 12g。12 剂，水煎服，每日 1 剂。

六诊（2016 年 5 月 4 日）：停经 54 天。末次月经为 3 月 12 日，期间曾少量咖啡样出血。2016 年 5 月 2 日外院 B 超：孕囊 35mm×21mm，头臀长 9mm，胎心（+）。刻下：带下量多，尿频，少腹隐痛，腰酸，恶心呕吐，便溏。舌红苔薄黄腻，脉弦滑。证仍属湿热蕴阻，肝肾耗损。治拟清热利湿、益肾安胎之法。方药：生地黄 12g，黄芩 6g，白芍 12g，女贞子 12g，菟丝子 12g，桑寄生 12g，炒怀山药 12g，黄连 12g，白头翁 12g，焦白术 9g，南瓜蒂 12g，荷蒂 12g。12 剂，水煎服，每日 1 剂。

按语　本例患者既往有经未净交媾史、宫颈炎史，湿热侵犯胞宫、胞络，气机失畅，络道受阻。症见乳胀、小腹隐痛、腰酸、尿频等。朱老以"从、合、守、变"

学术思想治之。初诊时患者一派湿热之象，朱老从其证，主以"清"法治之，予蒲丁藤酱消炎汤加减清热利湿，疏化冲任；又合其治，予桑枝、桑寄生益肾通络，首乌藤、合欢皮宁心安神。诸药合用，助消炎症。朱老认为，若症情稳定，处方用药不可急功近利，而应缓图其功。故二至四诊治则治法不变，守法守方，根据症状稍施以加减：于二诊加味石见穿、王不留行以疏胞宫脉络，赤芍、丹参、牡丹皮活血凉血，车前草清热利湿；三、四诊守二诊方。五诊时，患者湿热渐消，症状明显好转，故朱老嘱其试孕，且因机而变，予清肝益肾方：生地黄、黄芩清热凉血，女贞子、墨旱莲实肾养肝；川续断、桑寄生补肾强腰；白芍、白术抑肝扶脾；淫羊藿、威灵仙、菟丝子补肾助阳通络。至六诊，患者B超可见胎囊胎心，胎孕已成。患者孕后出现恶心呕吐、便溏、腰酸等肝、脾、肾耗损之象，故朱老投以炒怀山药、焦白术健脾益气以助气血化生，荣养胚胎，白芍、女贞子、菟丝子、桑寄生、南瓜蒂、荷蒂补益肝肾，系胎安胎，生地黄、黄芩凉血安胎，黄连、白头翁清热利湿。攻补兼施，正如《素问·六元正纪大论》云："有故无殒，亦无殒也。"

验案三：输卵管阻塞所致不孕[3]

王某，女，38 岁，职员。初诊日期：2013 年 3 月 9 日。

主诉：结婚 3 年未避孕 1 年余，未孕。病史：患者平素月经尚调，MC：13，7 天/（30～37）天，经前乳胀，量中，色偏暗，有血块，痛经（+）。末次月经为 2013 年 2 月 15 日，（2012 年 12 月 10 日）HSG：左侧输卵管通而不畅，右侧输卵管积水。2009 年置宫内节育器（IUD）3 个月因疼痛取出，后服紧急避孕药 2～3 年。刻下：患者乳胀不舒，有经行预感，胃纳可，寐差梦扰，偶有便秘。脉弦细，舌暗淡、有瘀紫，苔薄黄腻。证属湿热夹瘀交阻，冲任气机不利。治拟疏肝化瘀、调理冲任之法。方药：当归 20g，丹参 20g，牡丹皮 15g，赤芍 15g，刘寄奴 15g，王不留行 12g，川楝子 12g，柴胡、延胡索各 6g，蒲公英 20g，红藤 20g，紫花地丁 15g，益母草 20g。12 剂。

二诊（2013 年 3 月 23 日）：末次月经为 3 月 14 日，至今未净，经前乳胀，量畅，经行腹痛仍作，胃纳可，夜寐一般，二便调。脉弦细，舌暗红，苔薄黄腻。证属湿热夹瘀交结，冲任气滞。治拟清热化瘀、疏利冲任之法。方药：当归 20g，丹参 20g，牡丹皮 15g，赤芍 15g，刘寄奴 15g，王不留行 12g，川楝子 12g，柴胡、延胡索各 6g，皂角刺 15g，茜草 15g，桑螵蛸、海螵蛸各 12g。12 剂。

三诊（2013 年 4 月 6 日）：末次月经为 3 月 14 日，10 天，经后无不适，胃纳可，夜寐一般，二便调。脉弦细数，舌暗尖红，苔薄腻。证属湿热夹瘀交阻，冲任气机不利。治拟活血化瘀、疏利冲任之法。方药：生蒲黄 30g，丹参 30g，牡丹皮 15g，赤芍 15g，皂角刺 15g，刘寄奴 15g，三棱、莪术各 15g，血竭 9g，王不留行 15g，川楝子 12g，柴胡、延胡索各 6g，石见穿 15g。12 剂。

四诊（2013 年 4 月 28 日）：末次月经为 4 月 15 日，7 天，量中，经行腹痛，经后感风热，咳嗽、咳吐黏痰，牙龈肿痛。脉细弦，舌质暗偏红，苔薄黄腻。证属肝郁湿热瘀结。治拟疏肝祛瘀清热之法。方药：荆芥9g，薄荷（后下）5g，金银花12g，连翘12g，枇杷叶9g，浙贝母9g，桂枝9g，生甘草6g，泽泻12g，茯苓皮12g，柴胡、前胡各6g。12剂。

五诊（2013年5月11日）：末次月经为4月15日，7天，周期将近，尚无不适。脉细弦数，舌质暗偏红，苔薄腻少津。证仍属湿热夹瘀，冲任气滞。治拟清热化瘀、利气化滞之法。方药：生蒲黄20g，五灵脂15g，丹参20g，牡丹皮15g，皂角刺15g，刘寄奴15g，蒲公英30g，红藤30g，青皮、陈皮各6g，茜草15g，柴胡、延胡索各6g，海螵蛸15g。12剂。

六诊（2013年6月1日）：末次月经为5月15日，周期准，量中，腹痛较前减轻，期中小腹抽掣感。脉沉细缓，舌质暗紫，苔薄黄少津。证仍属湿热夹瘀交阻，冲任气滞。治拟清热利湿、活血化瘀通利冲任之法。方药：丹参30g，赤芍15g，牡丹皮15g，皂角刺15g，刘寄奴15g，蒲公英30g，红藤30g，制香附12g，王不留行15g，川楝子12g，石见穿15g，生蒲黄30g，血竭9g。12剂。

七诊（2013年6月29日）：末次月经为6月17日，7天，量中，略有腹痛，经后无不适，将近月中，乳胀腰酸并作。脉弦细，舌质暗，苔薄腻少津。证仍属湿热夹瘀交结。治宗原法。方药：丹参30g，牡丹皮15g，赤芍15g，蒲公英30g，红藤30g，皂角刺15g，生蒲黄30g，刘寄奴15g，石见穿15g，路路通15g，王不留行15g，川楝子12g，娑罗子12g。12剂。

八诊（2013年7月27日）：末次月经为7月25日，现未净，有血块，痛经（+）。刻下：无不适，纳可，寐安，便调。脉细，舌质暗，苔薄腻。证属湿热夹瘀留滞。治拟清热化湿、活血化瘀、通利冲任之法。方药：丹参30g，牡丹皮15g，蒲公英30g，红藤30g，生蒲黄30g，刘寄奴15g，柴胡、延胡索各6g，徐长卿12g，王不留行15g，川楝子12g，石见穿15g，青皮、陈皮各6g，莪术、白术各9g。14剂。

九诊（2013年9月7日）：末次月经为8月22日～9月5日，量偏多，淋漓11天方净，服上药后腹痛明显较前减轻，脉舌同前。证仍属热瘀交加，冲任气滞。患者素体肝旺，证实无虚，祛邪为先，治拟化瘀消结之法。方药：生蒲黄30g，丹参30g，牡丹皮15g，赤芍15g，茯苓皮12g，石见穿15g，徐长卿15g，延胡索6g，三棱15g，莪术15g，椿根皮9g，鸦胆子12g，黄药子9g。12剂。

患者继服上方2个月，后自测尿HCG（+），确认妊娠，孕后无不适。定期随访，患者足月产一健康男婴。

按语 输卵管阻塞所致不孕，朱老根据辨证分型，治疗上各有侧重，临床运用上分"从、合、守、变"来掌握。患者王某经前乳胀，经行有块、腹痛症状明显、舌暗有瘀，乃湿热蓄积于冲任，与血搏结，积而成瘀，瘀热互结，闭阻胞脉所致，辨证为血瘀热结，故以祛邪为主，治宜活血化瘀，通利冲任。丹参、牡丹皮、赤芍为君，清热凉血，活血祛瘀；在蒲公英、红藤、石见穿、徐长卿、香附、川楝子、王不留行、路路通的基础上，更加三棱、莪术以破血祛瘀；其中莪术与白术同用，体现了"合"，即兼治也。攻补兼施，消补相伍，寓攻于补，每有良效。皂角刺、青皮、陈皮、生蒲黄、五灵脂活血化瘀、理气止痛，使气血流畅则瘀化痛消，乃"通则不痛"之体现。九诊时加用鸦胆子、黄药子更增软坚散结、祛瘀通络之功。现代研究亦表明，鸦胆子有抗炎、杀菌之效。后嘱患者继服上方，祛瘀生新，软坚散结，说明"守"之重要。"守"即辨证既确，证不变，守法守方，缓缓图治，以待其功，终使瘀去络通，恢复输卵管运卵之功能，遂能受孕。

参 考 文 献

[1] 宋靖宜，董莉，朱南孙. 朱南孙治疗不孕验案两则[J]. 中华中医药杂志，2017，32（12）：5381-5383.

[2] 林倍倍，董莉. 国医大师朱南孙治疗输卵管阻塞性不孕症经验[J]. 中华中医药杂志，2019，34（07）：3035-3037.

[3] 闫海洁，董莉，朱南孙. 朱南孙教授治疗输卵管阻塞性不孕验案举隅[J]. 光明中医，2016，31（17）：2478-2480.

37. 章勤验案实录

章勤 主任医师，何氏女科第三代传人何少山学术经验继承人，省级名中医，第六批全国老中医药专家学术经验继承工作指导老师，临床 30 余年，善治各类妇科疑难杂症。

验案一：薄型子宫内膜不孕[1]

患者张某，女，35 岁。2017 年 8 月 21 日初诊。

主诉：0-0-2-0，备孕。2016 年 6 月曾于孕 66 天因胚胎停育行清宫术，2017 年 1 月 25 日于妊娠 63 天再次因胚胎停育行清宫术，术后月经量减少，周期同前。末次月经为 2017 年 8 月 18 日，平素月经周期规则，7 天/（30～33）天，月经量少，3 天净，无痛经。舌质淡、苔薄，脉细涩。四诊合参，中医诊断为月经过少病，辨证属肾虚血瘀证，治以补肾填精、活血化瘀之法。处方：当归 15g，川芎 10g，炒白芍 10g，熟地炭 9g，丹参 15g，制香附 10g，郁金 10g，淫羊藿 10g，肉苁蓉 10g，菟丝子 20g，泽兰 10g，生甘草 5g，温山药 20g，黄精 30g，炒白术 15g，覆盆子 20g，陈皮 6g，葫芦巴 10g，鸡血藤 15g。共 12 剂，水煎服，每日 1 剂，分 2 次服用。同时配合中成药胚宝胶囊口服，每次 3 粒，每日 2 次。并嘱患者月经前 1 周行子宫内膜容受性超声检查。

二诊（2017 年 9 月 4 日）：病史同前，患者诉经间期见到明显拉丝白带。舌质淡、苔薄，脉细。在原方基础上去黄精、覆盆子，加青皮 6g，生蒲黄 15g。共 7 剂，服法同前。

三诊（2017 年 9 月 11 日）：行子宫内膜容受性超声检查：子宫内膜上段双层，厚约 7mm，下段子宫内膜菲薄，双层，厚约 1.4mm。建议患者下一月经周期行宫腔镜下探查术，患者及其家属希望先以中药调理为主。后在原方的基础上遵循月经周期加减用药 1 月余，患者于 2017 年 10 月 20 日月经来潮，与家属讨论后，于 2017 年 10 月 30 日行宫腔镜下探查术、宫腔粘连分离术，术后宫腔形态基本恢复正常。

四诊（2017 年 11 月 1 日）：治以益气健脾、活血解毒为主，用药：当归 15g，川芎 10g，炒白芍 10g，制香附 10g，郁金 10g，肉苁蓉 10g，生甘草 5g，温山药 20g，炒白术 15g，茯苓 10g，陈皮 6g，鸡血藤 15g，重楼 6g，路路通 10g，红藤 15g，马齿苋 15g，黄芪 15g，忍冬藤 15g。共 14 剂，水煎服，每日 1 剂，分两次服用。虽然宫腔镜下粘连分离术后提示患者宫腔形态已基本恢复正常，但子宫内膜受损无法短时间恢复，其间粘连复发的可能性极大，故后于 12 月 6 日再行宫腔镜下探查术、宫腔粘连分离术以观察宫腔内环境并防粘连复发，术后仍以消炎活血为主治疗 1 个月。后继续在原方的基础上随月经周期加减变化，患者月经量增多，周期尚准。2018 年 2 月黄体中期复查子宫内膜容受性超声：子宫内膜双层厚约 8mm。

五诊（2018 年 5 月 29 日）：测得 HCG 阳性，以补肾健脾为法安胎元，在寿胎丸的基础上加减化，用药：党参 30g，杭白芍 20g，黄芩 9g，炒白术 10g，桑寄生 15g，苎麻根 20g，菟丝子 20g，盐杜仲 12g，阿胶珠 9g，蜜甘草 5g，温山药 15g，陈皮 5g，覆盆子 12g，紫苏梗 6g，肉苁蓉 10g，川续断 10g。共 7 剂，水煎服，每日 1 剂，分 2 次服用。配合中成药人胎盘片口服，每次 3 片，每日 2 次。

六诊（2018 年 6 月 4 日）：患者自诉有少量阴道出血，在保胎方的基础上加用仙鹤草 15g，藕节炭 15g，墨旱莲 10g，白及粉（吞服）3g。后经进一步保胎治疗后病情稳定，多普勒检查测得胎心，多年的不育终告治愈。

按语 患者有两次胚胎停育清宫术史，多次的宫腔操作使子宫内膜的结构和功能受到损伤，月经量少与其有密不可分的关系。章教授在首诊时即建议患者在月经来潮 1 周前行子宫内膜容受性超声以评估病情，超声结果提示子宫内膜上段双层厚约 7mm，下段子宫内膜菲薄，双层厚约 1.4mm，符合薄型子宫内膜的诊断。因患者有多次宫腔操作史，超声虽未提示宫腔粘连，但因超声检查的局限性，薄型子宫内膜伴随宫腔粘连仍不能排除，故建议患者行宫腔镜下探查术及宫腔粘连分离术。这一周期治疗以益气健脾、活血解毒为主，尽可能避免宫腔内操作造成感染。第 2 个月因宫腔粘连分离术后，短时间内子宫内膜不易修复，为避免粘连复发，再行宫腔镜下探查术以防粘连复发。在宫腔镜人工改善宫腔内环境的同时，以黄精、覆盆子、熟地炭等补肾填精，合以丹参、葫芦巴、鸡血藤等品活血化瘀，宫腔镜与中医药治疗相结合，达事半功倍之效。经这一周期治疗后，患者自诉月经量较前增多，后按月经周期之阴阳消长调理助孕，最终顺利妊娠。但因薄型子宫内膜伴随宫腔粘连的患者以肾精不足多见，孕后常有阴道"漏红"的症状，故以补肾健脾安胎合以止血之品以安胎元。

验案二：卵巢储备功能下降致不孕[2]

陈某，35 岁。2016 年 5 月 20 日初诊。

主诉：备孕二胎，1-0-1-1。顺产后 9 年，未避孕未孕 1 年，既往有人工流产史。

丈夫精液常规检查正常。平素月经周期逐月提前，经来量中，4～5日净，末次月经为2016年5月17日。上月行输卵管造影提示双侧输卵管通畅，曾于月经第3天检测性激素：FSH 20.06U/L。检查抗缪勒管激素（AMH）0.20ng/ml，甲状腺功能正常。舌淡红，苔薄白，脉细。诊断：卵巢储备功能下降致继发性不孕。中医证属肝肾阴虚。治拟补肾填精、养血固冲之法。处方：当归15g，川芎10g，炒白芍10g，制香附10g，郁金10g，淫羊藿15g，肉苁蓉10g，菟丝子20g，巴戟天15g，怀牛膝10g，覆盆子15g，桑葚15g，黄精20g，制玉竹15g，天冬12g，绿梅花6g，炒白术10g，茯苓15g。共7剂，每日1剂。

二诊（2016年5月27日）：已近排卵期，自述少腹偶有胀痛，舌脉如前，再宗前意出入，嘱其近日行卵泡监测。处方：当归15g，川芎10g，炒白芍10g，制香附10g，郁金10g，淫羊藿15g，肉苁蓉10g，菟丝子20g，巴戟天15g，柏子仁10g，覆盆子15g，黄精20g，葛根30g，绿梅花6g，炒白术10g，茯苓15g，路路通10g，荆芥6g，五灵脂6g。共14剂，每日1剂。

在此方的基础上加减调理3个月，后月经第3天复查性激素FSH为6.08U/L，较前下降。继续调理3个月，于2016年12月回告有孕，经超声检查为宫内妊娠。

按语 《黄帝内经》有言"五七阳明脉衰，面始焦，发始堕"，再生育人群由于年龄及其他某些因素的共同作用，使得年龄在"五七"之时，阳明脉衰，冲任气血乏源，肾气肾精亏虚，致卵巢功能与卵子质量都有所下降，在西医学称之为"卵巢储备功能下降"。章师在治疗该病时以补肾填精为大法，配合疏肝开郁、健脾理气等法，同时不忘顺应月经周期阴阳动静变化的规律分时而治。该患者初诊时正值经行之后血海空虚"阴长"之际，此期以培育卵泡、提高卵子质量为主要目的，章师以四物汤活血补血为基础，重用覆盆子、桑葚两味，其甘酸收涩之性能收敛耗散之阴气，生精以益五脏之阴。且章师在运用补肾填精之法时认为"善补阳者，必于阴中求阳；善补阴者，必于阳中求阴"，故多在黄精、天冬、制玉竹等滋肾养阴药中佐以巴戟天等补肾助阳药，同时合以淫羊藿、肉苁蓉、菟丝子平补肾阴肾阳之品，质润而不腻，助肾阳亦能补益精血。且"冲脉隶于阳明"，阳明胃气为冲脉之本，故章师组方多喜添用茯苓、炒白术等健脾之品鼓舞后天气血以养血调冲。因"女子以肝为先天"，故而疏肝理气之香附、郁金、绿梅花不可缺少，使气机得畅，冲任气血调和。二诊时，患者正处于经间期，此为阴盛阳动之际，此期为"重阴必阳"，中药方中多增加疏肝理气之品以促排卵，如五灵脂、荆芥、路路通等。且在此期，因阴阳气血之转换多易扰动心神，故而章师多加用柏子仁、绿梅花之品以养血清心安神。

验案三：小卵泡排卵型不孕[3]

胡某，女，29岁。2017年10月16日初诊。

主诉：患者曾于2016年自然流产1次，近1年来试孕未果，曾有子宫动脉血流增高史，查性激素无异常。来诊前月曾行卵泡监测，示优势卵泡14mm×14mm×17mm，子宫内膜双层厚度10mm，当月试孕未果。自述常因情绪波动导致腹泻。月经 29～31 天一行，末次月经为 2017 年 9 月 21 日，7 天净，色暗红有块。舌红苔白，脉弦。自述该月避孕，调理后再备孕。辨证为肝郁血瘀。治拟益肾疏肝、养血活血之法。处方：当归 15g，川芎 15g，炒白芍 10g，丹参 15g，赤芍 10g，醋香附 10g，郁金 10g，淫羊藿 10g，肉苁蓉 15g，泽兰 10g，皂角刺 15g，陈皮 6g，鸡血藤 15g，苍术 10g，凌霄花 15g，月季花 6g，马鞭草 15g，葫芦巴 10g，生甘草 5g。共 12 剂，每日 1 剂，水煎服。

二诊（2017 年 10 月 30 日）：末次月经为 10 月 23 日，7 天净，经量较前明显增多，色红，舌脉同前。此时正值经间期。处方：当归 15g，川芎 15g，炒白芍 10g，醋香附 10g，郁金 10g，淫羊藿 10g，肉苁蓉 15g，泽兰 10g，生甘草 5g，陈皮 6g，鸡血藤 15g，菟丝子 15g，覆盆子 15g，温山药 20g，黄精 20g，荆芥 6g，赤芍 10g。

按此法调理 5 月余，此间曾分别于 2017 年 12 月与 2018 年 3 月行卵泡监测，示优势卵泡三径为 15mm×15mm×14mm 与 14mm×18mm×17mm，小卵泡排卵诊断明确。于 2018 年 4 月行卵泡监测示优势卵泡大小为 21mm×20mm×19mm，嘱其同房并予处方：黄芪 15g，当归 15g，炒白芍 10g，醋香附 10g，郁金 10g，淫羊藿 10g，肉苁蓉 15g，菟丝子 20g，泽兰 10g，陈皮 6g，木香 10g，青皮 5g，绿梅花 5g，山药 20g，炒白术 10g，续断 10g，桑寄生 15g，盐杜仲 12g，生甘草 5g。

2018 年 5 月告孕，B 超提示宫内妊娠。

按语 患者求子心切，情志抑郁导致肝气郁结，故因肝气乘脾常致腹泻；患者前有自然流产史且子宫动脉阻力偏高，可视其为肝郁气滞兼瘀血内停阻滞胞脉，卵泡因此失去后天滋养，出现形态偏小或扁的情况。患者初诊时正值经前期，自诉该月避孕，章师考虑到若其经期经血内结不行、残留瘀血则气血转化不利，会影响经后期的阴长阳消，因此在取四物加肉苁蓉、泽兰补肾养血，醋香附、郁金、月季花疏肝理气的同时选用丹参、鸡血藤通经行血，凌霄花、月季花、马鞭草活血散瘀，同时配伍苍术利水通经，皂角刺、葫芦巴温通以助瘀血出，使经血畅下，同时能够促进卵巢、子宫的血液循环，使其变得利于胚胎的种植。二诊时患者处于经间期，此时将至"氤氲之时"，为重阴转阳的关键时期，此时在补肾养血的基础之上以菟丝子、黄精、温山药配荆芥、鸡血藤促进气血运行，补肾与促排卵并行，动静结合，推进阴阳转化以促卵泡发育至成熟并顺利排出。考虑患者肝气郁结，于经前期予绿梅花、木香、青皮、陈皮疏肝理气，鼓动卵子排出并助力推动胚胎着床，并配伍续断、桑寄生、盐杜仲、黄芪以益肾养血助孕。

参 考 文 献

[1] 王如烨，章勤. 章勤针对薄型子宫内膜之助孕策略[J]. 浙江中医药大学学报，2019，43（11）：1227-1230.

[2] 王如烨，缪晨韵，章勤. 章勤治疗再生育人群不孕症验案举隅[J]. 浙江中医药大学学报，2018，42（10）：844-847.

[3] 赵颖，章勤. 章勤治疗小卵泡排卵型不孕经验拾粹[J]. 湖北中医杂志，2019，41（08）：25-27.

38. 赵荣胜验案实录

赵荣胜　主任医师，硕士研究生导师，安徽省首批名中医，安徽省第一批跨世纪中医学术和技术带头人指导老师，第三、五批全国老中医药专家学术经验继承工作指导老师。赵主任师从明清驰名的新安医家徐氏中医妇科第 13 代传人、安徽省中医院主任医师徐志华先生，从医 40 余载，擅长治疗妇科病，精于不孕症的研究。其发表学术论文 30 余篇，撰有《赵荣胜妇科临床经验选》，合作整理专著 3 部。在《内经》《伤寒杂病论》等中医经典的影响下，其认为，现代妇科疾病有瘀血之征十居七八。

验案一：少腹逐瘀汤加减治不孕症[1]

患者，女，28 岁。2007 年 7 月 16 日初诊。

主诉：患者 2004 年结婚，同居未孕。男方精液检查正常。月经（6～7）天/（40～50）天，量中等，色紫暗，血块多，经期腹坠胀冷痛，经前乳房轻胀，脉细，末次月经 2007 年 6 月 27 日。妇科检查：外阴已婚式，阴道通畅，宫颈光滑，宫体后位，大小正常，双侧附件增厚，有轻度压痛。子宫输卵管造影：双侧输卵管欠通畅、盆腔炎。基础体温显示双相。查：抗精子抗体（－），抗子宫内膜抗体（－）。证属寒凝血瘀，治以温经散寒、活血通络之法。方用少腹逐瘀汤加减。处方：当归 10g，赤芍 15g，川芎 6g，没药 5g，炮姜 6g，肉桂 10g，延胡索 10g，五灵脂 10g，桃仁 15g，红花 10g，三棱 15g，莪术 15g，王不留行 15g，皂角刺 10g。每日 1 剂，水煎服。因患者在外地打工不便，只能每月来诊 1 次，以上方为主，酌加出入，每月 25 剂。

2007 年 11 月 8 日来电告之，末次月经为 9 月 24 日，停经 35 天，基础体温高温相持续 22 天，尿妊娠试验阳性。

验案二：丹栀逍遥散加减治不孕症[1]

患者，女，30 岁。2005 年 4 月 25 日初诊。

主诉：患者 2002 年结婚，2003 年自然流产 1 胎，后未避孕亦未受孕。月经 7 天/28 天，量中等，色紫红，有血块，经前乳房胀痛，经期胸闷心烦，少腹胀痛，末次月经为 2005 年 4 月 16 日。妇科检查：外阴已婚式，阴道通畅，宫颈光滑，宫体前位，正常大小，双侧附件增粗，左侧有压痛。子宫输卵管造影片：双侧输卵管不通。舌尖有少量瘀点，苔薄白，脉沉。证属气滞血瘀，治以行气活血通络，方用自拟加减丹栀逍遥散。药物组成：牡丹皮 10g，栀子 10g，柴胡 10g，当归 10g，赤芍 15g，王不留行 15g，皂角刺 10g，香附 10g，路路通 10g，丹参 15g，红藤 20g，蒲公英 30g，麦芽 20g。20 剂，每日 1 剂。

二诊（2005 年 6 月 23 日）：末次月经为 6 月 14 日，行经 7 天，量中等，色红块少，经期无不适，脉沉弦。原方去蒲公英、麦芽，加三棱 10g，土鳖虫 10g，续服 15 剂。后以上方加减，每月服 15～20 剂，至同年 9 月，因患者长期口服上方，已觉胃中不适，故将中药改用灌肠，每月 15～20 次。

2006 年 1 月 17 日复诊：停经 44 天，查尿妊娠试验阳性。

按语 本病病位主要在输卵管，为了提高疗效，赵荣胜主任医师建议配用外治法，如宫腔药物注射、理疗、中药灌肠等疗法，尤其中药灌肠，不仅方法简便，且无不良反应，患者可自行掌握使用，更重要的是，子宫输卵管与直肠相邻，药力直接作用在小腹部，药效比口服作用更快、更强。同时，对子宫内膜异位症、盆腔炎、盆腔粘连及输卵管积水等均有很好的治疗作用。

验案三：丹栀逍遥散加减治不孕[2]

王某，女，28 岁，工人。2001 年 4 月 25 日初诊。

主诉：主诉月经后期 2 年。现病史：1998 年人工流产后，月经 6 天/（40～60）天，经量中等，经色红，有血块，经前头晕、口干、心烦、乳房轻胀，经期少腹两侧坠胀，有灼热感，末次月经为 4 月 17 日。平时带下量多，色淡黄，近年来全身毛发增多。舌红，苔薄白，脉弦。妇科检查：外阴已婚式，阴道通畅，宫颈光滑，宫体后位，大小正常，双侧附件增厚。压痛（＋）。血清性激素检查：LH/FSH＞2，T 偏高。B 超检查：子宫、卵巢未发现异常。2 个月前院外输卵管通水术：输卵管欠通畅。宫腔镜检查：宫腔无异常发现，自上次人工流产后，未避孕亦未受孕。中医诊断：月经后期。西医诊断：多囊卵巢综合征。辨证：肝经郁热。治法：疏肝清热调经。处方丹栀逍遥散。药用：牡丹皮 10g，栀子 10g，柴胡 9g，当归 10g，生地黄 12g，皂角刺 10g，金橘叶 10g，川楝子 10g，夏枯草 10g，地龙 10g，龙胆草 10g。10 剂，嘱测基础体温。

二诊（2001 年 5 月 12 日）：服药后带下不多，色转白，体温尚未上升，脉弦。处方：牡丹皮 10g，栀子 10g，柴胡 10g，当归 10g，黄芩 10g，赤芍 15g，皂角刺 10g，茜草 12g，夏枯草 10g，乌贼骨 15g，王不留行 15g，白蒺藜 12g，桃仁 10g。10 剂。

三诊（2001 年 6 月 2 日）：月经昨日来潮，经量中等，经色红，经前头晕、心烦减轻，经期少腹隐痛。基础体温双相，高温相持续 13 天，脉弦。原方加红花 10g。5 剂。

四诊（2001 年 6 月 14 日）：末次月经为 6 月 1 日，行经 7 天净，色红无块，脉弦。仍以疏肝清热通络为主，原方去白蒺藜、红花，加红藤 20g，7 剂。

以上方为基础随症加减，共服 60 剂，月经于 6 月 28 日、7 月 31 日、8 月 31 日各来潮一次。2001 年 11 月 2 日来诊，停经 63 天，有恶心呕吐反应，查尿妊娠试验为阳性。

按语 患者月经后期，经期前后伴有明显头晕、心烦、口干、乳胀、少腹坠胀等肝经郁热症状，故治疗以丹栀逍遥散出入，方中龙胆草、牡丹皮、栀子、黄芩、赤芍清肝泻热；当归、生地黄养血柔肝；柴胡、金橘叶、川楝子疏肝理气；皂角刺、夏枯草、地龙化瘀散结通络。二诊时考虑方中寒凉药太过，故去龙胆、生地黄等，同时考虑双侧附件压痛、输卵管欠通，因此加桃仁、茜草通经活络。坚持服用 2 个月，热清则气降，气降则经通，经调故能有子。

参 考 文 献

[1] 叶脉延，王红梅，汪江云. 赵荣胜治疗输卵管阻塞性不孕症经验[J]. 中国中医药信息杂志，2009，16（6）：82-83.
[2] 韩延华，胡国华. 妇科名家诊治多囊卵巢综合征临床经验[M]. 北京：人民卫生出版社，2014.

39. 钟秀美验案实录

钟秀美简介见第一章钟秀美相关内容。

验案一：黄芪消症丸治不孕[1]

林某，32 岁。1992 年 5 月 2 日来诊。

主诉：患者于 1990 年 3 月因宫外孕手术，术后月经基本正常，一直未再怀孕。自述在 3 个月前发现右侧卵巢囊肿，经抗生素治疗 3 个月未见缩小。因拒绝手术，故要求中药治疗。月经量中等，色暗红，白带量少，末次月经为 4 月 24 日。宫颈光滑，宫体中位常大，右侧附件触及囊性肿块，如 2 个月妊娠大，表面光滑，无明显触痛。B 超检测：子宫大小正常，未见占位光团，右侧卵巢 69mm×63mm，无回声暗区，包膜完整，境界清晰，提示右侧卵巢囊肿。舌暗红，苔薄白，脉沉细。诊为癥瘕，即投以黄芪消症丸 600g，每次 10g，每日 3 次，经期停服。

6 月 5 日复诊：两侧附件正常。再予补肾中药调理，3 个月后怀孕，足月顺产一女婴。

按语 卵巢囊肿属中医学癥瘕范畴，主要病机是外感六淫，内伤七情，损伤脏腑，冲任失调，气机阻滞，湿浊不化，聚而成痰，痰滞胞络，与瘀血相结，积而成癥。故取益气活血、软坚消癥为主要治则。黄芪补脾益气、利水消肿，具有调节机体免疫功能，提高抗病的能力；丹参活血养血、调补冲任；黄药子、夏枯草、生牡蛎清热化痰、消散痰核坚结；益母草活血化瘀，与黄芪配合，利水消肿，引痰湿从溺而出；三棱、莪术、赤芍、延胡索、蒲黄、香附理气行滞、善消癥痕；半枝莲清热消瘀，同夏枯草、莪术、赤芍一样，具有消炎、抗癌作用。全方有益气活血、理气化瘀、软坚消痰之功，俾使瘀血化，气机调，癥瘕消，正不伤。

验案二：丹栀逍遥散加味治不孕[2]

苏某，22，农民。

主诉：17 岁月经始潮，即行婚配，忧虑不乐，致使月经后期，量中，3～4 天干净，经期小腹胀痛，婚久未孕，精神压力重重，遂致经期紧张，诸症丛生。

经净 3 天来诊，舌红苔薄黄，脉弦，妇科检查无异常发现，诊为原发性不孕症（肝郁型），治以疏肝理气，药用丹栀逍遥散加味。处方：牡丹皮 10g，栀子 10g，柴胡 10g，白芍 15g，茯苓 10g，白术 10g，当归 10g，茜草 10g，海螵蛸 15g，甘草 3g。药后 3 剂，月经超前 4 天来潮，量中等，3 天干净。原方续服 3 剂，而后受孕。

验案三：通管汤加味治不孕[3]

李某，28 岁。于 1989 年 5 月 25 日初诊。

主诉：以人工流产术后 2 年，双方共同生活迄今未孕为主诉。患者平素经调，量中，色暗红，经前少腹胀痛，平时带下量少，色白。1987 年 3 月于孕 40 余日行人工流产术，术后高热，经当地医院对症治疗后热退，嗣后常感少腹疼痛，1988 年行输卵管碘油造影，提示双侧输卵管阻塞，屡经治疗无效。现已停止治疗 6 个月。末次月经为 1989 年 5 月 18 日。妇科检查：外阴已婚式，阴道通畅，分泌物量少，色白，宫颈光滑，宫体中位，正常大小，双侧附件增厚、压痛。舌质暗红，舌苔薄白，脉弦。诊断为输卵管阻塞性不孕，辨证属肝郁气滞型。患者适逢月经净后 2 天，即行双侧侧穹窿封闭 6 次，同时服中药通管汤加柴胡、郁金、茵陈，6 剂。1989 年 8 月 25 日来院复诊，妇科检查：子宫增大如孕 3 个月。超声检查证实妊娠。后足月顺产一子，母子平安。

按语 输卵管阻塞性不孕多因经期或产后忽视卫生、流产史、手术感染或邻近器官炎症，使湿热内侵胞脉，与血相搏而致湿热瘀阻。钟师遵循《内经》"结者散之""血实者宜决之"的理论，采用辨病与辨证相结合的方法，自拟"通管汤"治之。钟师认为，通管汤可解除组织粘连，软化和缓解输卵管的僵硬、挛缩，增强输卵管蠕动，同时还有促进排卵、调节人体内分泌的作用，配合侧穹窿封闭使药液直达病所，可提高疗效，减轻患者痛苦，易为患者所接受。

参 考 文 献

[1] 钟秀美，陈敏. 黄芪消症丸治疗卵巢囊肿 88 例[J]. 湖北中医杂志，1995，17（116）：18.

[2] 钟秀美. 治愈女性不孕症 40 例的体会[J]. 福建中医药，1988，19（1）：36-37.

[3] 陈敏，王秀宝. 钟秀美治疗输卵管阻塞性不孕症 133 例[J]. 国医论坛，1995（49）：21-22.

40. 宗修英验案实录

宗修英 主任医师，教授，北京市国家级中医药指导老师，师从名医宗维新、赵树屏、张菊人。宗教授从医 70 多年，发表病案报告等医学论文 30 余篇，临床注重脾胃，善以痰湿辨证治疗妇科病。

验案一：毓麟珠加减治不孕[1]

齐某，女性，27 岁。初诊日期：1980 年 3 月 2 日。

主诉：结婚 3 年，一直未孕，妇科检查宫体偏小，爱人检查未见异常。平时月经后期，量少色暗，2～3 日即止，经期腹痛，心情烦急，精神疲惫，久经治疗，从未获效。现症：腰痛如折，腿软无力，精神萎靡，饮食无味，小便清长，大便一般，不耐寒热，性欲低下，每于房事后，即感一身瘫软，1～2 日难以恢复，睡眠不酣，昼则神疲懒言。检查：面色晦暗，精神不振，舌苔薄白，脉沉细略迟。辨证：肝肾两虚，冲任失调。治法：滋阴益精，助阳益肾，调理冲任。处方：当归 15g，白芍 15g，熟地黄 20g，党参 15g，甘草 8g，淫羊藿 15g，杜仲 10g，菟丝子 12g，川椒 6g，丁香 6g，鹿角霜 12g，陈皮 5g。10 剂，嘱避房事。

二诊（3 月 15 日）：证型同上，自觉精神好转，嘱继服前药 20 剂。

三诊（4 月 10 日）：精神较好，心情开朗，腰际尚酸，下肢有力。行经一次，量色均有转机。食欲日增，但觉口咽发干，尿黄、便秘。睡眠欠安，性欲稍复。脉沉细缓，舌苔薄淡黄。因苦于煎药，要求服丸药，仍按原方加减配丸调理。当归 30g，白芍 50g，生地黄 80g，熟地黄 80g，党参 45g，白术 30g，杜仲 30g，淫羊藿 30g，菟丝子 30g，鹿角霜 25g，丁香 20g，川椒 20g，首乌藤 60g，甘草 25g，砂仁 20g。2 剂，共研细面，炼蜜为丸，重 6g，早、晚各服 2 丸，白开水送下。

四诊（7 月 2 日）：服药中 5 月来潮一次，量色均可，6 月未至，近来又感身疲懒动，饮食欠佳，并见恶心。妇科检查妊娠反应阳性。嘱停药调养。

按语 本例不孕，纯属虚证，临床并不少见。据其症状分析，此例是以肾气虚衰为主。盖人之肾气旺盛则月事以时下，精力充沛，性欲生殖始能正常。而本例在气血方刚之年，竟腰痛腿软，精神萎靡，经水量少，性欲低下，是肾气虚衰之象。心情烦急，不耐寒热，脉沉细略迟，为肾之阴阳两虚，故寒热并见。由于肾虚不能养肝，故见烦急、血少、睡眠不酣，房事后精神难以恢复。由于肾虚不能温脾，可见运化失常，饮食无味。总之，由于肾虚累及肝脾，故治疗原则以填补肾精为主，兼顾肝、脾。方用张景岳毓麟珠加减。方中菟丝子、杜仲、鹿角霜温养肝肾，调补冲任，强阴益精；淫羊藿、丁香有温阳治萎、治女子不育之功；归、芍、熟地黄、党参补气血，佐川椒以温督脉。另加少量陈皮，以防壅滞、滋腻之弊。嘱避房事者，防止肾气未充，又复斲丧耳。药后症减，因稍见燥热之象，故于配丸方中略事加减，增入生地黄、首乌藤以滋阴清热安神，更加白术以助后天，用砂仁易陈皮仍遵原意也。药后肾气充实，故能有子。

验案二：苍附导痰丸治不孕[2]

胡某，女，30 岁。

主诉：月经不调 3 年，闭经 6 个月，于 1987 年 5 月 3 日就诊。患者结婚 3 年，夫妻同居，未避孕但一直不孕，婚后经期后错，继而稀发，2～3 个月甚至 6 个月一行，经量尚可，色先黑后红，行经 4～5 天。现闭经已 6 个月，HCG（-），身体渐胖，不喜饮水，大便时溏，舌稍胖，苔薄白，面部浅瘀，脉沉缓。证属痰湿内蕴，化生不足，冲任失调，拟健脾化痰、理血调经之法。方用：茯苓 12g，半夏 16g，陈皮 10g，苍术 15g，枳实 10g，丹参 20g，党参 15g，当归 15g，川芎 10g，熟地黄 15g，桂枝 10g，牛膝 15g，益母草 15g，鸡内金 12g，甘草 5g。

加减服用 6 个月，经至色正。随访 2 年，月经正常，并产一男婴。

按语 本案症少难辨，老师抓住痰湿证要点进行辨证，因瘀象不著，不能强行通下，用祛痰法宣理气血，缓缓图治，终获良效。

验案三：黄芪建中汤治不孕[1]

张某，女性，27 岁。初诊日期：1978 年 6 月 10 日。

主诉：结婚 5 年未孕。每月经期后错 10～15 天，量少、色淡，稍见即止。经妇科检查子宫略后倾，男方检查未见异常。现症：头晕身疲，饮食减少，腰酸腿软，小腹冷痛，带下清稀，日渐消瘦，平时手足冰冷，动辄汗出，气短心悸，睡中易惊，大便时溏，小便正常。检查：面色无华，舌淡苔薄白，脉沉细无力。辨证：脾肾阳虚，气血亏损，冲任失调。治法：温补脾肾，益气养血。处方：黄芪 25g，桂枝 10g，白芍 20g，生姜 5 片，甘草 6g，大枣 10 枚，炒当归 10g，龙眼 18g，炒酸枣仁 15g，饴糖 40g 分兑。10 剂。

二诊（6 月 24 日）：药后腹痛减，饮食略增，汗少，余证同前，原方桂枝改肉桂 8g，黄芪改为 35g。20 剂。

三诊（7 月 20 日）：药后月经曾一至，量色有好转，持续 4 天而止，精神较好，气力倍增，手足已温，小腹不冷，二便正常，睡眠安好。脉沉缓稍细，面色略现红润。原方继服 20 剂。

四诊（8 月 15 日）：月经过期未至，舌苔薄白，舌质正常，脉沉缓。现另拟一方，服后如月经仍未至，嘱去妇科检查。当归 10g，白芍 12g，熟地黄 15g，川芎 3g，党参 15g，白术 10g，半夏 6g，茯苓 10g，甘草 6g，陈皮 5g。7 剂。

五诊（8 月 31 日）：经妇科检查妊娠反应阳性。嘱停药观察。足月顺产一男婴。

按语 本例不孕，临床多见，证候以正气亏虚为主。如饮食减少，肢冷汗出，气短头晕，便溏带稀，消瘦无华等，均属脾阳亏损、运化失司、气血虚衰之象。而小腹冷痛、身疲腿软又属肾虚之征。脾肾双虚，心阴受损，故时心悸、眠中易惊。至于舌脉所见，均为气血并衰之象。肾阳不煦，则脾运不健，脾不化生，则肾精失养。当此之际，卵子无以成熟，焉能成孕。在治疗上，根据"虚者补之""损者益之"之大法，选用黄芪建中汤（黄芪、桂枝、白芍、姜、枣、甘草、饴糖）以健脾胃而通营卫，加当归、龙眼、炒酸枣仁以养血安神。药后稍效，桂枝改用肉桂者，因桂枝气薄走表，而肉桂则味厚可助阳而温中。重用黄芪者取其助脾阳而益气血也。40 剂后，诸症均愈，改服四物六君子汤以调补气血，旋即受孕矣。

参 考 文 献

[1] 宗修英. 不孕症医案按[J]. 中国农村医学，1982（06）：49-51.
[2] 谢燕芳，赵喜俊. 宗修英治疗痰湿证的学术经验举隅[J]. 北京中医，2000（04）：3-5.

41. 张迎春验案实录

张迎春　教授，主任医师，硕士研究生导师，第六批全国老中医药专家学术经验继承工作指导老师，从事临床 30 余年，擅长运用中西医结合及中医特色方法治疗男女不孕不育、月经不调、盆腔炎等疾病。

验案一：八珍汤、五子衍宗丸、二至丸加减治不孕[1]

曾某，女，25 岁。2007 年 4 月 23 日初诊。

主诉：患者因结婚 3 年未孕，经阻 1 年余就诊。结婚 3 年，夫妻生活正常，未避孕而未孕，伴闭经 1 年余，经多家医院诊治，用过人工周期法、戊酸雌二醇片雌二醇环丙孕酮片复合包装后月经来潮，医者告知卵巢早衰，欲求子，需赠卵方可如愿，遂至张师处就诊。症见：经阻年余，既往月经尚规则，经期 4～5 天，周期 30 天，量中等，夹有血块，痛经（+），块下痛减。前次月经为 2006 年 4 月 5 日，量较少。末次月经为 2007 年 4 月 3 日，量偏少（服用黄体酮后），时有下腹疼痛隐隐，伴腰酸，阴道干涩，头晕，烦躁，盗汗，眠差，纳可。舌质淡红、苔黄微腻，脉沉细。2007 年 4 月 23 日 B 超提示：子宫 36mm×28mm×27mm，子宫内膜厚 6mm，双侧卵巢分别为 21mm×15mm、19mm×16mm，查窦卵泡左侧 2 个，右侧 1 个。内分泌检查：FSH 49.36mU/ml，LH 23.8mU/ml，E_2<10pg/ml。子宫输卵管未查。中医诊断：闭经；不孕症（脾肾两虚，气血亏虚，冲任不荣）。西医诊断：卵巢早衰；原发不孕；子宫发育不良。治宜补气养血，健脾益肾。处方：当归 15g、炒白芍 15g、川芎 10g、生地黄 20g、熟地黄 20g、党参 15g、黄芪 15g、茯苓 15g、枸杞子 15g、山茱萸 15g、菟丝子 15g、五味子 15g、女贞子 20g、墨旱莲 12g、紫河车粉（冲服）3g、沙参 15g、葛根 15g。20 剂。水煎服，每日 1 剂。同时配合鹿胎膏口服，以补肾养血。

二诊（2007 年 5 月 20 日）：患者 5 月 4 日月经自然来潮，阴道分泌物增多，头晕、腰酸、盗汗好转，纳、眠可，二便调。仍治以补气养血、健脾益肾之法。守原方加川续断、桑寄生、淫羊藿各 10g。20 剂。鹿胎膏继服。

三诊（2007 年 6 月 19 日）：患者月经未按时来潮，近 2 天白带多，纳、眠可，治以 5 月 20 日方加玫瑰花 10g、王不留行 10g。20 剂。

四诊（2007 年 7 月 13 日）：患者于 2007 年 6 月 26 日月经自然来潮，量中等，持续 7 天干净，无头晕及腰酸。治以三诊方加茺蔚子 10g。20 剂。

五诊（2007 年 9 月 11 日）：患者停经 42 天，有恶心感，嗜睡。查血：β-HCG 103 571.41mU/ml，P 28ng/ml，B 超：宫内妊娠，胚胎存活。

后随访，患者于 2008 年 9 月 6 日自然分娩一男婴。

按语 该患者属典型的卵巢早衰，B 超显示子宫小、窦卵泡少，内分泌提示卵巢早衰，经西药人工周期治疗无效。在病患无望情况下，采用中药治疗 4 月余怀孕，实乃一大奇迹。方中八珍汤补气养血；五子衍宗丸补肾填精；紫河车乃血肉有情之品补肾；二至丸加沙参、葛根滋补肾阴。全方阴阳气血均补，故能出奇制胜。

验案二：暖肝煎合寿胎丸加减治不孕[2]

李某，女，36 岁，武汉人。

主诉：2016 年 11 月 21 日因"继发不孕 2 年，试管移植后自然流产 3 次"于我科就诊。患者 2011 年人工流产后，未避孕 2 年而未孕，2013 年因双侧输卵管积水行腹腔镜下双侧输卵管离断术，分别于 2013 年、2014 年、2015 年移植后均孕 2 个月自然流产。患者目前有冻胚 2 枚。患者既往月经尚规则，每月一行，3 天干净，量少，色暗红，痛经（+），喜温喜按。末次月经为 2016 年 11 月 19 日，量色如前。平素偶感胸闷，善太息，少腹冷痛坠胀，耳鸣，乏力，纳可，二便调，爪甲色淡。察其体瘦，舌质淡紫、边有瘀斑，苔薄白，脉沉弦涩。体质辨识：阳虚质兼气郁质。多次内分泌提示 FSH 14～18.5mU/ml；B 超提示子宫腺肌病，右侧黄体囊肿 41mm×29mm×37mm。中医诊断：不孕症；滑胎（肝肾虚寒，胞脉失养）。西医诊断：卵巢储备功能不足；复发性流产。治则：暖肝疏肝、补肾养血。处方 1（暖肝煎合寿胎丸加减）：桂枝 10g，吴茱萸 6g，熟地黄 10g，当归 15g，小茴香 10g，枸杞子 15g，乌药 12g，川芎 10g，白芍 15g，牡丹皮 15g，香附 15g，柴胡 9g，郁金 12g，党参 15g，法半夏 12g，菟丝子 15g，五味子 12g，山茱萸 10g，桑寄生 15g，桃仁 12g，巴戟天 10g，川续断 15g，紫河车 5g。15 剂，水煎服，每日 1 剂。处方 2：隔姜灸脐，每周 1 次。处方 3（针刺）：肝俞、肾俞、脾俞、血海、气海、关元、子宫、血海、足三里、三阴交、地机、太冲、太溪。隔天 1 次。

二诊（2016 年 12 月 25 日）：患者服药后无不适，末次月经为 2016 年 12 月 20 日，经量较前稍增，痛经、耳鸣稍有减轻，精神增，纳可，二便调。舌质淡紫，边仍有瘀斑，苔薄白，脉沉涩。守上方加浙贝母 20g，三七粉 3g。15 剂，水煎服，每日 1 剂。针灸、脐疗同前。

三诊（2017 年 1 月 16 日）：患者无不适主诉，耳鸣减轻，精神增，纳、眠可，守上方，加女贞子、墨旱莲各 10g。20 剂，水煎服，每日 1 剂。针灸、脐疗同前。

四诊（2017 年 2 月 20 日）：末次月经为 2017 年 1 月 23 日，痛经明显缓解，量较前增多，色红，无不适，纳可，二便调。拟 3 月份移植冻胚。守上方，加香附 10g，枳壳 12g。15 剂，水煎服，每日 1 剂。针灸、脐疗同前。

五诊（2017年3月30日）：末次月经为2017年2月24日，于3月12日移植，今查尿HCG（+），血HCG 656mU/ml，P 21ng/ml，无不适，纳可，二便调，舌质红。随访于本年11月顺利分娩一女婴。

按语 追问患者因多次试管失败，家庭矛盾大，精神压力大，睡眠差，情绪抑郁多年。平素月经先后不定期，经量少，色暗红，痛经（+），喜温喜按，有胸闷，善太息，少腹冷痛坠胀，舌质淡紫边有瘀斑，苔薄白，脉沉弦涩。辨证属寒凝肝脉、肝肾虚寒，方用暖肝煎，以温补肝肾、温经散寒。患者体瘦，爪甲色淡，耳鸣，乏力，西医检查卵巢储备功能不足，有肝肾精血亏虚的表现，又予寿胎丸以补肾养血。方中寓温经汤之意，旨在温经通络活血。经脉通，肾气充足，两精相合，胎孕乃成。同时通过针灸、脐疗等中医外治手段，共同改善患者子宫内环境，改善子宫内膜容受状态，以利于胚胎着床，使患者最终孕育得子。

验案三：自拟调经暖宫方加减治不孕[3]

刘某，女，26岁，教师。2012年9月3日初诊。

主诉：因"未避孕2年未孕，试管一次失败"就诊。患者结婚2年余，夫妻生活正常，未避孕而未孕。2012年5月行IVF-ET，提示精卵结合率低，后行单精子注射仍未孕。经人推荐来中医调理，以助试管成功。患者平素月经尚规则，30天一行，5天干净，量中等，有痛经，喜温按，色暗红有块，可忍受。末次月经为2012年8月6日，量色如前，有痛经。平素自觉小腹冷，经期腰酸甚，经前乳房胀，纳可，二便调，夜寐安。舌紫暗，边有齿印，苔薄白，脉沉细。妇科检查：外阴（-）、阴道（-）；宫颈光滑；宫体前位，常大质中，活动可；双附件未及。辅助检查：2011年10月因子宫不全纵隔而行宫腹腔镜手术，切除宫腔纵隔，术中可见腹壁散在子宫内膜异位症病灶，通液提示双侧输卵管不通。2012年4月女方不孕全套、内分泌、TORCH、支原体、衣原体均正常。男方精液常规正常，抗精子抗体阴性。中医诊断：不孕症；痛经（脾肾不足，冲任虚寒）。西医诊断：原发不孕；子宫内膜异位症。治以温肾健脾、调理冲任之法，处方（自拟调经暖宫方加减）：当归15g，川芎10g，法半夏12g，小茴香10g，桂枝10g，吴茱萸6g，炒白芍15g，干姜15g，党参15g，牡丹皮15g，甘草10g，杜仲10g，菟丝子10g，五味子10g，川续断15g，桑寄生15g，香附12g，枳壳12g。10剂，每日1剂，水煎2次，取药汁约200ml，分次温服。同时配合针刺及灸穴位治疗，取关元、归来、阴陵泉、丰隆、足三里、三阴交、肾俞等穴位，隔日或两日1次；另予鹿胎膏口服补肾养血。

二诊（2012年9月19日）：末次月经为2012年9月9日，痛经较前明显好转，小腹转暖，纳可，二便调，夜寐安。舌淡暗，边有齿痕，苔薄白，脉沉细。守上方加黄精15g，桑葚15g，丹参12g，覆盆子10g，淫羊藿10g。10剂，每日1剂，水煎两次，口服。针灸如前，经期停用。

三诊（2012年9月26日）：药后小腹转暖，纳可，二便调，夜寐安。舌淡暗，苔薄白，脉沉细。调经暖宫方加菟丝子10g，五味子10g，川续断15g，桑寄生12g，淫羊藿 10g，覆盆子 10g。10 剂，每日 1 剂，水煎两次，口服。针灸如前，经期停用。

四诊（2012 年 10 月 18 日）：末次月经为 10 月 15 日，量中等，痛经较前明显好转，4 天干净，目前无不适。舌淡红，苔薄白，脉沉细。调经暖宫方加香附 12g，枳壳 12g，菟丝子 10g，五味子 10g，乌药 10g，延胡索 10g，巴戟天 10g，覆盆子 10g。10 剂，每日 1 剂，水煎 2 次，口服。针灸如前，经期停用。

五诊（2012 年 10 月 30 日）：药后无何不适，舌脉同前。守 9 月 26 日方加乌药 10g，薏苡仁 20g，女贞子 10g，15 剂。

六诊（2012 年 11 月 22 日）：上方续用 1 个月无不适，目前经水未潮，今自测尿 HCG（+），无腹痛及阴道出血，纳可，二便调。舌淡红，苔薄白，脉滑。辅助检查：血 β-HCG 940.70mU/ml，P 12.12ng/ml，E_2 325pg/ml。予以自拟方固胎合剂口服以补肾养血安胎，建议隔日复查。

七诊（2012 年 11 月 24 日）：目前停经 40 天，查血 β-HCG 2 296.76mU/ml，P 74ng/ml，E_2 244pg/ml。继续给予固胎合剂补肾养血安胎，另黄体酮注射液肌内注射，地屈孕酮片口服安胎至孕 3 个月。

按语 该患者双侧输卵管不通，拟行 IVF-ET，后因精卵结合率低而行单精子注射仍未孕。结合患者症状及体征，中医辨证属脾肾不足，冲任虚寒，胞脉不利。张迎春教授以自拟调经暖宫方辨证施治，党参、法半夏、枳壳、香附理气健脾化痰，桂枝、小茴香、吴茱萸、干姜暖宫祛寒通络，当归、川芎、白芍、枸杞子、五味子养血滋肾，川续断、菟丝子温补肾阳，以"阴中求阳"。配合鹿胎膏及针灸暖宫温肾养血。治疗 1 月余，患者小腹渐转暖，脾肾得补，冲任得调，气顺血和，故不久即受孕怀胎。

参 考 文 献

[1] 韩红伟. 张迎春辨治卵巢早衰性不孕症验案 3 则[J]. 江苏中医药，2014，46（05）：59-60.

[2] 谢平，张迎春. 张迎春中医内外合治宫寒不孕验案 3 则[J]. 湖北中医杂志，2019，41（04）：29-32.

[3] 薛婷婷，张迎春. 张迎春治疗宫寒不孕症验案三则[J]. 湖北中医杂志，2016，38（07）：31-33.

42. 张玉珍验案实录

张玉珍 教授，主任医师，博士生导师，全国著名中医学家罗元恺教授的学术继承人，享受国务院政府特殊津贴，第五批全国老中医药专家学术经验继承工作指导老师，国家级重点学科广州中医药大学妇科学术带头人之一。张教授从事中医妇科教学、医疗、科研工作 40 余年，具有深厚的中医妇科理论和丰富的临床经验，擅长治疗 PCOS、卵巢早衰、不孕不育等妇科疑难病证。其先后公开发表学术论文 30 多篇，出版专著 20 部。

验案一：多囊卵巢综合征验案[1]

卢某，女，31岁，已婚。2006年9月18日初诊。

主诉：患不孕症4年。病史：患者已婚同居未避孕未孕4年。2004年9月，患者在某大学附属医院检查，输卵管碘油造影术（HSG）：输卵管通畅。诊断为多囊卵巢综合征（PCOS）。丈夫检查正常。2005年3月，于该院行腹腔镜下卵巢打孔术。同年9～11月，在该院连续3次行人工授精术均失败。2006年2月又在该院行体外受精-胚胎移植（又称试管婴儿）未成功。月经史：16岁月经初潮，周期后错，量少，（5～6）天/（35～90）天。末次月经为9月1日，5天干净（用黄体酮诱经）。诊见：腰酸，经行腹痛，月经量少、色暗、有血块，白带量少，舌红，苔黄白，脉细。西医诊断：①原发不孕；②PCOS。中医诊断：不孕症。证属肝肾不足，兼肝郁化热型。治宜调补肝肾，佐以清肝化痰之法。处方：牡丹皮、生地黄、茺蔚子、白芍、女贞子、山茱萸、淫羊藿、浙贝母各15g，黄精20g，柴胡10g。14剂，每天1剂，水煎服。

二诊（10月25日）：服上方月经未潮，基础体温（BBT）单相，自觉小腹两侧胀痛。舌淡红，苔薄白，脉沉。治宜活血行气通经，方用桃红四物汤加减。处方：当归、川芎、红花、香附各10g，白芍、熟地黄、丹参、桃仁、枳壳各15g，鸡血藤30g。7剂，如法煎服。

三诊（11月29日）：服上方后月经至，经净后治宜补益肝肾精血，守首诊方减牡丹皮、茺蔚子，易生地黄为熟地黄，加菟丝子20g，枸杞子、龟甲各15g。20剂，如法煎服。

四诊（2007年1月3日）：2006年12月性激素检查示FSH 5.32IU/L，LH 12.8U/L，E_2 253.3pmol/L，T 2.46nmol/L。末次月经为11月13日，BBT单相改变，白带较前增多。寐差，余无不适。舌淡红，脉弦细。嘱下次月经来潮第5天起服氯米芬，每天50mg，共服5天。治以交通心肾、活血化痰、通经之法，方用柏子仁丸加减。处方：柏子仁、卷柏、泽兰、牛膝、茯苓、法半夏、刘寄奴各15g，石菖蒲、皂角刺、鸡内金各10g。14剂，如法煎服。

五诊（1月17日）：当天B超监测示子宫内膜厚5mm，右卵巢见增大卵泡，左卵巢见生长卵泡。末次月经为1月7日，量增；自1月11日起服氯米芬，每天50mg，共服5天。前次月经为11月13日，5天干净，量偏少，色淡红。诊见：腰酸，经前乳胀，纳可，寐差，易疲劳，舌淡红，脉弦细。治以补肾、养血、疏肝之法。处方：菟丝子、山药各20g，枸杞子、白芍、女贞子、淫羊藿各15g，当归、柴胡、杜仲、香附各10g。如法煎服，调理1个周期。嘱：患者B超监测卵泡发育，无排卵者，氯米芬可增至每次100mg

六诊（3月28日）：末次月经为3月9日，用氯米芬3个周期（本月用至每次100mg），量中，有血块；前次月经为2月9日，5天净（上月氯米芬每天50mg，共服5天）。当天B超监测：卵巢有10mm×9mm大小卵泡，子宫内膜呈线状。诊见：经量增多，色转红。舌淡红，苔薄白，脉弦细。治以调补肝肾、养精血、调阴阳为主。处方：菟丝子、黄精、桑葚各 20g，龟甲、白芍、熟地黄、女贞子、山茱萸各 15g，当归、香附各 10g。如法煎服，调理 1 个周期。

七诊（5 月 23 日）：末次月经为 4 月 19 日，经量中等。4 月 23 日起服氯米芬，每次 100mg，共服 5 天。今天查尿 HCG 阳性，无不适。治以补肾健脾、养血安胎之法，方用寿胎丸加减。处方：菟丝子、党参各 20g，桑寄生、续断、白芍、杜仲、山茱萸、益智、何首乌各 15g，砂仁 6g 后下。如法煎服。建议入院安胎。于 2008 年 1 月顺产一子。

按语 本例患者以原发不孕、月经后期、量少就诊。就诊前，在不到 1 年的时间内，屡次人工授精、又行卵巢打孔术、IVF-ET 等，使精血屡屡受伤，卵泡不断耗竭。张教授认为，该患者排卵障碍的主要原因在于肾阴不足、癸水不充，自然不能滋养精（卵），则精（卵）不能发育成熟而形成排卵障碍。正如《石室秘录》所言："肾水亏者，子宫燥涸，禾苗无雨露之濡，亦成萎亏。"因"经水出诸肾"，张教授对该例患者的治疗始终以滋养肝肾精血为主法，并调补肾之阴阳，温润填精，使阴生阳长。同时协调肝肾藏泄，使血海充盈，应时而下。在治疗中，对于月经过期不至，有经兆之感时，方行通经之法，或用桃红四物汤加减，或用逍遥散加减，或用柏子仁丸加减，使经水畅行。对月经后期、量少，精血不足者，常培补其损。女子以血为本，脾胃为气血生化之源，血藏于肝，也疏泄于肝，女子以肝为先天；肾藏精，精血互化，肝肾同源。若肝肾精血充足，藏泄有时、协调，肝脾调和，脾胃健运，气血不断化生，则经水如期而至。本例患者月经量少，子宫内膜薄。张教授在补肾的同时，也十分注重补血活血，认为肝血充盈，肝体得养，则可体阴用阳。肝与肾、肝与脾之间的功能协调至关重要，这也反映了张教授五脏相关、调理脏腑的整体观思想。张教授很重视根据月经的不同时期而选方用药：卵泡期常调补肝肾精血，以养阴为主而使阴生，促进卵泡发育，常用熟地黄、山茱萸、菟丝子、女贞子、何首乌、黄精等，同时不忘张景岳所说："善补阴者，必于阳中求阴，则阴得阳助而泉源不绝"，配伍巴戟天、淫羊藿，使阴生阳长，并注重调肝，常用白芍、当归、香附、柴胡等，促使肝肾精血充足，藏泄有时。《傅青主女科》云："肝肾之气舒而精通，肝肾之精旺而水利，不治之治，正妙于治也。"排卵期根据证候，偏阴虚的加龟甲、桑葚，偏阳虚者加附子、巴戟天，黄体期善用巴戟天、肉苁蓉、鹿衔草等重温肾阳以促黄助孕。经前常用茺蔚子、怀牛膝、丹参等行气活血，以畅通经水；对于雌激素在正常范围时，方配合氯米芬，以发挥中西医结合优势互补。

验案二：毓麟珠加减、助孕丸治不孕[2]

患者刘某，女，28 岁。2014 年 8 月 9 日初诊。

主诉：月经延后而至伴量少 2 年。患者平素月经多延后而至，约 2 月余一行。末次月经为 8 月 2 日，5 日净，量少（最多时每天 3 片卫生巾），经行时伴见四肢乏力，腰酸等症。孕 3 产 1，自然流产 1，人工流产 1，现有生育要求。症见：疲乏，睡眠浅，易醒，纳、眠可，二便调。舌淡红，苔薄白，脉细。妇科检查未见异常。5 月 30 日外院 B 超：子宫、双卵巢未见异常，子宫内膜厚 8.5mm。中医诊断：月经后期；月经过少。辨证属脾肾虚弱证，治以补肾健脾，养血调经，予毓麟珠加减。处方：熟党参、茯苓、菟丝子各 20g，牡丹皮、白芍、熟地黄、白术、巴戟天、枸杞子各 15g，当归、醋香附各 10g，炙甘草 6g。14 剂，每天 1 剂，水煎服。配合口服中成药乌鸡白凤丸、益肾活血丸。

四诊（10 月 9 日）：以毓麟珠为主方加减治疗 2 个月后，患者自诉经量较前增多一半，月经 25~26 天一行，经期 4~6 天。末次月经为 9 月 25 日，4 天净，色暗红，有血块。疲乏较前减轻，胃纳欠佳。舌淡红，苔薄白，脉弦细。9 月 5 日 B 超：子宫内膜厚 5mm，左卵泡（LOF）14 mm×11mm×14 mm。守上方加减治疗，配合口服中成药助孕丸、多维元素片。

六诊（12 月 27 日）：依上法治疗 2 个月，10 月 20 日来月经，6 天净，末次月经为 11 月 15 日，停经 42 天。12 月 9 日~15 日、12 月 24~26 日有暗红色分泌物。现纳、眠可，怕冷，二便调。舌淡红，苔白，脉沉细滑尺弱。尿妊娠试验阳性。中医诊断为胎动不安，证属肾脾虚弱。处方：熟党参、盐菟丝子、制何首乌各 20g，黄芪、桑寄生、续断、白术、盐杜仲、白芍、酒萸肉各 15g，阿胶珠、益智各 10g。14 剂，每天 1 剂，水煎服，配合口服中成药滋肾育胎丸、助孕丸。2015 年电话随访，患者早孕期间坚持以中药安胎治疗，定期孕检，结果正常，平稳待产。

按语 本例病案月经周期伴经量异常。患者月经不调病程较长，以月经后期为主症。《傅青主女科》云"经水出诸肾"，女性正常的月经由肾主导，肾气充盛，天癸至，冲任通盛，月事以下；肾司开阖，与胞宫相系，胞宫藏泄有度，经血以月为盈虚。肾藏精，精生血，肾虚精亏，经血之源，又脾为后天之本，气血生化之源，冲为血海，中州运化无权，水谷精微无由以化，冲任失养，可见月经过少；肝藏血，主疏泄，肾虚肝郁，开阖失司，血海蓄溢失司，则月经延后而至。月经周期异常可与月经过少并见，其中后期伴量少往往是闭经的前驱症状，尤其值得注意。

本例患者为育龄期女性，有生育要求，月经不调，辨证属脾肾不足证，以补肾健脾、养血调经为法，方药选用毓麟珠加减。张教授遵原方益气补血之法，毓麟珠原方熟地黄、当归各四两，人参、白术、茯苓各二两，四君子汤药量稍重于四物汤，方中人参、白术健运脾气，使精微得生，补后天之精，荣养一身之气血，四物汤补养阴血，濡养胞宫、胞脉、冲任二脉，则血海满溢，经量如常可期。原方用川椒，辛温走窜，易劫伤阴津，且岭南地域气候湿热，热易与湿邪相结，化为湿热之毒，故张教授弃川椒改用艾叶，改鹿角霜为巴戟天、淫羊藿，取其温润填精，功专益肾精、补肾气。经过治疗后，患者肾气逐渐充盛，冲任脉盛，则月事如期而至，经量较前增多。"经调则子嗣"，夫妻适时同房，则能摄精成孕。胎孕既成，主要以保胎养胎为主，以寿胎丸为主方加减治疗。

验案三：当归芍药散、桃红四物汤、调经种子汤加减治不孕[3]

患者，女，25 岁。2017 年 7 月 28 日初诊。

主诉：患者初潮 12 岁，5 年来月经不规律，周期 30 天至 3 个月，经期 5 天，量中、色暗红、时有血块，经前乳房胀痛，腰酸，无痛经。末次月经为 2017 年 5 月 5 日。自 2012 年无明显诱因出现月经愆期，未行诊治，2015 年外院诊断为 PCOS，曾服炔雌醇环丙孕酮片、地屈孕酮片。刻诊：平素偶有腰酸，纳、眠可，二便调。舌淡红、边有齿痕，苔薄白，脉弦细。孕 1 流产 1。曾未避孕未孕 2 年余，2017 年 5 月在外院药物促排卵人工授精，2017 年 6 月 19 日生化妊娠。现工具避孕。2017 年 3 月 10 日查性激素：FSH 4.06 mU/ml，LH 6.94 mU/ml，E_2 162 pmol/L，P 0.975 nmol/L，T 1.29 mmol/L，PRL 135 mU/L。子宫输卵管造影示"子宫输卵管未见异常"，子宫附件彩超未见异常。中医诊断：月经愆期（肾虚肝郁证）。尿妊娠试验排除妊娠后，考虑患者 2 月余未行经，治以行气活血调经为法，方拟当归芍药散加减。处方：当归 10g，川芎 10g，丹参 15g，茯苓 30g，白术 15g，泽兰 10g，黄芪 30g，醋香附 10g，乌药 15g，桂枝 10g，鸡血藤 15g，干益母草 30g。14 剂，每日 1 剂，水煎服。

二诊（2017 年 8 月 18 日）：昨日出现少量白带夹血丝，伴下腹胀闷。尿妊娠试验排除妊娠后，考虑正值行经之际，故加强活血通经之力，以桃红四物汤加减。处方：当归 10g，川芎 10g，赤芍 15g，生地黄 15g，桃仁 15g，红花 6g，牡丹皮 15g，鸭脚艾 20g，醋香附 10g，鸡血藤 30g，干益母草 30g，盐牛膝 15g。3 剂，每日 1 次，水煎服。考虑患者生化妊娠为脾肾不足所致，故此次经净后治以加强补肾健脾、益气养血之法，予毓麟珠加减。处方：当归 10g，川芎 10g，生地黄 15g，党参 20g，白术 15g，茯苓 20g，炙甘草 6g，盐菟丝子 20g，盐杜仲 15g，枸杞子 15g，盐巴戟天 15g，黄芪 20g。调治 1 个月。

三诊（2017 年 11 月 6 日）：末次月经为 2017 年 10 月 26 日，量中、有血块，伴经前乳胀，偶有腰酸。舌淡红，苔稍白腻，脉稍弦。治以补肾疏肝、调经助孕为法，方拟调经种子汤加减。处方：盐菟丝子 20g，熟地黄 15g，当归 10g，白芍 15g，酒女贞子 15g，山药 20g，北柴胡 10g，茯苓 20g，枸杞子 15g，炙甘草 6g，麦芽 30g，郁金 15g。兼服滋肾育胎丸及逍遥丸，调治近 3 个月，月经约 35 天一行。

四诊（2018 年 2 月 9 日）：2018 年 2 月 7 日查 HCG 1520.13 mU/ml，P 12.55ng/ml。无阴出血，无腹痛腰酸，纳、眠可，二便调。舌淡红，苔薄白，脉细滑。治宜补肾健脾安胎，以安胎方加减。处方：盐菟丝子 20g，桑寄生 15g，续断 15g，盐杜仲 15g，党参 20g，白术 15g，酒黄精 15g，黄芪 30g，覆盆子 15g，益智 15g，酒女贞子 15g，阿胶（烊）10g。兼服滋肾育胎丸，治疗 1 个月，无不适。2018 年 3 月 2 日 B 超示"宫内妊娠小于 9 周，见心管搏动"。2018 年 9 月 5 日诉孕期良好。

按语 本案 PCOS 患者平素月经愆期，初诊时为生化妊娠后 1 月余，月经未至，以当归芍药散养血调肝、行气活血，始见经兆，此时以桃红四物汤活血化瘀通经，月经顺利来潮。考虑患者生化妊娠为脾肾不足所致，故先以补肾健脾、益气养血为法，予毓麟珠加减，气血渐充。后辨证为肾虚肝郁证，予调经种子汤补肾疏肝、调经助孕，此后月经周期正常，患者顺利怀孕。孕后及时予补肾健脾安胎，预培其损。

参 考 文 献

[1] 张慧娟. 张玉珍教授诊治多囊卵巢综合征验案 1 则[J]. 新中医，2010，42（4）：121-122.

[2] 冯怡慧，赵颖. 张玉珍教授运用毓麟珠异病同治妇科病验案举隅[J]. 新中医，2016，48（05）：277-280.

[3] 陈珊燕，赵颖. 张玉珍运用"三补一攻"论治多囊卵巢综合征经验[J]. 中国中医药信息杂志，2020，27（04）：114-116.

43. 张志远验案实录

张志远 教授，主任医师，山东省名老中医，第三届国医大师，享受国务院政府特殊津贴。张教授从医 70 余年，善治各种疑难杂病，对于不孕症的治疗亦有丰富的临床经验。其主编著作有《中医妇科学》《医林人物评传》《张志远医论探骊》等。

验案一：少腹逐瘀汤加味治不孕[1]

患者，女，29 岁。初诊：2005 年 9 月 30 日。

主诉：未避孕未怀孕 3 年，经期少腹部疼痛，坠胀不舒，曾有流产史，输卵管碘油造影显示双侧输卵管积水，阻塞不通。舌紫暗，脉弦涩。西医诊断：继发性不孕。中医诊断：不孕症。张老辨证为气滞血瘀，治宜活血化瘀，行气通络，方用少腹逐瘀汤加味。药用：当归 15g，川芎 10g，赤芍 10g，生蒲黄 15g，炒五灵脂 10g，肉桂 6g，延胡索 6g，炒干姜 3g，炒小茴香 3g，制没药 10g，香附 10g，益母草 10g。每日 1 剂，水煎分 3 次服，连续服用，月经来潮时停药。

2 个月经周期后患者复诊，造影检查，管腔通畅，积液消失，上方再加细辛 3g，罗勒 9g，菟丝子 15g，继续服用，3 个月后怀孕。

按语　不孕症是妇科临床常见病，近年来，随着生活节奏的加快，工作压力的增大，不孕症的患者也日渐增多。该患者病起于流产后，胞脉空虚，气虚不运，血行不畅，瘀血内停，阻滞脉络，继而不孕。正如《医林改错》曰："气无形不能结块，结块者，必有形之血也。"治疗此类不孕症患者，张老通过行气、活血散瘀、温化下焦、消除炎症、积水，促进排卵，收效良好。其临证喜投少腹逐瘀汤（当归、川芎、小茴香、干姜、延胡索、肉桂、赤芍、蒲黄、五灵脂），并在原方用量的基础上增加 1/3～1/2，以增强活血化瘀、温通经络之功效。此案例中，张老据"调经须活血，血行瘀自去"的理论施治，以少腹逐瘀汤疏其血气，另加益母草活血调经、散瘀消肿，香附疏肝理气、散结止痛。全方以通为用，促使瘀阻逐步消退。二诊时患者胞脉瘀阻已去，加细辛温经、行水、开窍，罗勒行气活血，菟丝子禀气中和，滋补肝肾。全方共奏调经助孕之效，药随证出，效果堪称理想。

验案二：小温经汤加减治不孕[2]

患者，女，26岁。

主诉：患者因婚后5年未孕前来就诊。自诉15岁初潮，月经周期40～50日，行经不过1～2日，色淡量少，腰腹疼痛，脐下发冷，甚则全身发冷，喜温喜按，曾有经期淋雨涉水之事。白带清稀，纳差，眠可。形体瘦小，性欲淡漠。苔白腻，脉沉细。该患者肾阳虚衰、胞宫失养为其病之本，邪气入里、寒客冲任为标，拟温补肾阳兼以养精之方，助阳散寒，方用小温经汤加减。处方：当归9g，肉桂6g，巴戟天6g，仙茅6g，肉苁蓉9g，淫羊藿12g，续断6g，吴茱萸6g，小茴香6g，紫石英15g。嘱患者将当归轻煎后入，煮沸10分钟即可，每日1剂，连用10日。另佐以食疗，多食虾肉、羊肉。

二诊时症状多有减轻，又添丹参15g，调肝养血，活血通经。三诊时症状基本消失，仍按二诊时处方，三日1剂，连用10日。

半年后告之，已经怀孕。

按语 《素问·六节藏象论篇》说："肾者，主蛰，封藏之本，精之处也。"说明肾主藏精，为生殖之本；肾又主冲任，冲为血海，任主胞宫，二脉相资，故能有子。上案中患者体质虚弱，营养状况不佳，长此以往造成肾精亏虚，冲任不通；其经期淋雨涉水，感受寒凉，导致寒凝子宫，进一步加重了冲任功能失调，从而导致不孕的发生。先生以温经散寒之法调冲任，养气血，重用淫羊藿与紫石英，温、补并举；配以仙茅、肉桂、巴戟天、肉苁蓉、续断助肾阳；小茴香、吴茱萸温经散寒止痛。当归一味须特殊煎法，可保持当归香烈而雄的气味，最易起到走窜的作用，使滞行、瘀开，将寒邪祛除。全方配伍严谨精当，具有温阳、暖宫、调经、理气、缓急止痛之殊效。若与艾附暖宫丸、定坤丹等成药共用，效力更强。先生根据"肾者主水，受五脏六腑之精而藏之"，在用药的同时，配合食疗，通过血肉有情之品的填补滋养之功，辅助药治，奏效最快。

验案三：右归丸加减治不孕[3]

谭某，女，31岁。

主诉：婚后5年未曾怀孕，经医院常规检查各项指标均正常，月经周期不规律，经常延迟，量少质稀，常觉疲乏无力，小腹冷痛，身寒畏冷，小便清长，失眠多梦，盗汗。舌淡苔白，脉沉迟。先生诊断证属肾阴阳俱虚，治宜肾阴阳双补，益气和血。药用：肉桂15g，当归12g，白芍15g，生地黄10g，熟地黄10g，山茱萸10g，山药10g，茯苓10g，女贞子10g，墨旱莲15g，桑寄生10g，枸杞子20g，淫羊藿10g，每日1剂，水煎服。

二诊：患者连饮1个月后，自述此次月经如期而至，量比以前稍多，且小腹疼痛感减轻，睡眠有所改善，但仍觉无力。先生在上方的基础上加入补气药，炙黄芪20g，党参12g，令其再服药巩固2个月。

6个月后患者惊喜告之已成功怀孕。

按语 根据患者的症状可诊断为肾阴阳俱虚。治肾阳虚，先生多用右归丸。右归丸最早记载于张景岳的《景岳全书》，具有很好的补肾阳的功效。考虑到患者也兼有阴虚，故在方中也投入滋阴补肾之药。患者经期不规律且量少质稀，多有血虚，故在补肾的同时，先生也尤其注重补血。方中淫羊藿温补肾阳，肉桂助阳散寒，温通经脉；当归、白芍有补血养血的功效；山药益阴生津，山茱萸、熟地黄、女贞子、墨旱莲滋阴补肾、调经补血，桑寄生补肾益肝。诸药调和可补肾阴与肾阳，益气和血，温养冲任，为摄精成孕做准备。

参 考 文 献

[1] 李崧，刘桂荣. 国医大师张志远妇科验案四则[J]. 中华中医药杂志，2018，33（07）：2880-2882.

[2] 李崧，刘桂荣. 张志远教授辨治妇科杂病经验拾萃[J]. 时珍国医国药，2017，28（12）：2994-2995.

[3] 潘琳琳，王润春，孙辉，等. 张志远辨治不孕症的临床经验——附验案四则[J]. 辽宁中医杂志，2016，43（11）：2390-2392.